Laparoscopic Gastroenterological Surgery

腹腔镜消化系统手术

肝脏、脾脏

主审
（日）北野正刚
大分大学校长

主编
（日）若林 刚
上尾中央综合医院外科诊疗顾问

主译
戴朝六
赵 阳

北方联合出版传媒（集团）股份有限公司
辽宁科学技术出版社
沈阳

图书在版编目（CIP）数据

腹腔镜消化系统手术：肝脏、脾脏 /（日）若林　刚主编；戴朝六，赵阳主译．— 沈阳：辽宁科学技术出版社，2021.11
ISBN 978-7-5591-2162-2

Ⅰ．①腹… Ⅱ．①若… ②戴… ③赵… Ⅲ．①肝疾病—腹腔镜检—外科手术②脾疾病—腹腔镜检—外科手术Ⅳ．①R657.3 ②R657.6

中国版本图书馆 CIP 数据核字（2021）第 159788 号

出版发行：辽宁科学技术出版社
（地址：沈阳市和平区十一纬路 25 号　邮编：110003）
印 刷 者：辽宁新华印务有限公司
经 销 者：各地新华书店
幅面尺寸：210mm × 285mm
印　　张：9.25
字　　数：220 千字
插　　页：4
出版时间：2021 年 11 月第 1 版
印刷时间：2021 年 11 月第 1 次印刷
责任编辑：凌　敏
封面设计：魔杰设计
版式设计：袁　舒
责任校对：黄跃成

书　　号：ISBN 978-7-5591-2162-2
定　　价：128.00 元

联系电话：024-23284363
邮购热线：024-23284502
E-mail：lingmin19@163.com

序

当计划编写《腹腔镜消化系统手术：肝脏、脾脏》一书时，我们觉得目前医疗保险适用范围外的术式终有一天也会成为标准术式，因此将许多医疗保险适用范围外的术式也写入本书。另外，本书内容还增加了腹腔镜下脾脏摘除术，因为肝脏和脾脏都是由肋弓包绕的实质性器官，在手术操作上存在共性，且腹腔镜下脾脏摘除术作为标准术式已被广泛使用。

以腹腔镜下肝脏切除术被纳入医疗保险适用范围为契机，可以预见到其有逐渐普及的趋势。另一方面，有媒体报道，勉强扩大手术适应证范围可能会导致不幸的结果发生，所以必须结合操作技巧的学习，逐步慎重地扩大手术适应证范围。腹腔镜外科手术具有创伤小、恢复快、愈合后不影响美观的优点。另一方面，由于在体腔内操作，其伴随动作的受限使手术操作的难度增加；对于外科医师来说，这是难以熟练操作的原因。2014 年秋天，在岩手县盛冈市举行的第 2 届腹腔镜下肝脏切除术国际共识会议上，有专家指明了以短期疗效和长期疗效为中心的腹腔镜下肝脏切除术的现状及今后的发展方向，发表了基于循证医学的相关声明。对于腹腔镜下大块肝脏切除（肝区域切除和半肝切除），专家们强调了伦理委员会的批准和妥当的病例登记的重要性，仅将其作为限制性推荐的治疗方式，与之相对的，在日本国内，被医疗保险纳入的腹腔镜下肝脏切除术（部分切除和左外叶切除）是标准手术之一，在技术层面上被广泛推荐。

新术式的广泛普及，至少需要证明其在某方面明显优于现术式。腹腔镜下肝脏切除术在扩大术野以及因气腹压力减少出血量等方面，与开腹肝脏切除术相比，理论上具有更多优势。另一方面，因误认解剖结构而导致的血管严重损伤和难以控制的大出血等，都是腹腔镜下肝脏切除术特有的风险。但愿本书中记载的标准术式可以广泛普及且安全地施行，给患者带来最好的手术治疗效果，并在肝脏、脾脏手术中成为主流。

若林　刚

[1] Wakabayashi G. Chcrqui D. Geiler DA. et al: Recommendations for laparoscopic liver resection: A report from the 2nd International Consensus Conference held in Morioka. Ann Surg 2015: 261: 619–629.
[2] Wakabayashi G. Cherqui D. Geiler DA. et al: Laparoscopic hepatectomy is theoretically better than open hepatectomy: Preparing for the 2nd InJcrnational Consensus Conference on Laparoscopic Liver Resection. J Hepatobiliary Pancreat Sci 2014： 21: 723–731.

译者序

随着腹腔镜技术的迅速发展，以及相关手术器械的进步，肝脾外科已经进入微创时代。与传统的开腹手术相比，腹腔镜手术具有住院时间短、失血量少、并发症发生率低等优势。目前腹腔镜下肝左外叶切除术已经成为标准术式，且腹腔镜下左半肝、右半肝切除术以及肝段切除术也逐渐规范化、标准化，在某些诊疗中心已成为常规的术式。

本书是在日本出版的“腹腔镜消化系统手术”系列丛书之一。书中对良性疾病治疗中的腹腔镜下肝囊肿开窗术和腹腔镜下脾脏摘除术进行了介绍，之后对恶性疾病治疗中的腹腔镜下肝部分切除术，肝段切除术，肝脏区域（右前叶、右后叶、左内叶、左外叶）切除术，左半肝切除术、右半肝切除术，以及腹腔镜下的肿瘤消融治疗进行了详细阐述。每个章节中基本包括解剖学基础理论、术前肝功能以及影像学评估、手术器械的介绍、手术中的要点与难点、术后管理等相关内容。本书特点是图文并茂、深入浅出、通俗易懂，对于安全规范地推广普及腹腔镜下肝脏、脾脏手术有重要价值。我们受辽宁科学技术出版社委托将该系列丛书中的《腹腔镜消化系统手术：肝脏、脾脏》一书翻译成中文版，力图将该书的内容完整准确地介绍给读者，希望对肝胆外科医生开展腹腔镜下肝脏、脾脏手术有所裨益。由于能力所限，在译文中肯定存在诸多不足之处，甚至没有完整或准确表达原文的精髓，希望各位读者中的专家能够批评指正，不吝赐教。

戴朝六　赵　阳

译者名单

主译

戴朝六　赵　阳

副主译

贾昌俊　金　山　徐　锋

译者（按拼音排序）

戴朝六　冯含昕　贾昌俊　金添强　金　山

鞠俊杰　李　春　李　瑞　李邑刍　马铭秀

史　健　苏　洋　徐　锋　杨纯博　阎　龙

赵　闯　赵　亮　赵　阳　周天伊　张顺利

编者名单

主审

北野正刚 大分大学校长

主编

若林　刚 上尾中央综合医院外科诊疗顾问

编者（按编写顺序排序）

板野　理 庆应义塾大学医学部普外科、消化外科专职讲师

藤田优裕 庆应义塾大学医学部普外科、消化外科

北川雄光 庆应义塾大学医学部普外科、消化外科教授

佐佐木章 岩手医科大学外科副教授

若林　刚 上尾中央综合医院外科诊疗顾问

青木武士 昭和大学医学部普外科、消化外科副教授

村上雅彦 昭和大学医学部普外科、消化外科教授

古泉友丈 昭和大学医学部普外科、消化外科

杉冈　笃 藤田保健卫生大学医学部肝脾外科教授

加藤悠太郎 藤田保健卫生大学医学部肝脾外科副教授

棚桥义直 藤田保健卫生大学医学部肝脾外科讲师

大塚由一郎 东邦大学医学部普外科、消化外科讲师

片桐敏雄 东邦大学医学部普外科、消化外科

金子弘真 东邦大学医学部普外科、消化外科主任、教授

武田　裕 关西劳灾医院外科处长

桂　宜辉 关西劳灾医院外科

大村仁昭 关西劳灾医院外科

赵　明浩 千叶县癌症中心消化外科主任医师

山本　宏 千叶县癌症中心消化外科部长

贝沼　修 千叶县癌症中心消化外科主任医师

播本宪史 九州大学医学研究院消化外科、综合外科诊疗讲师

前原喜彦 九州大学医学研究院消化外科、综合外科教授

池田哲夫 九州大学医院前沿医工学诊疗部副教授

长谷川康 岩手医科大学医学部外科讲师

新田浩幸 岩手医科大学医学部外科讲师

金泽景繁 大阪市立综合医疗中心肝胆胰外科部长

塚本忠司 大阪市立第十三市民医院外科责任部长

石河隆敏 熊本大学医学部附属医院综合临床研修中心副教授

别府　透 熊本大学大学部消化系癌症治疗学特聘教授

马场秀夫 熊本大学大学部生命科学研究部消化外科教授

目　录

第1章
良性疾病

Laparoscopic
Gastroenterological
Surgery

—*Standard Technique*

第 1 节　腹腔镜下肝囊肿开窗术（Laparoscopic removal of liver cyst）

板野　理、藤田优裕、北川雄光　庆应义塾大学医学部普外科、消化外科

前言

大部分肝囊肿患者无临床症状，当转变为巨大肝囊肿时可有腹部症状等临床表现，以及因压迫相关组织导致的黄疸、肝功能损害等，此时需进行治疗。对肝囊肿行腹腔镜下肝囊肿开窗术是在 1991 年分别由 Fabini、Paterson 及各自的团队首次报道的，由于其具有低侵袭性和低复发率的优点，被医师们认为是非常好的治疗方法，从而普及开来。巨大肝囊肿的治疗方法还包括经皮囊肿穿刺吸引、乙醇和米诺环素囊肿内注射等内科治疗方法，不过这些治疗方法往往需要反复进行多次，且复发率也较高。通过肝脏切除将囊肿摘除的术式虽然是最佳的根治性治疗方法，但对于肝脏的良性疾病，为缓解症状而采取手术切除，对患者造成的创伤和风险都过大。

本节将介绍适用腹腔镜下肝囊肿开窗术的原发性肝实质性的孤立性肝囊肿治疗，包括其手术适应证、术前检查、手术操作、术后并发症等内容。本手术操作上难度并不是很大，但上述各项目中也存在一些容易引起“大麻烦”的关键点，需要引起注意。

术前

◆ 适应证

腹腔镜下肝囊肿开窗术的适应证为巨大肝囊肿伴压迫症状（腹部膨隆、腹痛、恶心）和周围组织受压导致的病症（如胆管受压导致的胆管扩张和黄疸）。肝脏囊性疾病可大致分为先天性肝囊肿和后天性肝囊肿。先天性肝囊肿可进一步分为肝实质性（单纯性、多发性）疾病和胆管性疾病［Caroli 病、胆管错构瘤（von Meyenburg complex）等］。后天性肝囊肿包括外伤性疾病，炎症感染性疾病（胆管炎症、包虫囊肿、脓肿），肿瘤性疾病（表皮样囊肿、腺瘤、海绵状血管瘤、恶性肿瘤）等。由于行本术式需开放囊肿使囊肿内溶液经腹膜吸收，因此需保证不合并囊肿与胆管的交通、感染及恶性肿瘤。综上所述，原发性肝实质性的孤立性肝囊肿为最佳适应证。

多发性肝囊肿为一种遗传性疾病，包括：常染色体显性遗传性多囊肝（ADPLD），其仅表现为肝脏多发囊肿；常染色体显性遗传性多囊肾（ADPKD），表现为肾脏等脏器的多发性囊肿。肝脏多发囊肿引起压迫症状时可考虑通过手

术治疗，但因无法切开所有囊肿且复发率较高，所以当囊肿较大且位于肝脏边缘，预计手术效果较好时，可作为相对适应证。

如前所述，笔者所在医院为了排除合并囊肿与胆管的交通、感染及恶性肿瘤，增加了影像学检查，原则上术前还应行经超声引导下穿刺抽取囊肿内溶液进行细胞学检查、细菌培养，并检查胆红素值。

手术操作概述

腹腔镜下肝囊肿开窗术的操作包括囊肿穿刺、引流，囊肿切开，取出囊壁、留置引流管。为防止复发，应在充分开窗后切除囊壁，同时为避免损伤肝内血管应慎重选择开窗部位。

术前管理（术前检查）

术前检查极为重要，**应确认囊肿与肝内血管的位置关系、是否合并恶性肿瘤及是否合并囊肿与胆管之间的交通。**

通过腹部超声、增强 CT、MRCP 确认囊肿的部位、数量、有无囊壁结节，并充分了解 Glisson 鞘、肝静脉走行与拟开窗手术囊肿间的位置关系。若囊肿巨大，肝脏饱满，表面紧张，即使是肝内较粗的血管，也可能严重变形、位置偏移，甚至可能出现在意想不到的位置。尤其是位于肝门部的囊肿，由于邻近 Glisson 鞘的中枢侧，一旦损伤会引起极严重的并发症，因此一定要慎重选择开窗部位。笔者所在医院在术前通过图像解析软件 SYNAPSE Vincent™（Fujifilm 公司）完成 CT 图像的三维重建（图 1–1–1），这对了解囊肿的解剖关系颇有帮助。另外，在确认是否合并囊肿与胆管的交通上，必要时可以进行 DIC–CT 和 ERCP 检查，这两项检查非常有效。

尽管超声引导下经皮肝囊肿穿刺是有创性操作，但诊断意义非常高，可有助于判断囊肿内溶液的性状和进行细菌培养、细胞学诊断等，同时还可行经囊肿内造影确认是否合并囊肿与胆管的交通。正常情况下检测不出胆红素，或检测出胆红素值为低值；若胆红素值高，则考虑合并囊肿与胆管的交通。

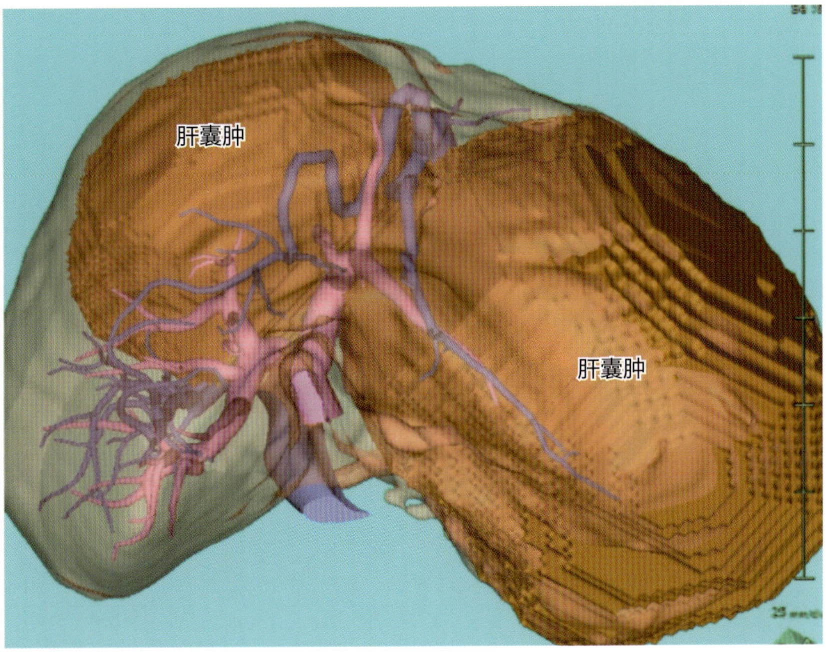

图 1–1–1 SYNAPSE Vincent™ 三维重建后的图像

图像中可见肝静脉、Glisson 鞘走行于囊肿下缘。行穿刺术，开窗时应避开上述结构

腹腔内操作前的准备

◆ 体位和手术器械的准备

患者以仰卧、开腿位进行手术，便于术者根据患者囊肿的不同位置选择最佳站位（图 1-1-2）。

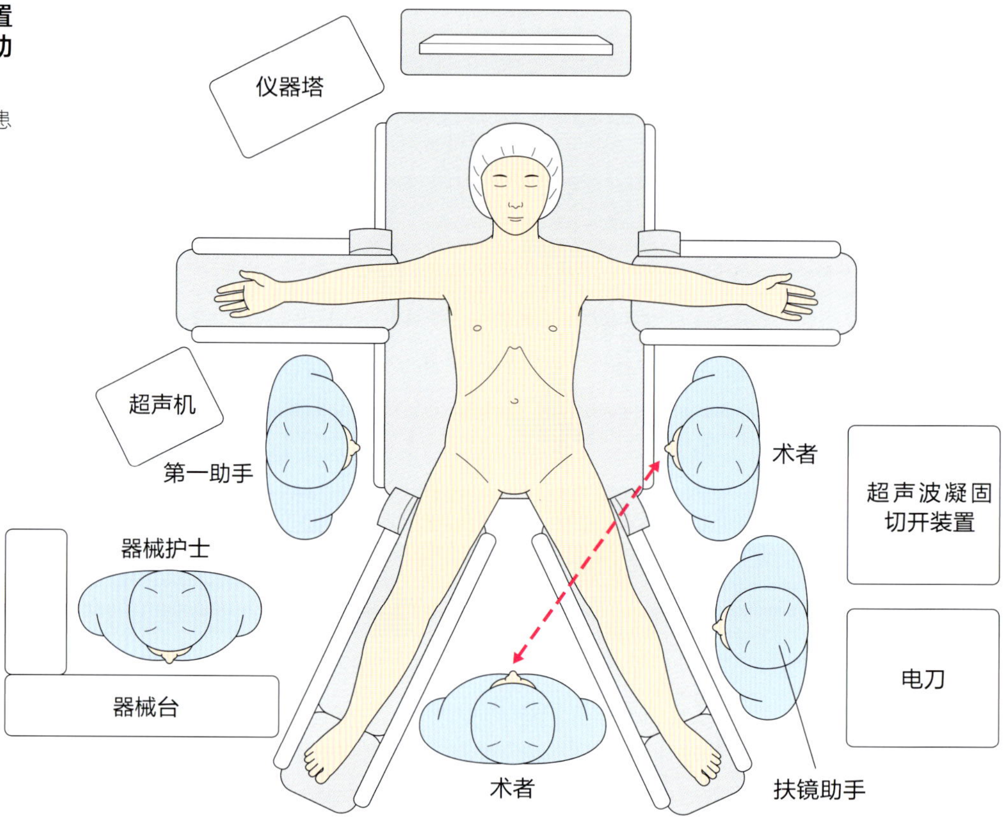

图 1-1-2　器械的放置及术者、助手的站位

术者根据不同情况可站在患者双腿间或患者左侧

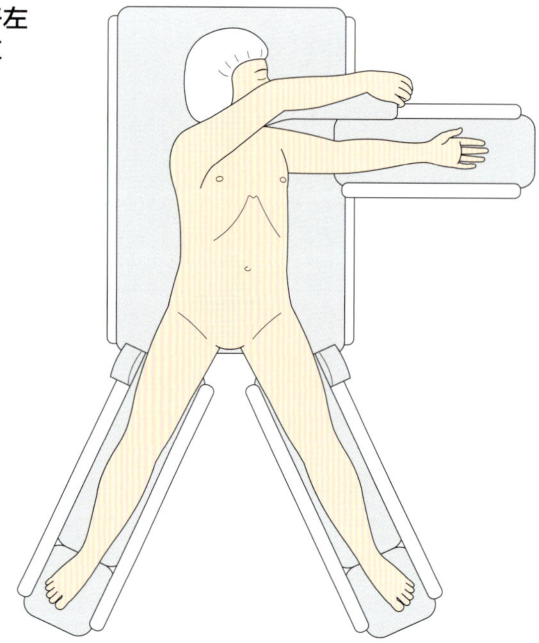

图 1-1-3　双腿分开左半侧卧位

囊肿位于肝右叶外侧、背侧时，患者取左半侧卧位便于医师取得良好的术野。笔者所在医院通过手术床、侧方支持器、下肢支持器，使患者达到如图 1–1–3 所示的体位，保证术者可以站在患者双腿之间。具体操作是：首先通过手术床使患者身体呈 30° 左侧卧位，然后旋转手术台使腹部呈水平位，双腿置于下肢支持器上，形成截石位，右手用胸前的托手架固定。此体位可灵活调节，从水平位到近左侧卧位都可完成。

戳卡的位置

由于手术适应证是巨大囊肿，囊肿穹隆部有向下明显突出的可能，将 12mm 戳卡通过小切口在直视下从脐部插入。人工气腹后，以包围囊肿的形式，插入 3 个 5mm 戳卡。图 1–1–4 列举了一些配合囊肿位置插入戳卡的示意图。术者使用②、③号戳卡，将戳卡与囊肿的角度调整为 60°。在此②、③号戳卡后方放置镜头戳卡，可使术者的视线与镜头同轴（Co–Axial setting），为手术创造更自然的操作环境。

由于需要观察囊肿内部，因此最好使用软式内镜。另外，囊肿达到脐下时，从脐部戳卡插入镜头很难保证术野，可以在脐部戳卡完成后再在其下方追加戳卡，并在该戳卡处插入镜头。当吸净囊肿内溶液后，囊肿变小时，可以按照平时一样的方法进行操作，在脐部戳卡插入镜头进行操作。气腹压力设定为 1.06~1.33kPa（8~10mmHg）。

图 1–1–4 戳卡的位置

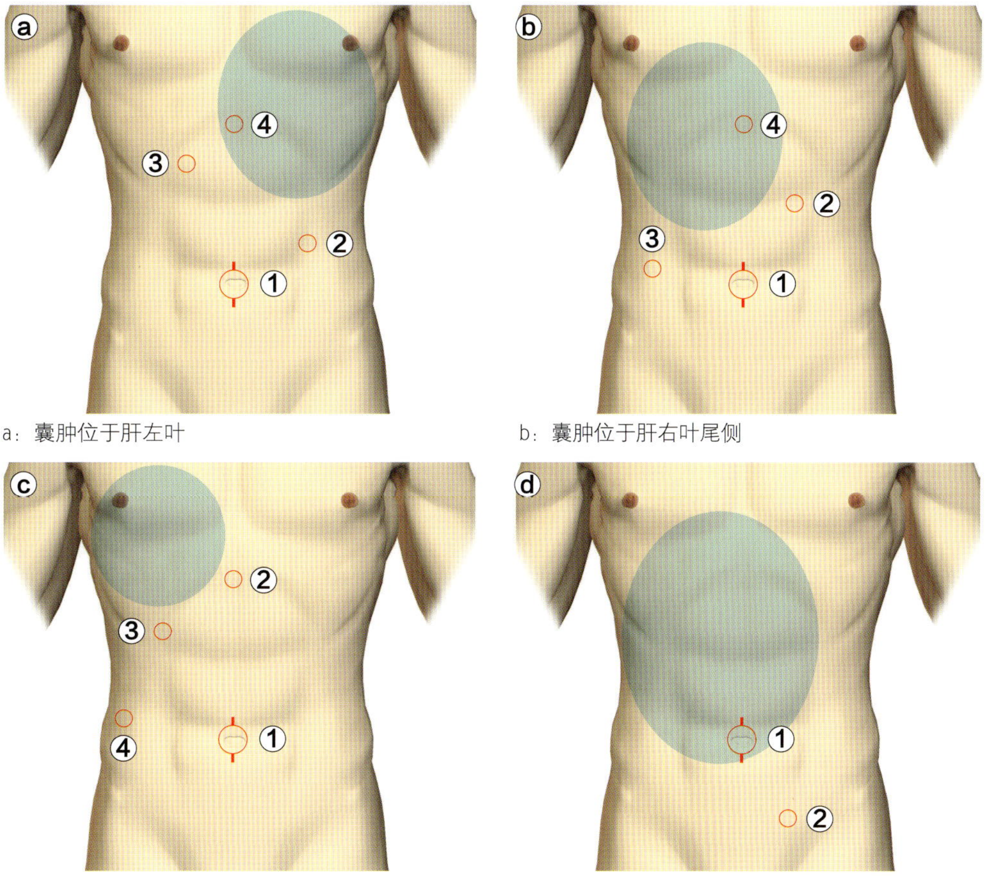

a：囊肿位于肝左叶

b：囊肿位于肝右叶尾侧

c：囊肿位于肝右叶头侧

d：囊肿达到或超过脐部时，以开腹法经脐部插入戳卡，之后在此戳卡下方另置一个戳卡，从中插入镜头，行囊肿穿刺吸引，使囊肿直径缩小

腹腔内操作的流程和实际场景（Shot）

1 囊肿穿刺、引流（场景1）。
2 囊肿切开（场景2）。
3 取出囊壁、留置引流管（场景3）。

不同场景的手术操作

（场景1）囊肿穿刺、引流

观察腹腔内情况后，经皮引流管（静脉内留置针）穿刺，抽出囊肿内溶液（图1–1–5）。通过此操作可确保术野，明确正常肝组织与囊肿顶部界线。穿刺部位选择囊壁最薄处即可。若术前未行囊肿穿刺液细胞学诊断，为保证囊肿内溶液不流入腹腔，经戳卡放置 S.A.N.D. 球囊扩张导管（Hakko，Tokyo）后，行囊肿穿刺，马上进行细胞学诊断和生化学检查。

图1–1–5
经皮穿刺于囊肿穹隆部，抽取囊肿内溶液

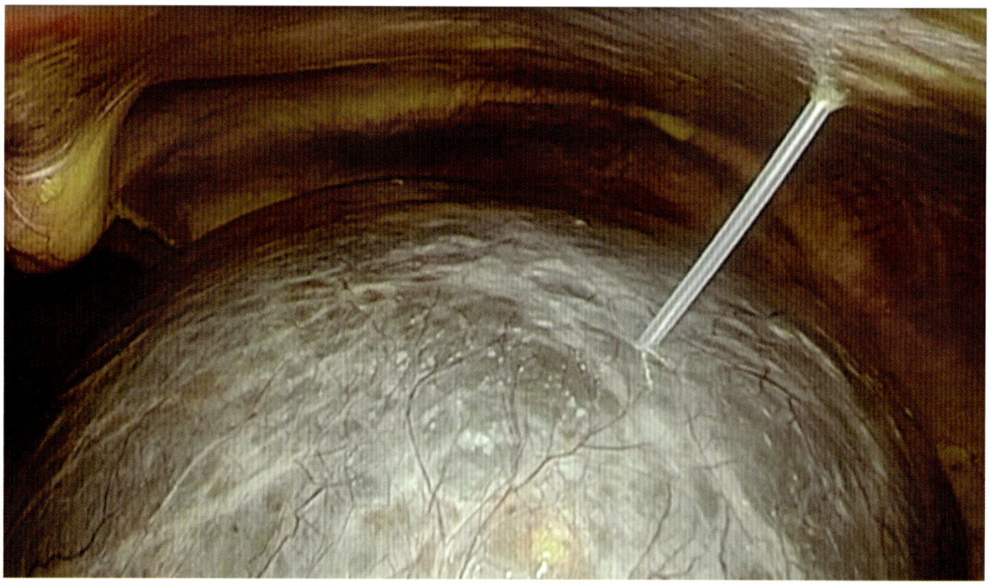

（场景2）囊肿切开

行穿刺后，从囊壁最薄的部位开始切除囊壁（图1–1–6）。切除时不必紧贴囊肿与正常肝实质组织的交界，应保证足够的距离进行切除（图1–1–7）。不必剥离三角韧带和冠状韧带，保留上述韧带后能够保持足够的反向张力（Counter traction）。

由于囊壁内存在 Glisson 鞘及肝静脉，开窗达到能够观察囊腔内后，要充分观察囊腔内、外（图1–1–8）。再次确认囊腔内是否有隆起性病变，周围有无血管。进行囊壁切除时，对于细小的血管切除可应用血管闭合系统（Ligasure™，COVIDEN, USA）及超声刀等能量平台（Energy device），若切缘上有明显的索状

图 1-1-6

从囊肿顶部最薄的部分开始切除

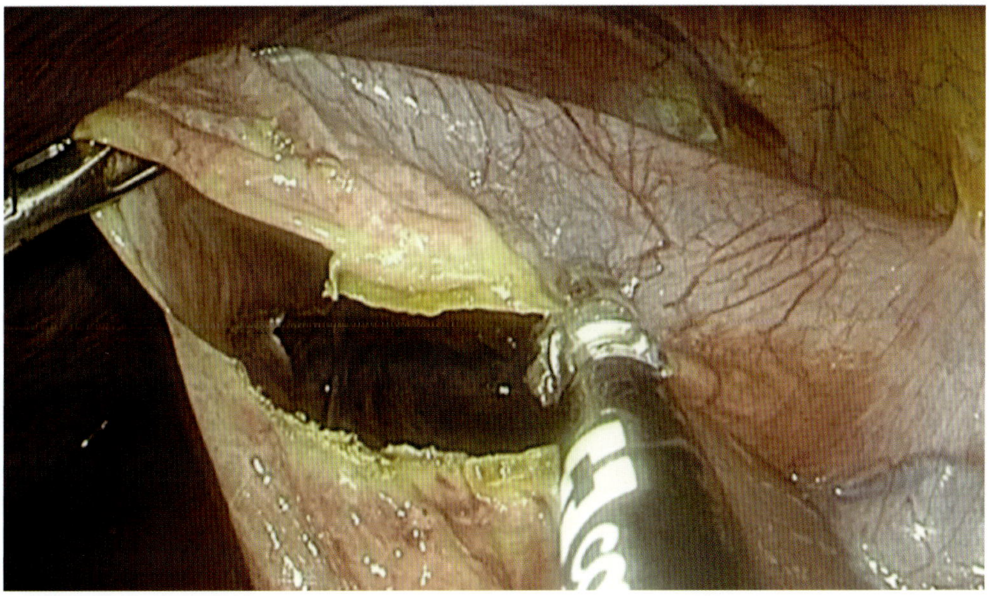

图 1-1-7

切除时要与正常肝实质组织保持足够距离

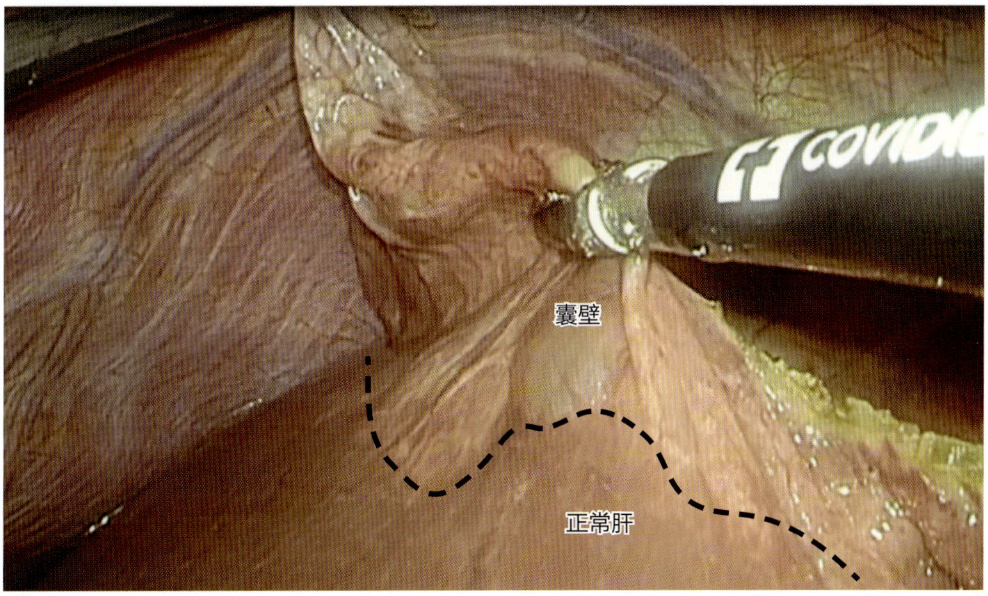

组织，则可以利用血管夹进行夹闭。

对多发性肝囊肿手术时需破坏囊肿间的隔膜，将大量囊肿开窗。囊肿间的隔膜原为肝组织，Glisson 鞘及肝静脉走行于其中。因此十分容易导致大出血，故行隔膜切除、深部囊肿开窗时，再次确认并保证充分的血管透见是极为重要的。

Tips ①

处理膈肌正下方肝右叶的囊肿时，由于囊肿与膈肌粘连形成密闭空间，即使开窗，囊肿也极易复发。因此对位于肝上部的囊肿行开窗时应尽量向尾侧（游离腹腔侧）方向延长开窗，至少要达到与膈肌无粘连的部分，这样能够尽量预防囊肿复发。

图 1-1-8
仔细观察囊肿内、外，切除的同时要确认其间无较粗血管走行

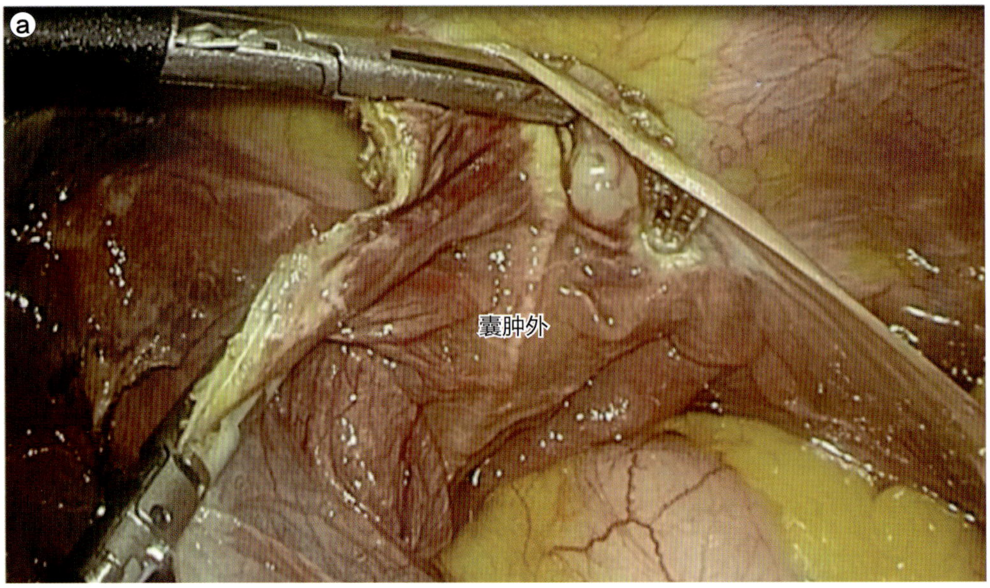

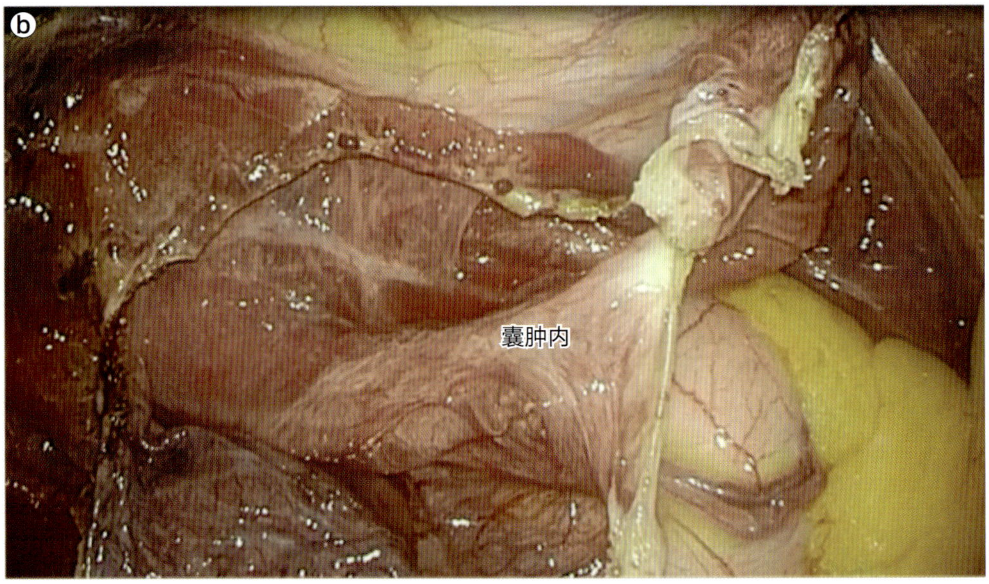

（场景 3）取出囊壁、留置引流管

充分行开窗术后，将切除的囊壁收入取物袋内，经脐部 12mm 戳卡取出。切除标本送病理检查。

最后，仔细观察切除断端和囊肿内部，确认有无出血及胆汁漏。插入闭锁式引流管，结束手术。

以前为预防复发常采用烧灼囊肿内壁的方法，但由于囊肿底部存在 Glisson 鞘和肝静脉（图 1-1-9），考虑到烧灼的并发症（出血、胆汁漏、胆管损伤），我们认为不宜采用烧灼囊肿内壁的方法。而对于囊肿内壁的渗出液，我们认为可通过腹膜完全吸收；笔者所在医院术中未进行过囊肿内壁烧灼，至今亦未发现有术后腹水的患者。

图 1-1-9

囊肿底部可透见 Glisson 鞘（实线框内：Glisson 鞘；箭头：肝静脉）

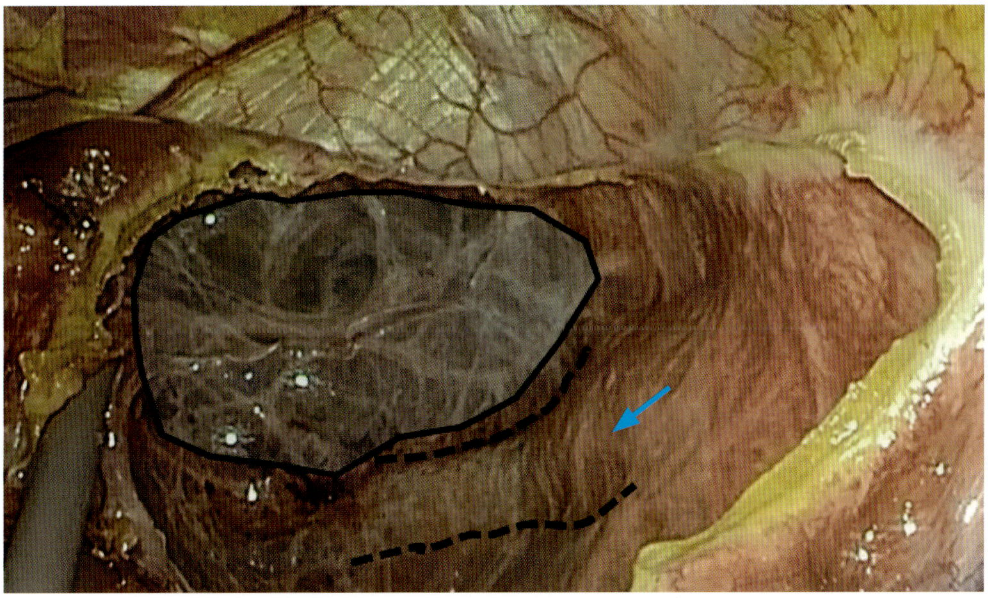

Tips ②

以前为防止囊肿复发，部分医院使用过氩气刀（ABC）进行囊肿内壁烧灼，但现今已有由于氩气栓塞导致术中心肺骤停（CPA）的案例报道，我们认为现在行腹腔镜手术不应使用 ABC。

术后

术后管理

术后若无恶心、呕吐症状，第 2 天即可恢复饮食，术后第 2、第 3 天若无肉眼可见的胆汁漏，即使引流液较多仍可拔除引流管。

应注意的并发症

术后并发症包括出血、胆汁漏、胆管损伤、狭窄等。此外，和其他腹腔镜手术一样，术后也可能发生下肢静脉血栓和肺栓塞，应参照肺栓塞 / 深静脉血栓的治疗指南进行预防。特别是巨大肝囊肿压迫下肢静脉的病例，当术后出现下肢水肿时，比术前更应注意其存在下肢深静脉血栓形成的可能。

术后随访

出院后应定期进行影像学检查以明确囊肿是否复发。影像学检查提示孤立性单纯性肝囊肿复发率为 14.9%~28.3%，而复发并伴有临床症状需要再次行手术治疗的比例仅为 4.3%~8.7%。即使是孤立性肝囊肿，若位于肝裸区，直接与膈肌接触，其复发率也较高。

如前所述，多发性肝囊肿手术部位再发率，较其非手术部位再发率更高，再发伴症状者也较多。若症状导致生活质量（QOL）严重下降，应与患者协商考虑再次进行手术。

结语

与其他治疗方法相比，腹腔镜下肝囊肿开窗术术后疼痛较轻、住院时间短，是一种较好的治疗方法。若为单纯性肝囊肿，复发也大多仅限于影像学表现，需再次手术者少。对于一种良性疾病，最大的治疗目的是缓解症状，应注意手术安全，避免发生胆汁漏和 Glisson 鞘损伤。

参考文献

[1] Fabini P, Katkhouda N, Iovine L，et al：Laparoscopic fenestration of biliary cysts. Surg Laparosc Endosc 1991；161：113-118.

[2] Paterson BS, Garden OJ：Laser-assisted laparoscopic excision of liver cyst. Br J Surg 1991；78：1047.

[3] Behroze V, Maryellen RMS, Bettina S，et al：Cystic lesion of the liver 2011；196：355-366.

[4] 大河内信弘ら：多発性肝嚢胞診療ガイドライン，厚生労働省難治性疾患克服研究事業 「多発肝のう胞症に対する治療ガイドライン作成と試料バンク構築」 班，2013，5.

[5] Ikegami T, Shimada M, Imura S et al：Argon gas embolism in the application of laparoscopic microwave coagulation therapy. J Hepatobiliary Pancreat Surg 2009；16：394-398.

[6] Hubert S, Falk R, Julia F，et al：Clinical symptoms and sonographic follow-up after surgical treatment of nonparasitic liver cysts. BMC Surg 2013；13：42.

[7] Francesco A, Giuseppe B, Maria V，et al : Long-term outcome after laparoscopic fenestration of simple liver cysts. Surg Endosc 2013；27：4670-4674.

第 2 节　腹腔镜下脾脏摘除术

佐佐木章　岩手医科大学外科　　　若林　刚　上尾中央综合医院外科

术前

◈ 术前检查

为了评估脾脏摘除术的难度，术前行腹部增强 CT 检查尤为重要。特别是通过 3D-CT 检查，即可进行详细的术前评估（图 1-2-1），包括评估脾脏的重量，脾动、静脉的走行和直径，胰尾部与脾门部之间的距离等。此外，对于伴有门静脉高压症的患者，3D-CT 检查在预防术中出血方面也很重要，可了解是否存在侧支循环、脾肾分流等门体分流。

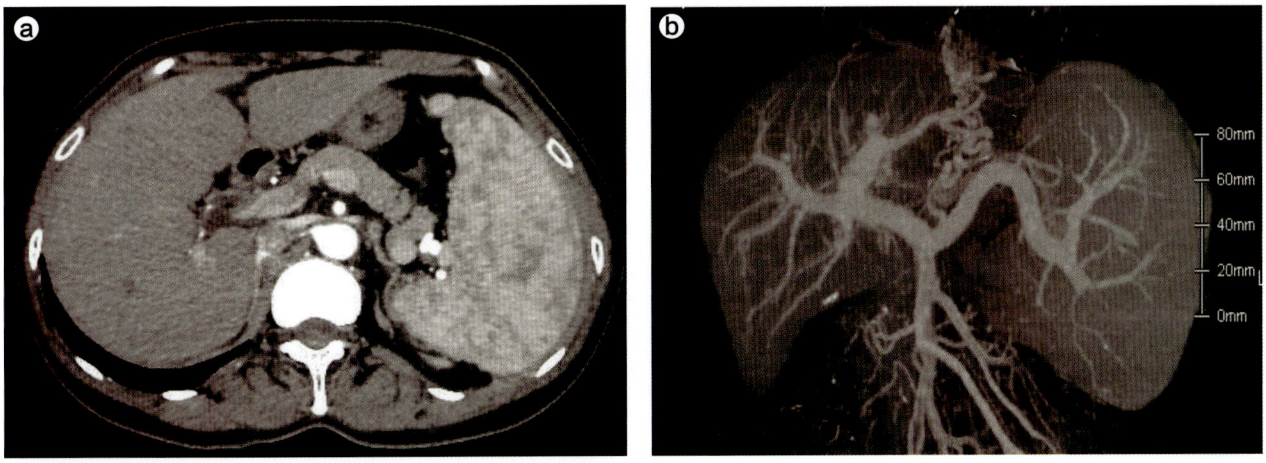

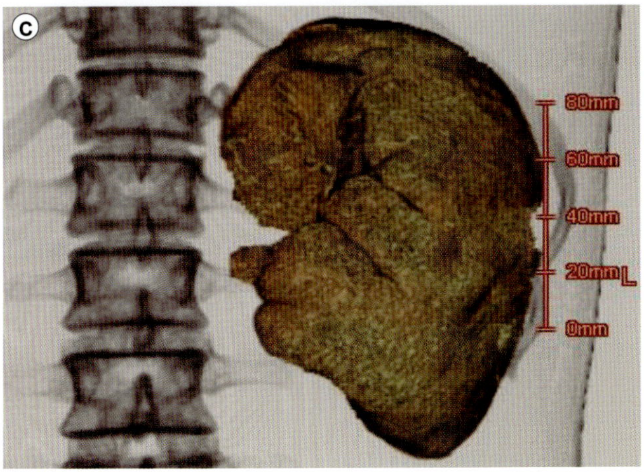

图 1-2-1　3D-CT 检查图像

a：特发性门静脉高压症患者的腹部增强 CT 图像
b：确认门静脉血流状态和侧支循环
c：通过脾脏容积测定估算脾脏的重量

◈ 手术适应证

腹腔镜下脾脏摘除术的适应证见表 1-2-1。对于不伴巨脾的良性血液病，腹腔镜下脾脏摘除术是标准术式。近年来，腹腔镜下脾脏摘除术的适应证范围有所增大，可用于慢性丙型肝炎（肝硬化）患者干扰素治疗的导入、肝细胞癌患者伴有门静脉高压症及脾脏功能亢进无法安全治疗，以及抑制 ABO 血型不合肾移植的排斥反应等情况。对于肝硬化伴脾脏明显增大者，尤其应注意出血的风险，应综合慎重考虑，是否适用手辅助腹腔镜手术及开腹手术。

表 1-2-1　腹腔镜下脾脏摘除术的适应证

特发性血小板减少性紫癜（现用名：免疫性血小板减少症）
遗传性球形红细胞增多症
自身免疫性溶血性贫血
脾功能亢进伴门静脉高压症（肝细胞癌治疗）
慢性丙型肝炎（肝硬化）（引入干扰素治疗）
接受 ABO 血型不合肾移植的患者
脾动脉瘤
恶性淋巴瘤
慢性髓系白血病
脾肿瘤（原发性、转移性）
脾破裂、脾损伤

（佐々木章，若林　剛：成人における腹腔鏡下脾摘術．脾臓—基礎と臨床—，へるす出版，東京，2011，255-258．より引用）

◈ 术前管理的注意事项

若特发性血小板减少性紫癜（即免疫性血小板减少症）患者血小板计数低于 50 000/μL，尝试给予大剂量丙种球蛋白纠正。此外术前还应确认是否有脾功能亢进导致的全血细胞减少，肝功能储备，是否长期使用糖皮质激素和免疫抑制剂。患者手术当天血小板计数若低于 50 000/μL，术前输入血小板以保证手术的安全施行。

腹腔内操作前的准备

◈ 体位和手术器械的准备

患者在手术床上固定为右半侧卧位（图 1-2-2），可于手术开始前倾斜手术台，使患者由平卧位调整为右半侧卧位，但要确认不对患者造成神经压迫和牵引，以免引起术后臂丛神经及腓总神经麻痹。需要旋转手术床，插入戳卡时将体位调整为平卧位。

在血管处理上，笔者所在医院使用组织、血管闭合系统或超声刀，请读者根据所在医院情况使用常用工具。但是，若患者合并肝硬化，则应考虑到空穴现象，使用血管闭合系统会更加安全、有效。

◈ 戳卡的位置

在脐部左侧 2cm 处以小开腹法插入 12mm 戳卡，人工气腹后通过软式腹腔镜观察。分别于剑突下（5mm）、左锁骨中线肋缘下 5cm 处（5mm）、左腋前线（12mm）、上侧腹部（12mm）插入戳卡共计 4 个，进行手术（图 1-2-3）。

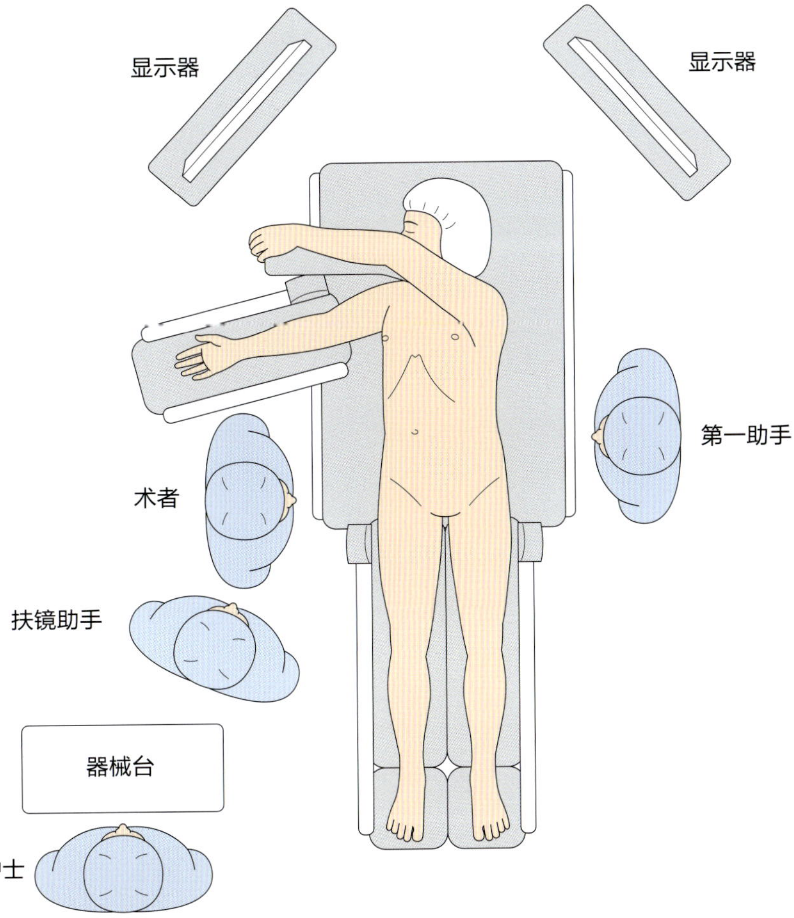

图 1-2-2 体位和手术器械的放置

（佐々木章：单孔式腹腔鏡下脾臓摘出術．ステップアップ 内視鏡外科手術，医学書院，東京，2011，200-205. より改変引用）

图 1-2-3 戳卡的位置

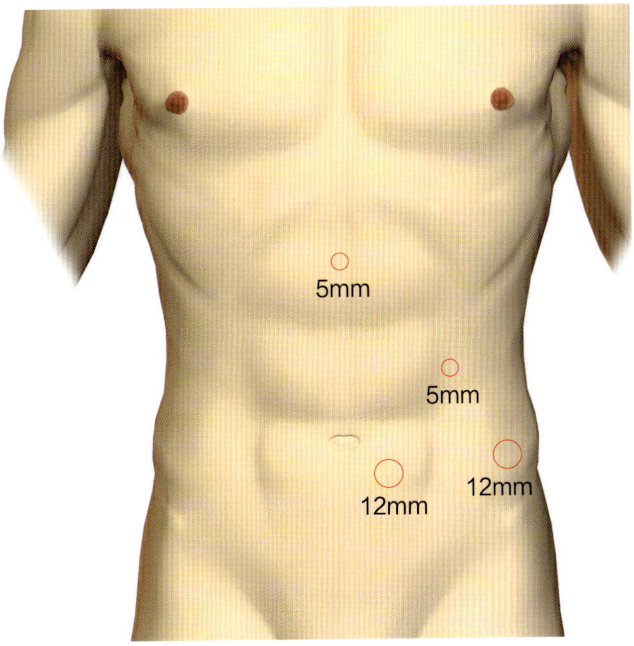

◈ 对于伴脾大患者，插入戳卡时的要点

伴脾大的患者，若在靠近脾脏的位置插入戳卡，抽拔内镜器械时可能损伤脾脏，因此术者右手的戳卡应在比平时更远离脾脏的位置进入腹腔。

Tips ①

戳卡部位的腹壁出血通常是导致术后出血和腹壁血肿的原因，应特别注意。尤其是对于合并肝硬化的患者，由于其腹壁静脉曲张，利用腹腔镜的光源及腹壁透光性插入戳卡是最为安全的。

手术操作

插入第一个戳卡，以气腹压 1.33kPa（10mmHg）开始手术，进行手术操作前，观察腹腔内是否有粘连、有无肝硬化及其程度。对于特发性血小板减少性紫癜（即免疫性血小板减少症）患者，应于脾脏周边向中心检查有无副脾，之后再开始手术操作。

腹腔镜下脾脏摘除术的手术流程见图 1-2-4。顺序为：①处理脾脏下极；②离断脾背侧腹膜；③离断脾胃韧带和胃短动、静脉；④一并离断脾动、静脉；⑤离断脾膈韧带。之后摘除脾脏、止血、检查脾门部切除断端。通常不放置引流管，若患者止血困难，或因炎性或生理性粘连同时进行胰尾切除术，于膈肌左下方置入引流管。

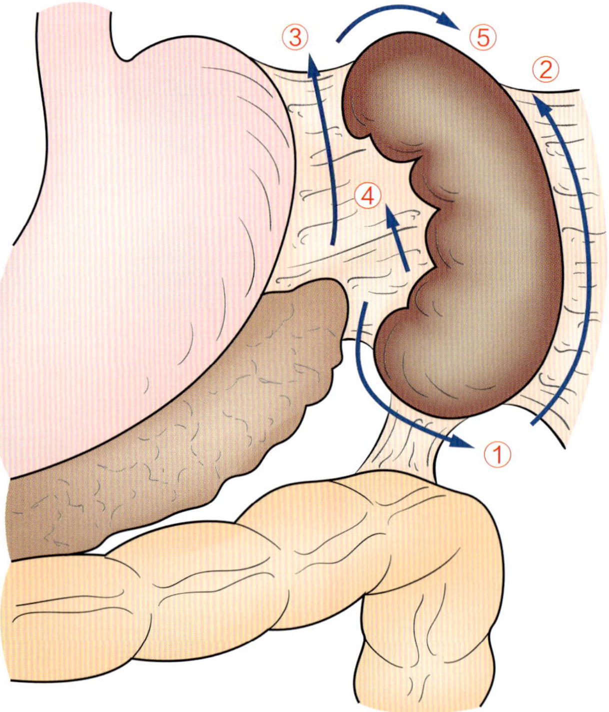

图 1-2-4　腹腔镜下脾脏摘除术的操作顺序

①处理脾脏下极
②离断脾背侧腹膜
③离断脾胃韧带和胃短动、静脉
④一并离断脾动、静脉
⑤离断脾膈韧带

（佐々木章，若林　剛：成人における腹腔鏡下脾摘術．脾臓—基礎と臨床—，へるす出版，東京，2011，255-258．より改变引用）

不同场景的手术操作

◆ 处理脾脏下极

用球囊牵引器轻轻将脾脏下极向上外侧推挤以增加张力，然后用血管闭合系统离断脾结肠韧带和脾脏下极的血管（图 1-2-5）。

图 1-2-5　处理脾脏下极

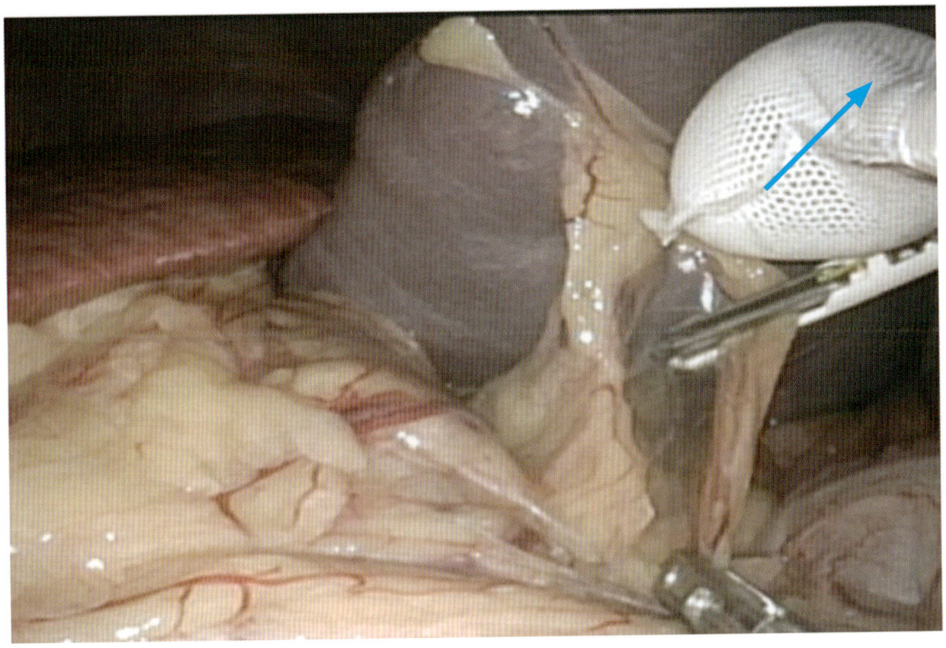

Tips ②

在结肠脾曲处操作有出血和损伤结肠的风险，术野展开应控制在最小范围。压迫推挤脾脏的动作容易损伤进入脾脏下极的血管，应事先进行处理。

◆ 离断脾背侧腹膜

用球囊牵引器轻轻压迫脾脏下极，将脾脏向内侧牵引。这时，将手术台向右侧倾斜，依靠脾脏自身重力即可确保术野良好。向头侧离断脾背侧腹膜（脾肾韧带），让脾脏充分松动后，脾门部的操作更容易进行（图 1-2-6）。

图 1-2-6　离断脾背侧腹膜

将手术台向右侧倾斜

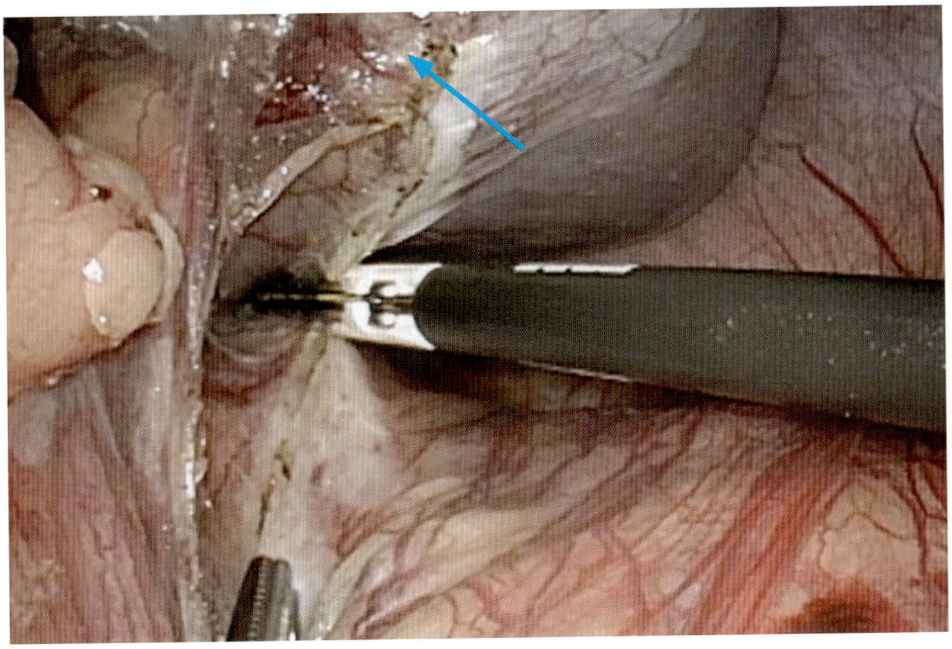

Tips ③

若脾脏较大，导致难以对脾脏施加压排，则先离断脾胃韧带。

◆ 离断脾胃韧带

旋转手术台使患者呈仰卧位后，便可伸展脾胃韧带。用血管闭合系统切开脾胃韧带，进入网膜囊内（图 1-2-7）。

图 1-2-7　离断脾胃韧带

将手术台向左侧倾斜

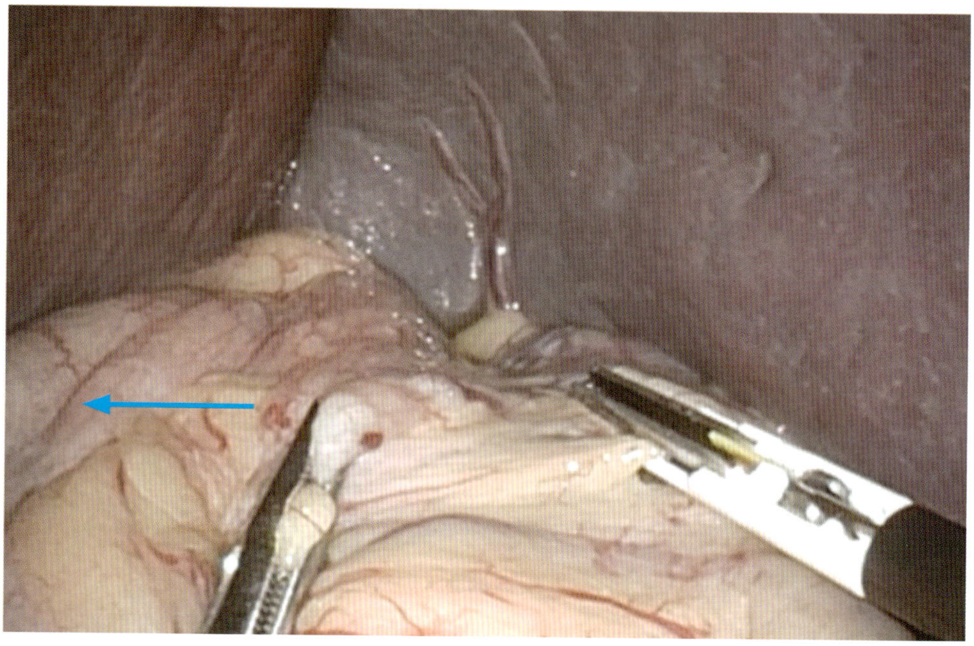

◆ 离断胃短动、静脉（图 1-2-8）

术者用钳子将胃向右上方牵引，进行脾脏上极的剥离操作。若患者有门静脉高压症，侧支循环发达，使用血管闭合系统处理血管较为安全。

图 1-2-8　离断胃短动、静脉

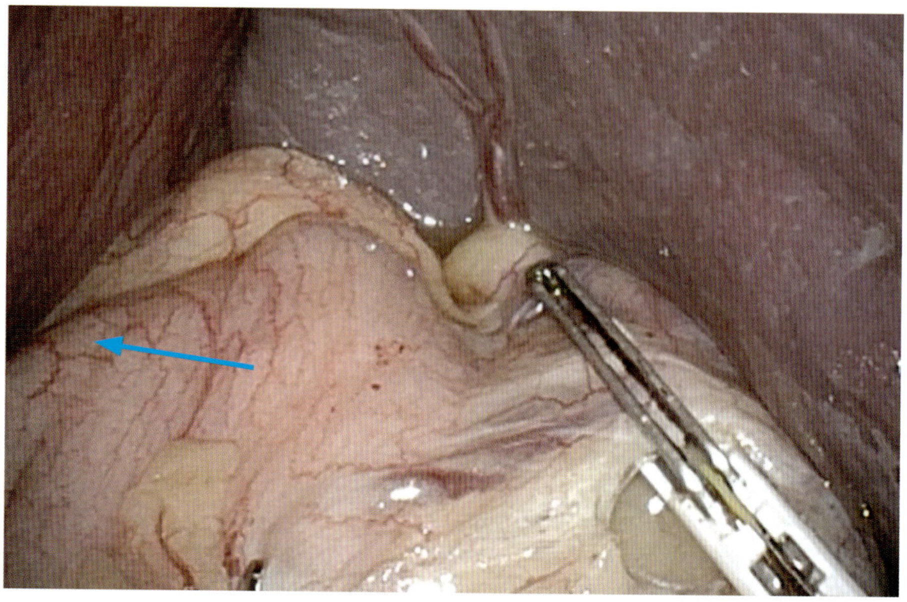

Tips ④

对于脾脏被膜损伤导致的出血，在用纱布压迫止血及使用局部止血药均难以止血的情况下，使用氩气刀和 Salient EndoSH2.0 单极电凝效果较好。

◈ 处理脾脏上极（图 1-2-9）

脾脏上极处胃、脾之间距离较窄，胃短动、静脉也较短，胃及脾脏被膜易被损伤，应引起注意。术者用钳子将胃向右下方牵引，可较容易离断胃短动、静脉。若患者伴有门静脉高压症，需要处理的血管较多，剥离血管时常发生渗血现象，剥离的同时使用血管闭合系统较为安全、有效。

图 1-2-9　处理脾脏上极

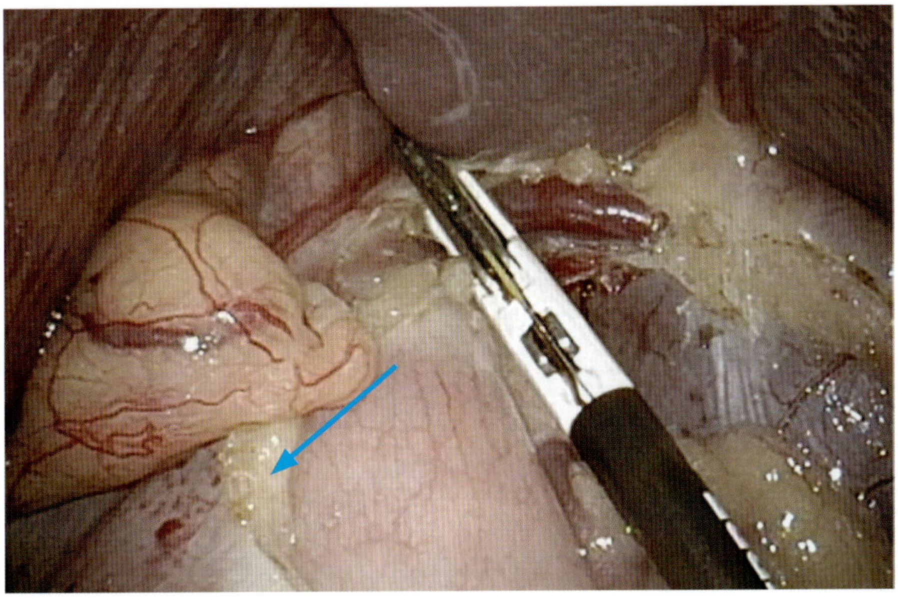

Tips ⑤

脾脏上极术野显露不好时不应强行继续操作，改为先处理脾门部。由于门静脉高压症患者侧支循环发达，在使用超声刀处理深部血管组织时，应注意由于空穴现象（Cavitation）导致的出血。

◈ 抬起脾门部

让脾脏充分游离后，较容易抬起脾门部。使用手指插入脾门背侧，将脾动、静脉及周边组织向前方抬起，此时通过腹腔镜的放大效应通常可确认胰尾部（图 1-2-10）。

对于脾大病例，手术操作的要点

若患者脾脏明显增大，离断脾胃韧带至可看到胰腺前面时，即先结扎脾动脉。为避免损伤脾静脉，肉眼观察胰脏上缘有搏动感的血管即为脾动脉，确认后可安全剥离。经此操作脾脏可缩小，减少由于脾脏被膜损伤和处理脾门部时引起的出血。

图 1-2-10 抬起脾门部

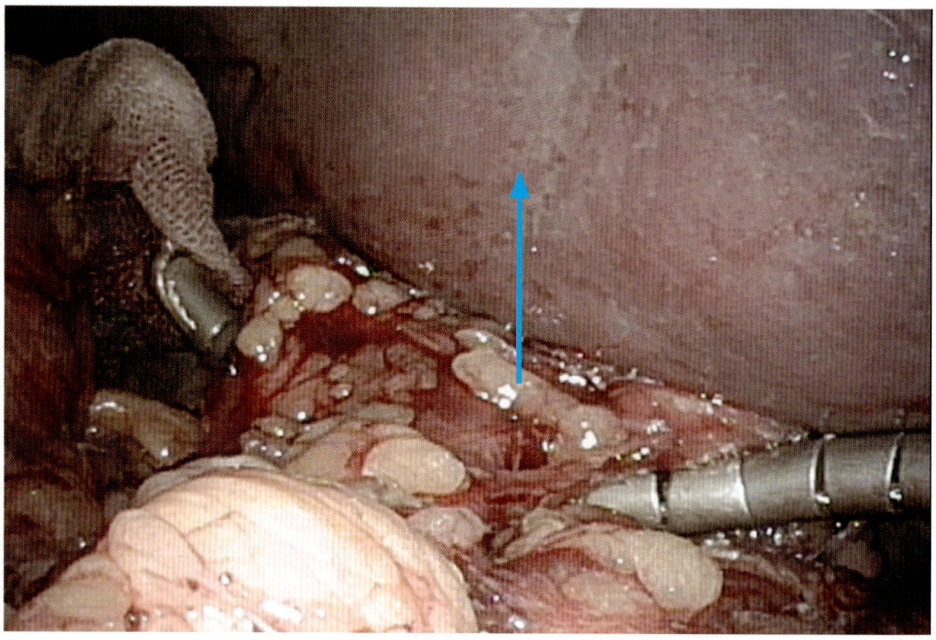

Tips ⑥

若想完全显露脾静脉，恐怕会导致出血，更为安全的方法是避免不必要的血管剥离，将脾门部脾动、静脉一并抬起的方法更为安全。

一并离断脾动、静脉

离断脾动、静脉时不应盲目插入自动闭合器，要注意自动闭合器可能会损伤脾静脉导致大出血。如果脾脏上极剥离得足够充分，可以使用一次（60mm）自动闭合器，即可完全离断脾动、静脉（图 1-2-11）。为预防切离线以上的出血，自动闭合器击发后，应继续压迫 1min 左右再解除自动闭合器。

安全使用自动闭合器的方法和注意事项

一并离断脾动、静脉时，为预防自动闭合器击发异常，处理脾门部血管时避免使用止血夹（图 1-2-12）。

钉仓如果倾斜会增加血管的紧张度，会成为引起出血的原因（图 1-2-13）。

使用自动闭合器切断脾血管时，发生大出血的原因是脾门部切除不充分或脾蒂厚导致断端的缝合不全。前者（包括出血点处）的处理方法为继续使用钉仓进行止血（图 1-2-14）。对于后者，在用纱布加压止血的同时，用可吸收线连续缝合断端。

图 1-2-11　一并离断脾动、静脉

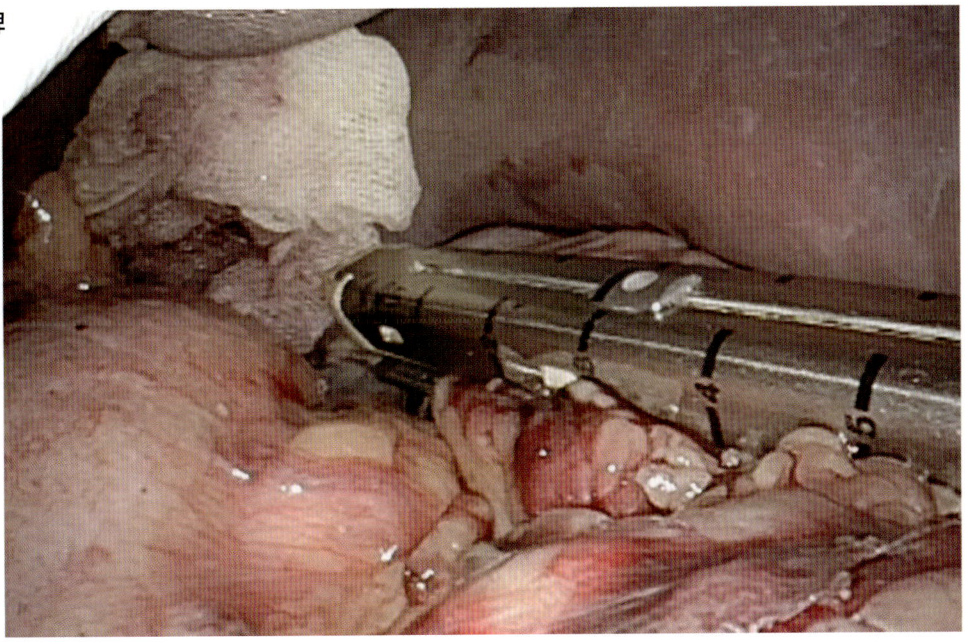

图 1-2-12　使用自动闭合器的注意事项

（佐々木章，若林　剛：血管の処理と止血法．消化器内視鏡外科ベーシックテクニック，メジカルビュー社，東京，2008,10-18. より転載）

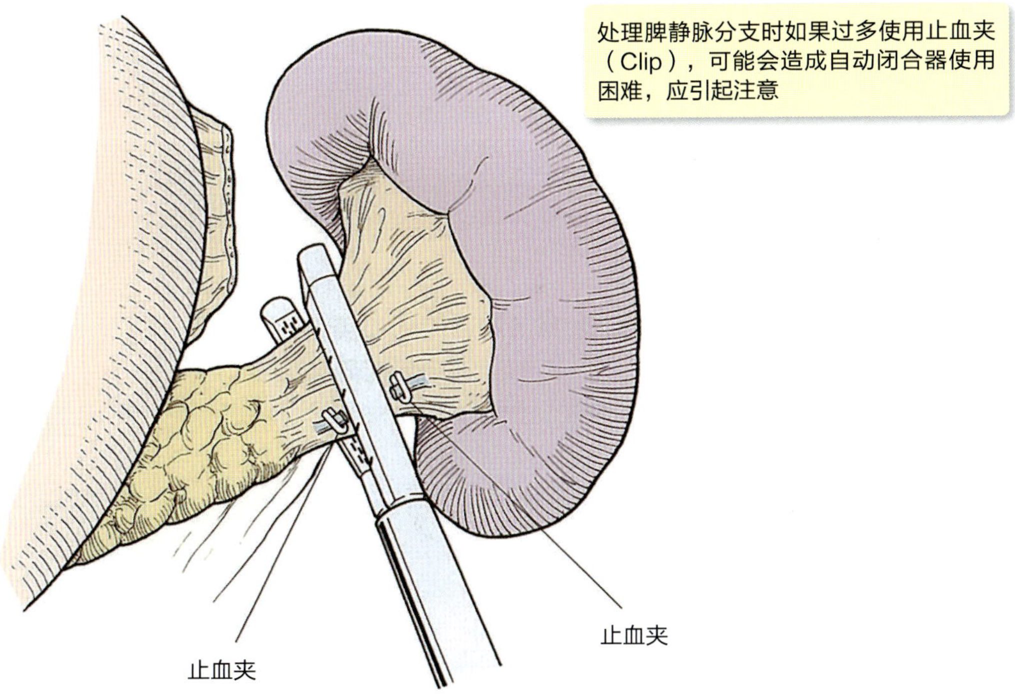

图 1-2-13　钉合时的注意事项

（佐々木章，若林　剛：血管の処理と止血法．消化器内視鏡外科ベーシックテクニック，メジカルビュー社，東京，2008,10-18. より転載）

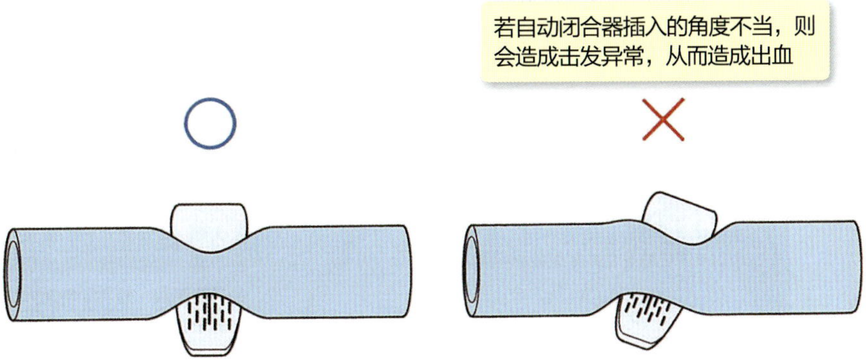

图 1-2-14　脾门部血管损伤的止血方法

（佐々木章，若林　剛：血管の処理と止血法．消化器内視鏡外科ベーシックテクニック，メジカルビュー社，東京，2008,10-18. より転載）

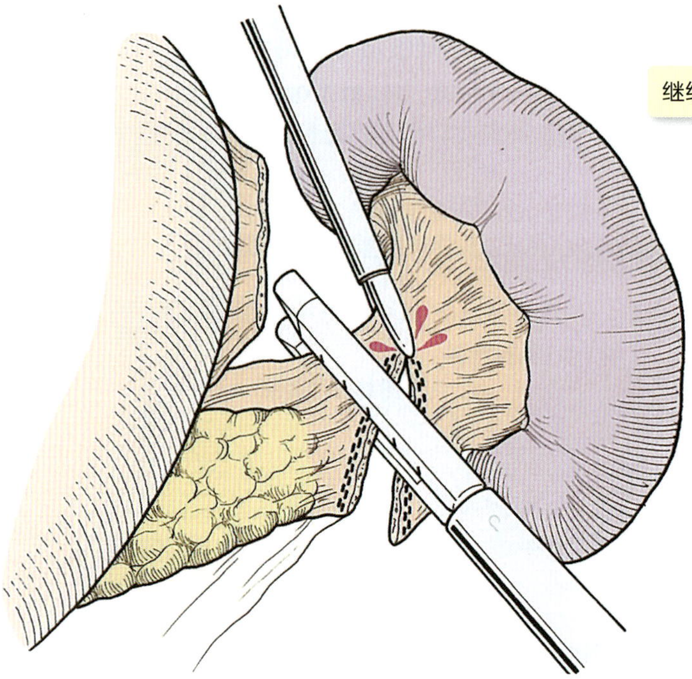

Tips ⑦

在脾门部有生理性胰尾部粘连、脾动脉瘤炎症性胰尾部粘连等情况下，较为安全的处理方法是进行胰尾切除术，而不应该剥离胰尾部。若无法先处理脾静脉，应用自动闭合器一并切除脾静脉和胰尾部，此时不用担心出血问题。

◆ 离断脾膈韧带

一并离断脾动、静脉后，用球囊牵引器将脾脏向上外侧提起以拓展术野（图 1-2-15）。离断脾膈韧带，使切口与脾背侧切口相通。

图 1-2-15　离断脾膈韧带

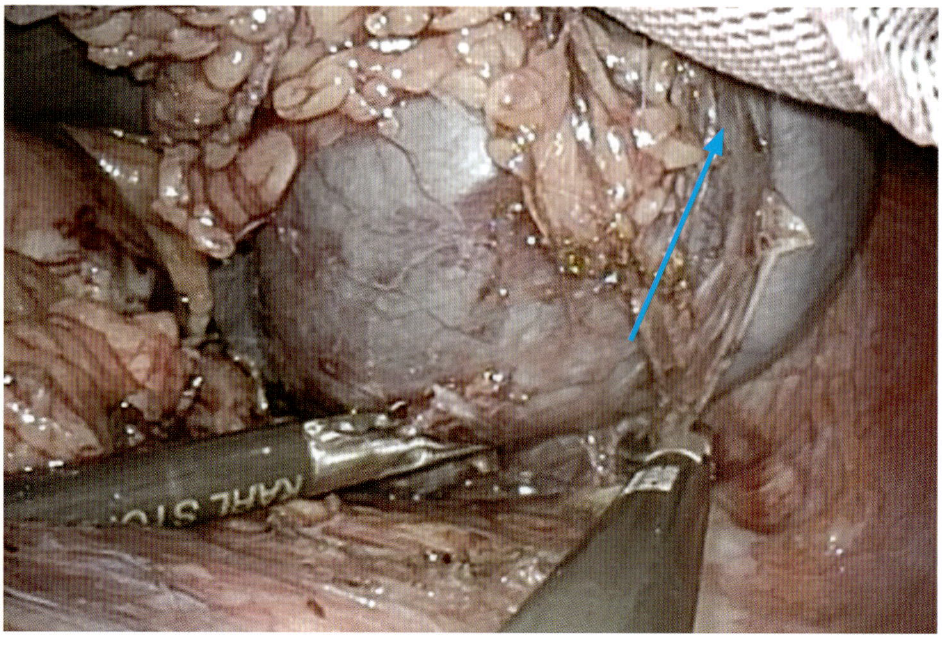

Tips ⑧

在比较严重的巨脾病例中，应注意由膈肌发出的脾脏血管损伤以及膈肌的损伤。

◈ 摘除脾脏

在取出脾脏时，将其放入取物袋时应注意防止脾细胞残留（图 1-2-16）。在取出脾脏时，不扩大切口，将脾脏装入取物袋中向切口外提拉，在取物袋中用止血钳夹碎脾脏并取至体外。对于脾脏肿瘤的患者，由于不能将脾脏破碎，可以最小限度地扩大切口，将脾脏取出。

图 1-2-16　取出脾脏

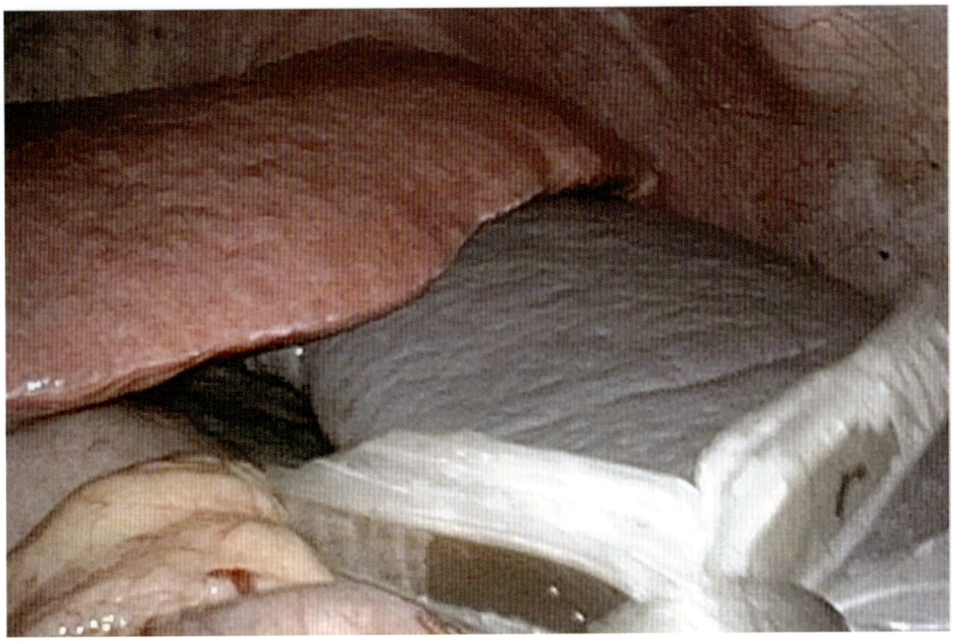

Tips ⑨

脾脏巨大难以取出时，用 2 把钳子把持 15cm × 15cm 取物袋，利用变换体位的方法将脾脏收入袋内。据我们的经验，最大可将 1050g 重的脾脏收入袋中。

◈ 再次确认脾门部切除断端

取出脾脏后，再次人工气腹后，确认脾门部断端的止血是否确切（图 1-2-17）。若钉仓断端有渗血，可用电刀凝固止血。

◈ 关腹

通常不需要留置引流管。为预防形成疝，在 12mm 戳卡切口处一针缝合腹壁全层。用 4-0 可吸收线间断埋线缝合皮肤，用皮肤组织黏着剂封闭。

图 1-2-17 确认脾动、静脉断端

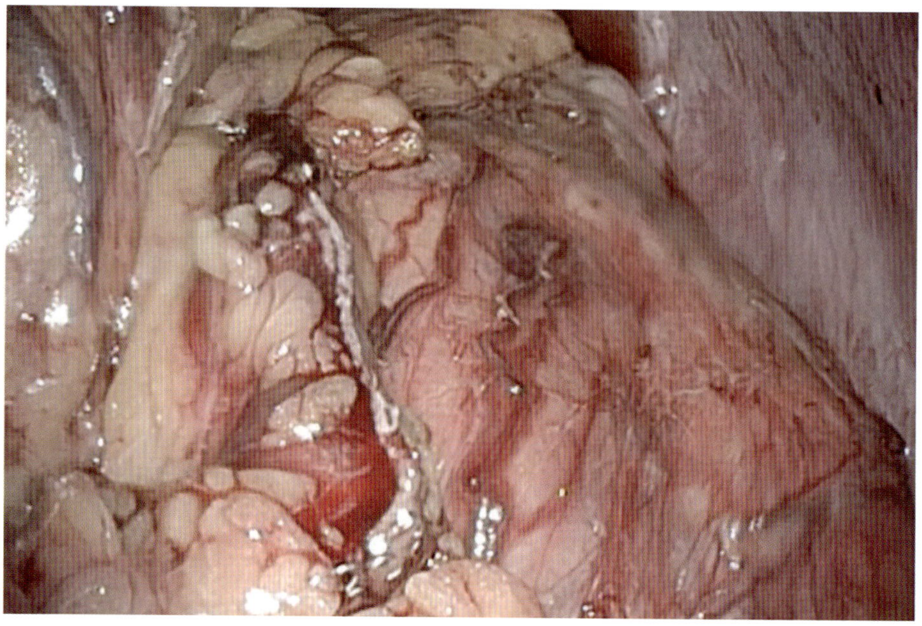

术后管理中应注意的并发症

术后出血

通常不留置引流管。对于血小板少的患者，术中应尽量仔细进行止血操作，预防术后出血。特别是对于肝硬化患者，戳卡插入部位的腹壁出血易成为盲点，应特别注意。另外由于肝硬化患者的腹壁静脉曲张，使用腹腔镜，利用腹壁透光性进行戳卡的穿刺非常有效。

胰漏

胰漏的诊断，可根据引流液淀粉酶的化验值来判断，即是否拔出引流管通常是以淀粉酶的化验值为判断指标的。若进食后第 2 天无异常，也可拔出引流管。若确诊胰漏，禁食并给予蛋白酶抑制剂。若腹水淀粉酶的化验值长期处于较高状态，应给予生长抑素（善宁）抑制胰腺分泌淀粉酶。

门静脉血栓的形成

近期报告显示，腹腔镜下脾摘除术后门静脉血栓形成的发生率较高。在笔者所在科室，腹部增强 CT 检查被纳入临床路径中，出院前通过腹部增强 CT 检查可诊断有无门静脉血栓，切除的脾脏重量在 500g 以上者，血栓的发生率较高。若确诊有门静脉血栓形成，可给予抗凝治疗。应在注意出血风险的同时进行抗凝治疗，但对于重度肝功能障碍伴门静脉主干血栓的患者，应尽早展开治疗。

败血症（Overwhelming postsplenectomy infection，OPSI）

在日本，此并发症的报道较少，儿童高发。因此原则上对于 7 岁以下儿童应尽量不进行脾脏摘除术。导致败血症的病原菌多为肺炎球菌，建议应用肺炎球菌疫苗，推荐长期应用抗生素。

◉ 参考文献

[1]　佐々木章，川村英伸，中嶋　潤ほか：腹腔鏡下脾臓摘出術—脾腫例に対する手技の工夫—. 手術 2006；60：1609-1612.

[2]　Kercher KW，Carbonell AM，Heniford BT，et al：Laparoscopic splenectomy reverses thrombocytopenia in patients with hepatitis C cirrhosis and portal hypertension. J Gastrointest Surg 2004；8：120-126.

[3]　Hayashi T，Tahara H，Hara Y，et al：Experience with laparoscopic splenectomy for ABO-incompatible living renal transplantation without plasmapheresis. Transplant Proc 2006；38：1985-1986.

[4]　佐々木章，新田浩幸，中嶋　潤ほか：腹腔鏡下脾臓摘出術 . 臨床外科 2009；64：1703-1707.

[5]　佐々木章，若林　剛：成人における腹腔鏡下脾摘術 . 脾臓—基礎と臨床—，へるす出版，東京，2011，255-258.

[6]　佐々木章：単孔式腹腔鏡下脾臓摘出術 . ステップアップ 内視鏡外科手術，医学書院，東京，2011，200-205.

[7]　佐々木章，若林　剛：血管の処理と止血法 . 消化器内視鏡外科ベーシックテクニック，メジカルビュー社，東京，2008,10-18.

[8]　Sasaki A，Nitta H，Nakajima J，et al：Laparoscopic spleen-preserving distal pancreatectomy with conservation of the splenic artery and vein：report of three cases. Surgery Today 2008；38：955-958.

[9]　Ikeda M，Sekimoto M，Takiguchi S，et al：High incidence of thrombosis of the portal venous system after laparoscopic splenectomy：a prospective study with contrast-enhanced CT scan. Ann Surg 2005；241：208-216.

第 2 章
恶性疾病

Laparoscopic
Gastroenterological
Surgery

—Standard Technique

第 1 节　腹腔镜下肝部分切除术

青木武士、村上雅彦、古泉友丈　昭和大学医学部普外科、消化外科

注意点 / 要点

与开腹手术相比，腹腔镜手术中可通过靠近或放大的视觉效果使术者对细微结构有非常好的认知，然而腹腔镜下的观察范围也比较受限。术者需要在视觉与操作都受限的状态下进行手术，难以确认脏器内部情况和周边解剖结构，因此若想施行与开腹时相同的手术并达到相同的效果，应充分发挥腹腔镜手术的优点，尽力弥补其缺点。

腹腔镜下肝部分切除术从 2010 年 4 月开始与左外叶切除一起被纳入日本医疗保险适用范围以来，在许多医院得到广泛开展。第 4 次肝脏内镜外科研究会的调查问卷结果显示，腹腔镜下肝切除病例（n=2899 例）手术中 52% 为肝部分切除，所以，在腹腔镜下肝切除手术中的经验多数都是肝部分切除的手术经验。但是，肝部分切除术大多为非解剖性肝切除，常因肿瘤位置以及与周围血管关系不明而难以进行，有时会发生意外出血、肿瘤暴露等危险。因此，即使是行肝部分切除术也不应忽视术前仿真模拟，应该利用术中超声检查，对肝内血管进行确定，并确保手术切缘。

另外结合不同的肝脏背景和肿瘤位置选择合适的手术入路，使得更加安全确切的切除成为可能。

以上讲述了施行腹腔镜下肝部分切除术时的操作技巧和注意点 / 要点。

术前

◈ 适应证

确认有无腹水，测定血清总胆红素值、吲哚菁绿（ICG）15min 潴留率（R15），利用“幕内标准”评价手术适应证。笔者还会利用（99m）Tc-GSA 肝功能显像的 LHL15 值进一步评价肝脏储备功能，在黄疸患者中尤其有效。此外，可通过测定血浆白蛋白浓度、血浆胆碱酯酶及凝血酶原（时间）等评价肝脏合成功能。评估肝脏肿瘤条件及肝脏储备功能等指标后可手术者为肝部分切除术的适应证，不论肿瘤的位置、大小如何，无主要血管的直接浸润及门静脉内无癌栓者为手术切除的适应证。

位于肝上区（S7、S8）的肿瘤在腹腔镜下难以接近，手术难度也较高，应尤其重视术前模拟，根据情况，不只采用腹腔镜下入路，可额外增加胸腔镜入路或经膈肌戳卡插入等（图 2-1-1）。

即使是行腹腔镜下肝部分切除术，了解肿瘤和血管的空间位置关系也极为重要。部分切除大多为非解剖性切除，特别是肿瘤较大或伴有肝硬化时，应积极确认功能残肝的体积。另外术者和助手在术前通过三维可视化仿真技术进行模拟，确认肝内结构标志和血管异常排列后，可保证手术安全且充分切除肿瘤。

图 2-1-1　通过术前模拟确认术式

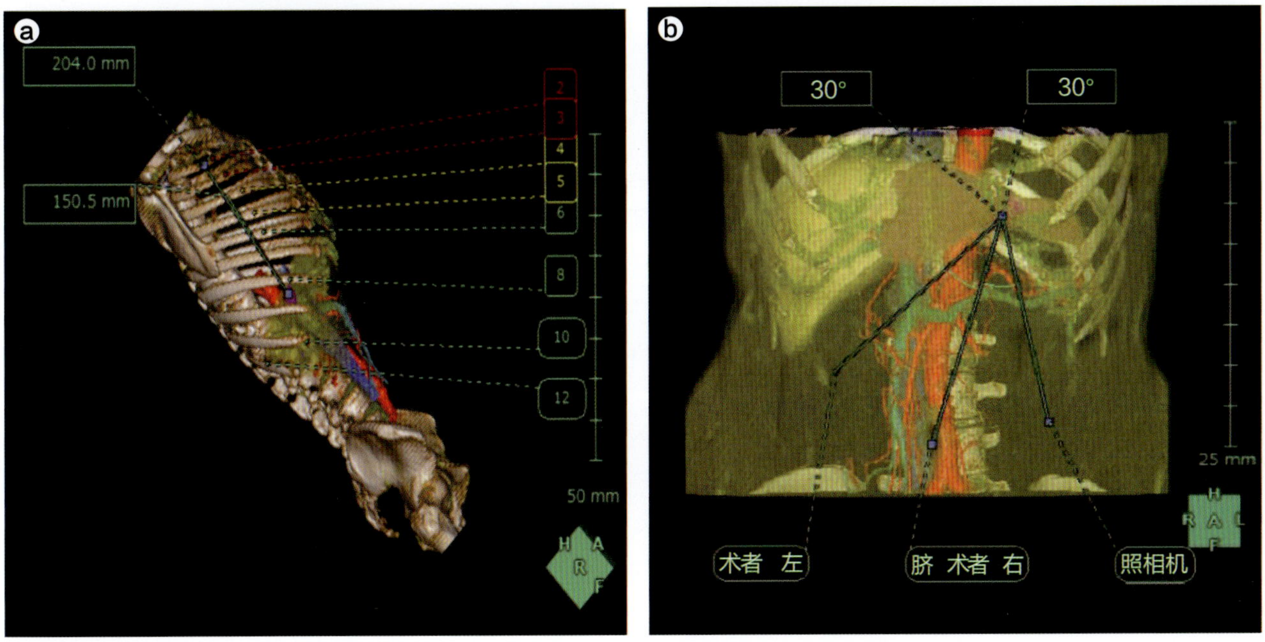

a：胸腔镜下肝部分切除术　　b：腹腔镜下肝部分切除术
根据肿瘤位置通过术前模拟找到最佳手术入路（Approach）和戳卡插入位置

◈ 模拟腹腔镜下图像

笔者所使用的术前模拟技术采用了“SYNAPSE VINCENT”（富士 Film medical 社）图像解析终端，通过虚拟内镜的透视法，将立体渲染图像从三维的所有角度和方向再进行渲染，最终获得图像投影。通过制作手术过程中从任意角度可观测的虚拟内镜图像，可获得更接近于真实手术的影像并有助于了解局部解剖结构（图 2-1-2）。

◈ 术前图像摄像条件

为缩短图像生成和解析时间，且又保证模拟图像的质量，需要使用通过适宜流程获得的多排螺旋 CT 图像。笔者使用高浓度大剂量造影剂碘美普尔（Eisai 社）630mgI/kg，管电压为 100kV，切片厚度为 0.75mm，以 0.7mm 间隔分别拍摄动脉相、门静脉相、静脉相动态 CT 图像。

图 2-1-2 利用 VR（Volume rendering）图像制作的虚拟腹腔镜下图像

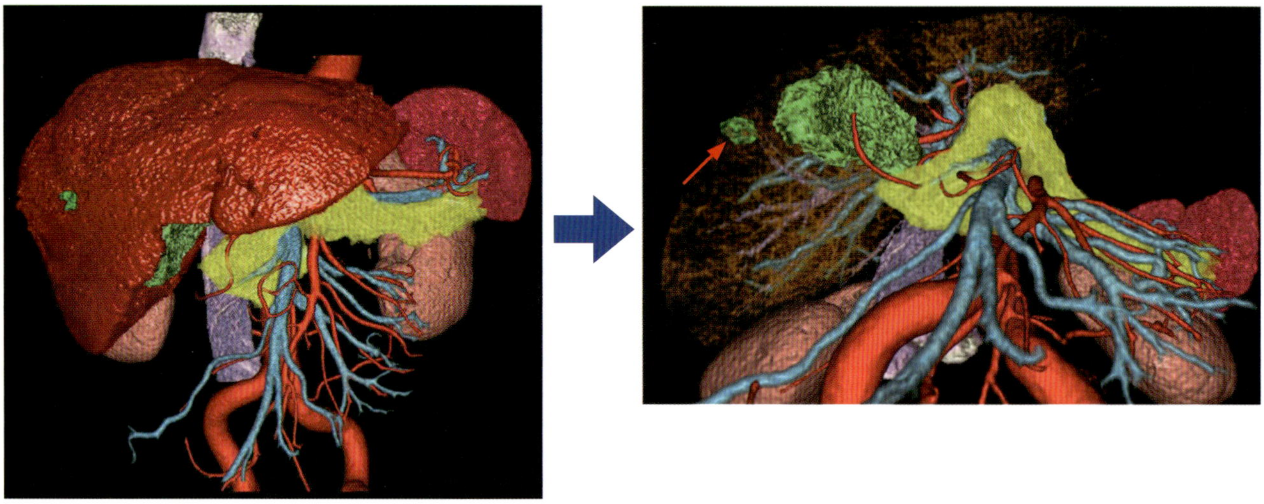

利用虚拟腹腔镜下图像于术前进行三维视觉仿真模拟手术

◈ 确定体位和戳卡的位置

手术体位为头高足低仰卧位，若需要右肝翻转操作，则采取左侧卧位，此外术前模拟对于确认体位和戳卡插入位置也有帮助。在制作好的三维 VR 图像中从多个角度了解肿瘤与各脏器的位置关系后，计算测量手术适用的体位和倾斜角度。此外，测量戳卡插入位置与目标器官的距离和角度，选取适宜的插入位点。笔者设定的最佳的戳卡插入位置如下：术者右手与左手插入戳卡的角度根据操作部位设定为 60° ~120°，钳子和腹腔镜戳卡距操作部位的距离分别为 15cm、20cm 时较易进行手术。不同戳卡之间的角度保持在 30° 以上，可使钳子之间、腹腔镜之间、钳子与腹腔镜的相互干扰降到最低（图 2-1-3）。

图 2-1-3 确定体位和戳卡的位置

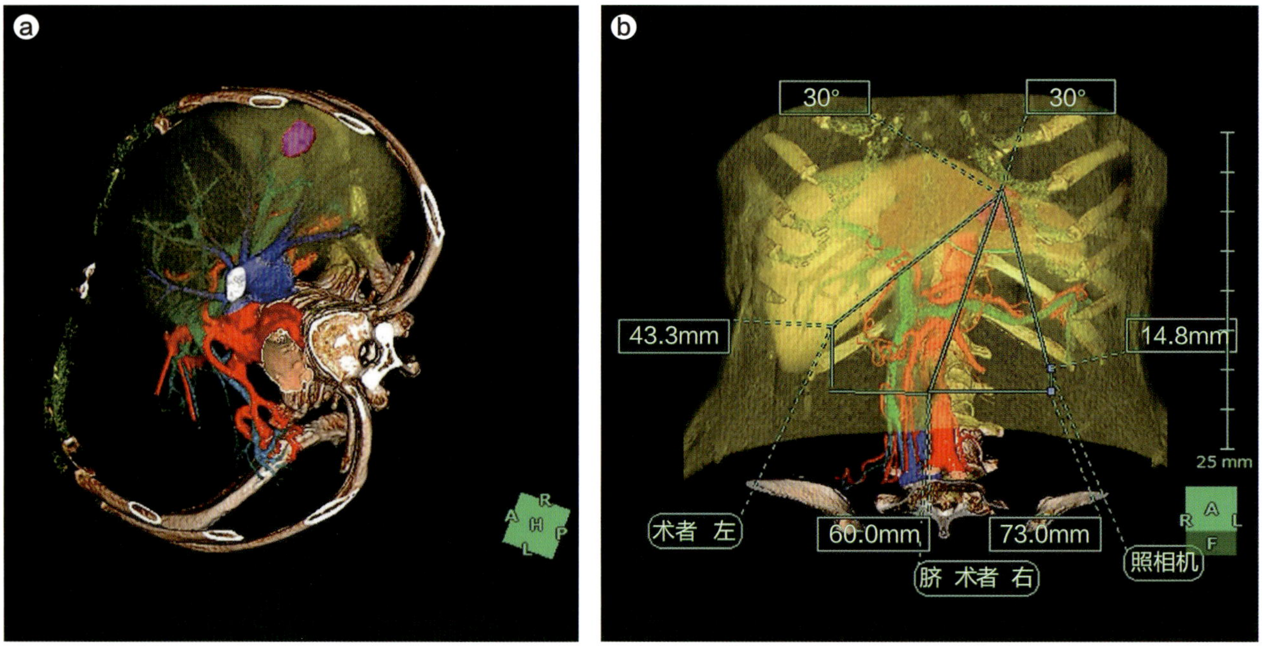

利用制作好的 VR 图像。（a）确定合适的体位及倾斜角度。（b）确定最佳的戳卡插入位置

◈ 术前模拟的基本流程

（1）读取 CT 影像。

（2）利用三维图像终端构建肿瘤、各脏器的三维模型。

（3）将各部分组合拼接，重组为 VR 图像（图 2-1-4）。

（4）确定体位和戳卡的插入位置。

（5）制作虚拟腹腔镜下图像。

（6）基于制作好的图像讨论术式。

图像制作完成后，术者和助手确定手术入路及断面上的局部解剖情况。

图 2-1-4 制作重组的 VR 图像

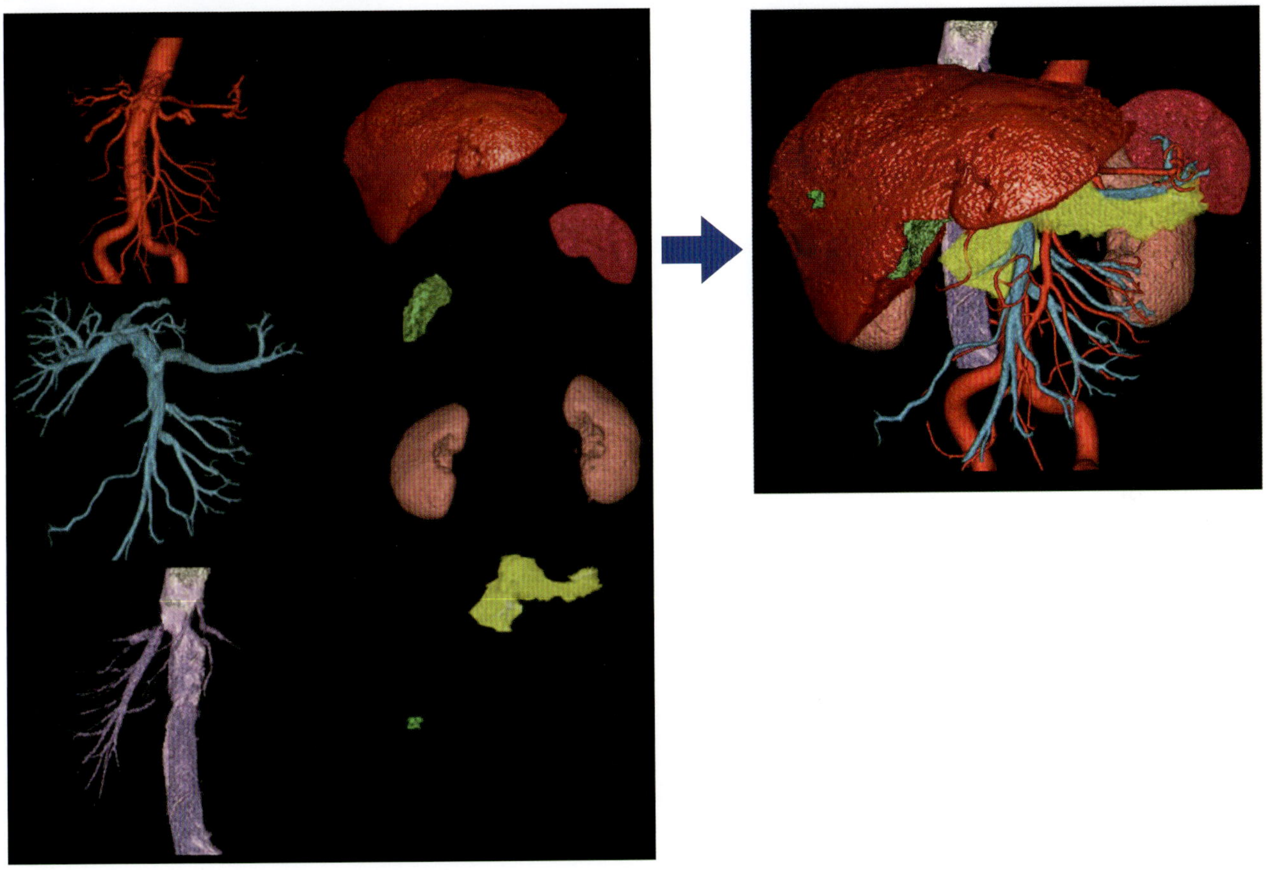

将血管、脏器、肿瘤等各部分组合制作的图像

术前模拟为确定手术入路做出贡献的 1 例病例展示

患者女性，79 岁，S7 段有直径 2.5cm 的肝细胞癌，经术前模拟，行经胸腔插入戳卡与腹腔镜入路联合的手术（图 2-1-5）。

解析 VR 图像、虚拟腹腔镜下图像分别需要约 1h 和 2h。重要的是以参加手术的外科医师为主导，模拟真实手术过程。据此制作好的图像可在手术室内投影，作为手术的“地图”，是有效的手术支援措施。此外对年轻外科医师来说，术前模拟通过三维视角且经腹腔镜视角提供了观察局部解剖结构的机会，有助于确认手术操作。

图 2-1-5　术前模拟的实际情况

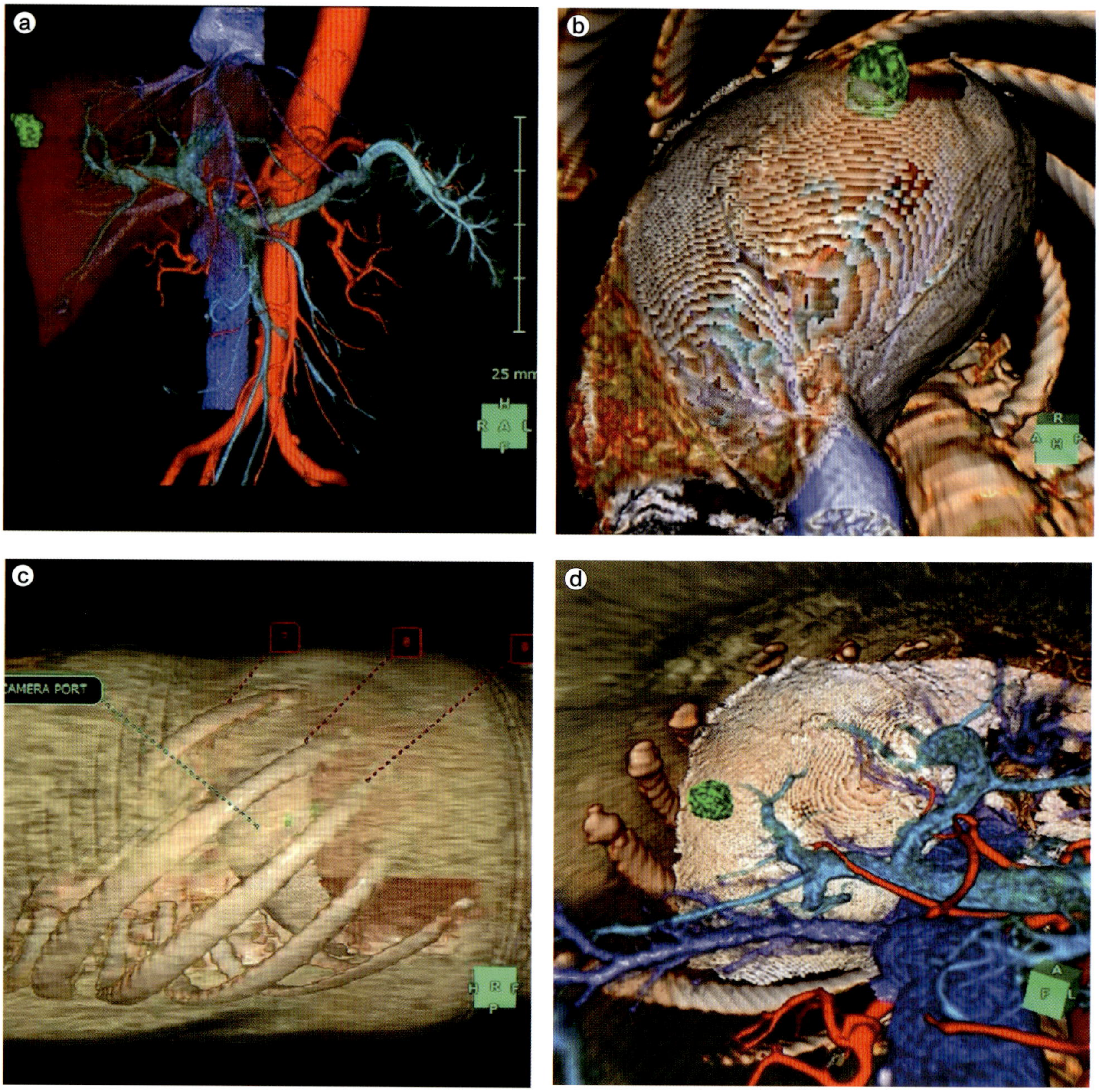

患者 79 岁女性，S7 段有直径 2.5cm 的（a）肝细胞癌，通过（b）胸腔镜入路、（c）肋间隙入路、（d）腹腔镜入路进行手术模拟。最终选择经胸腔插入戳卡（第 8 肋间隙）与腹腔镜入路联合应用进行手术

腹腔内操作前的准备

◈ 体位和手术器械的准备

患者以仰卧、头高脚低位为基本体位，根据肿瘤所在位置可采取左半侧卧位或左侧卧位。若行经膈肌切开胸腔镜入路，则左侧卧位为基本体位。

本手术中使用的手术器械如图 2-1-6 所示。图中列出的器械大多为必须使用的，读者在进行手术时请注意手术器械的准备，每次以固定的配置进行手术。

图 2-1-6 手术环境

a：手术器械的配置

b：实际手术景象

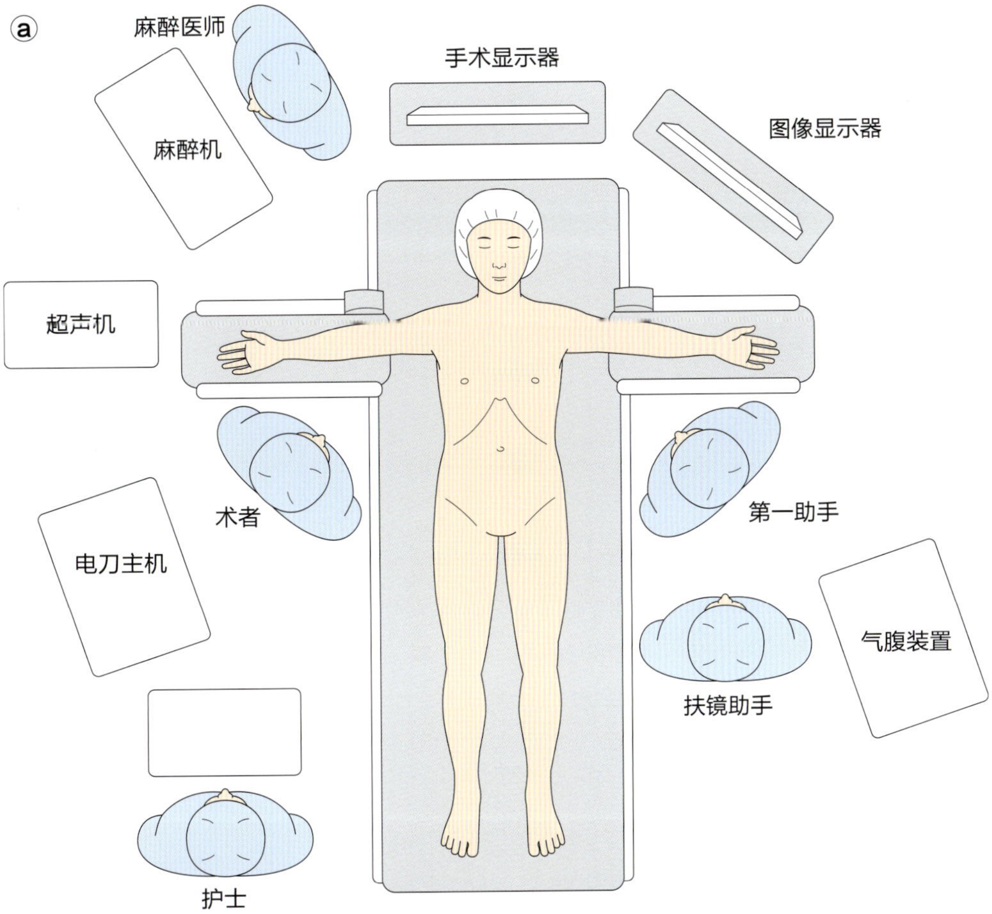

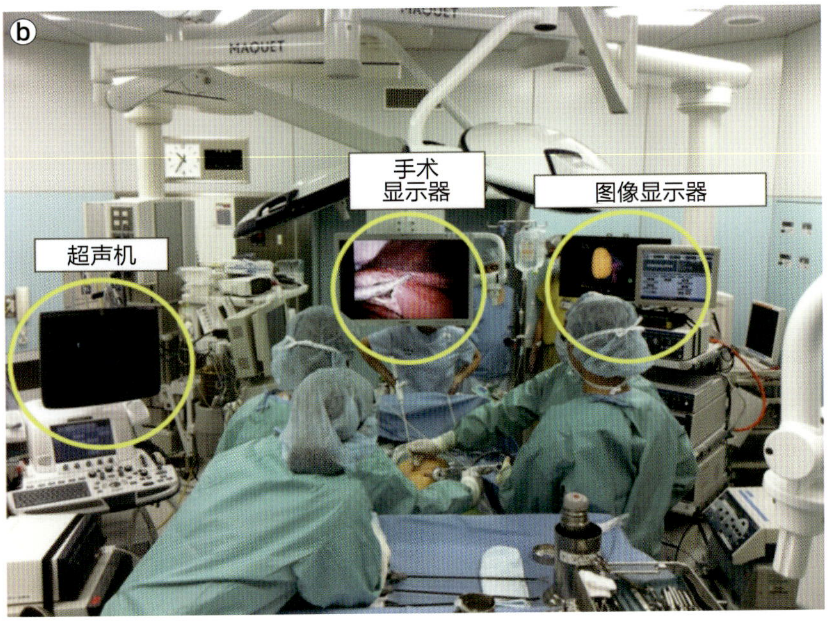

◈ 戳卡的位置

从脐部插入第 1 个戳卡，根据肿瘤的位置共插入 3~6 个戳卡。基本的戳卡配置如**图 2-1-7** 所示。笔者基于术前模拟，结合患者的情况选取了更为适宜的戳卡位置。此外术中若需行 Pringle 法阻断，应追加插入 12mm 戳卡，保证手术安全施行。

图 2-1-7　基本的戳卡配置

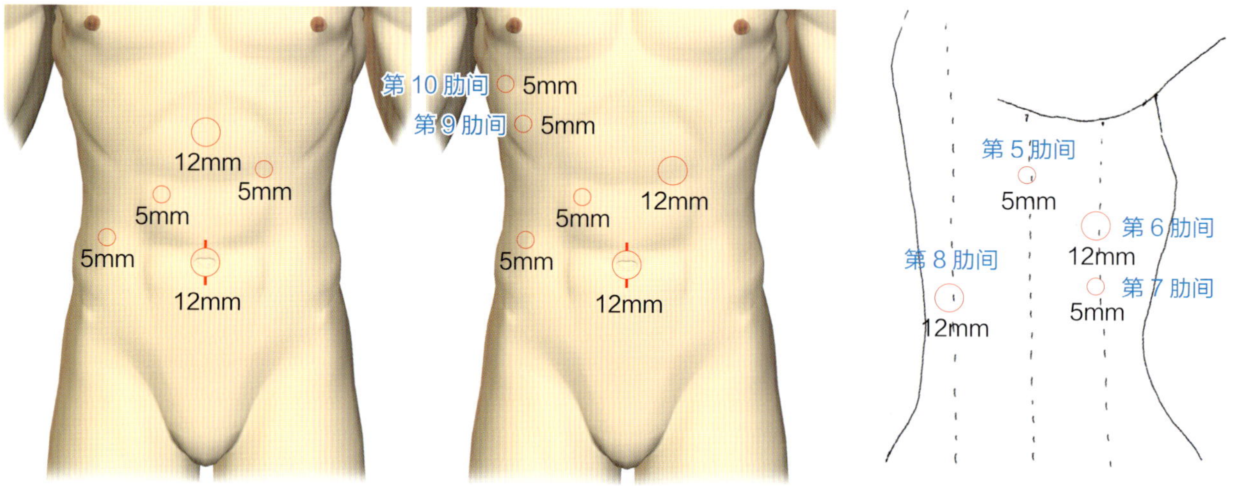

a：腹腔镜入路　b：经胸腔插入戳卡 + 腹腔镜入路　c：经膈肌切开胸腔镜入路

根据术前模拟或术中判断是否追加戳卡、调整戳卡位置

◆ 肝脏染色（Tattooing）

行肝部分切除术，手术中必须进行超声检查以确认肿瘤的位置和评估离断面。任何内镜手术都存在相同的问题，内镜手术中使用的超声探头由于操作范

图 2-1-8　合并应用肝脏染色（Tatooing）的肝部分切除术

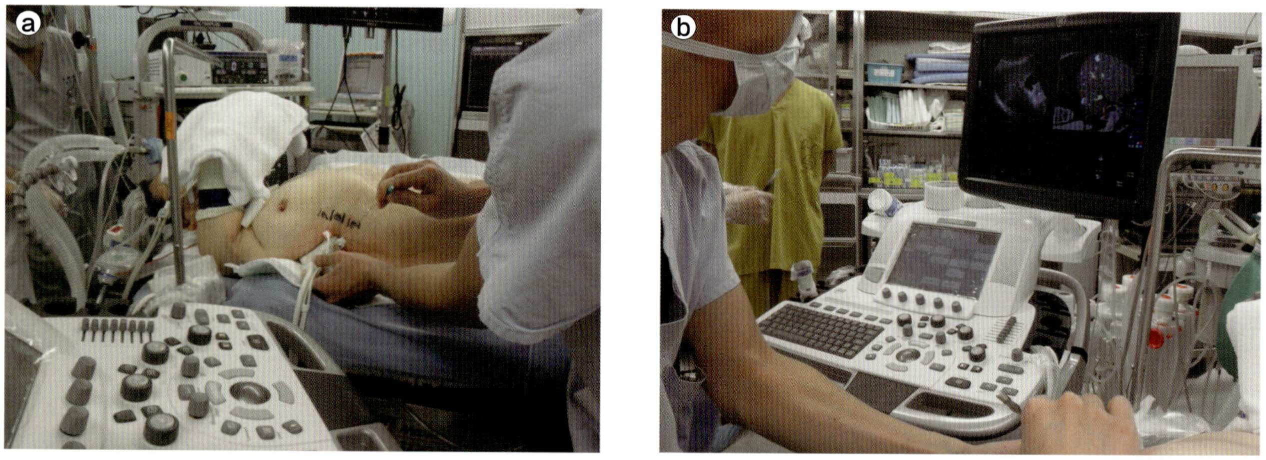

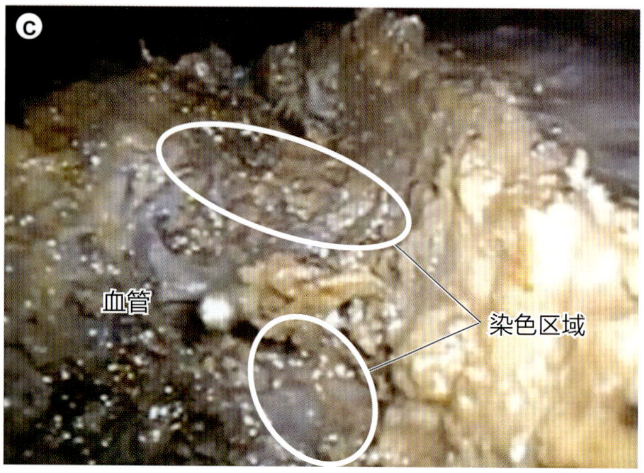

a：麻醉诱导后在手术前行超声引导下肝脏染色（Tattooing）
b：在肿瘤周围的血管周边注入染色剂
c：确认肝脏断面染色区域（相同），可确保清晰辨认肿瘤底部的边缘和周边血管

围有限、图像清晰度低等问题，可能难以描绘细小病变以及与周围血管的关系。

另外，若靠近拟切除线的肿瘤侧进行切除，可能将肿瘤暴露于周围组织中，应严格注意肿瘤底部的手术切缘（Surgical margin）。笔者为识别肝内结构标志和确保手术切缘，在全麻后手术开始前于肿瘤周围行肝脏染色。使用体外超声检查确定肿瘤位置及可作为肿瘤周围解剖标志的周边血管，于血管周边注入染色剂，完成染色（Tattooing）操作（图 2-1-8）。注入的染色剂可用于术中检查肝脏断面，也可以此为标志，确认肿瘤周围的手术切除范围及确实离断拟切除的血管。

腹腔内操作的流程和实际场景（Shot）

1 手术器械（场景 1）。
2 确认肿瘤、标记（Marking）位置（场景 2）。
3 游离肝脏（场景 3）。
4 Pringle 法（场景 4）。
5 预凝固（pre-Coagulation）（场景 5）。
6 离断肝脏（场景 6）。
7 确认止血、引流（Drain）（场景 7）。
8 回收标本（场景 8）。

不同场景的手术操作

（场景 1）手术器械

预凝固（pre-Coagulation）可使用手术专用射频凝固电极（Habib™ 4x Laparoscopic: ANGIODYNAMICS® 社）、角度可变型微波电极（NESCO エンドアングル probe：alfresa 社）（图 2-1-9），肝脏离断可使用超声外科吸引器［CUSA Excel Laparoscopic Extended Life Tip（ELT）™：INTEGRA 社］、腹腔镜超声凝固切开装置（HARMONIC ACE®: ETHICON 社）、双极血管闭合器（LigaSure™: COVIDIEN 社）、射频超声刀（THUNDERBEAT: OLYMPUS 社）（图 2-1-10），止血主要应用滴水单极电凝（DS3.0™ dissecting sealer：TISSUELINK 社）。

（场景 2）确认肿瘤、标记（Marking）位置

首先使用腹腔镜超声探头（Probe）确认肿瘤位置及主要血管的走行，并确认有无其他病变。手术切缘应保证距肿瘤至少 10mm，用电刀标记切除线（图 2-1-11）。对于位于肝上区（S7、S8）的肿瘤，可能难以确保头侧的切缘距肿瘤达到 10mm，术中应注意仔细进行超声诊断。

图 2-1-9　应用于 pre-Coagulation 的手术器械

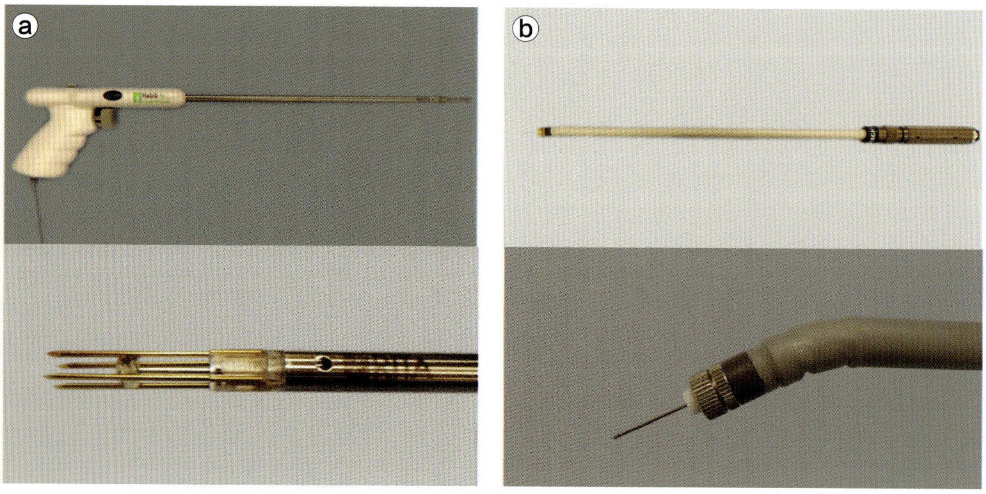

a：手术专用射频凝固电极
(Habib™ 4x Laparoscopic：ANGIODYNAMICS® 社）

b：角度可变型微波电极
(NESCO **エンドアングル** probe：alfresa 社）

图 2-1-10　应用于肝脏离断的手术器械

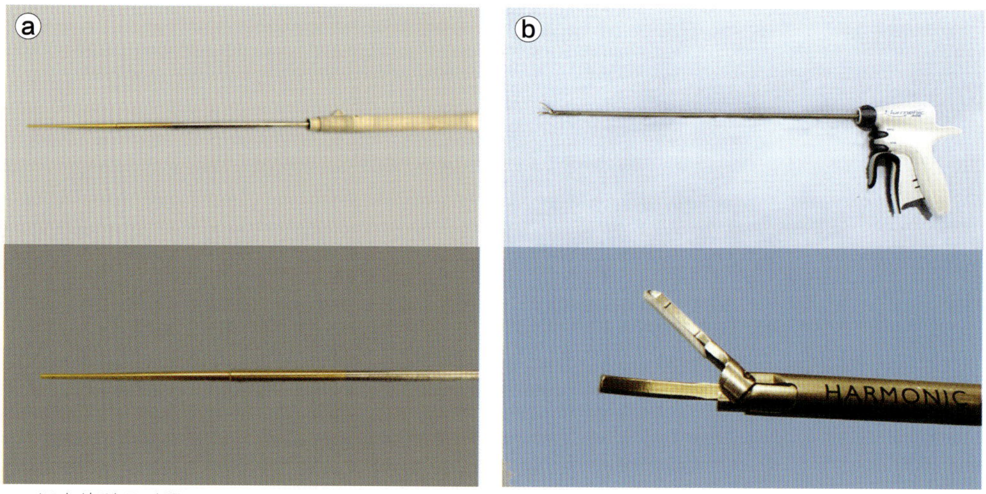

a：超声外科吸引器
[CUSA Excel Laparoscopic Extended Life Tip (ELT)™：INTEGRA 社]

b：腹腔镜超声凝固切开装置
(HARMONIC ACE®：ETHICON 社）

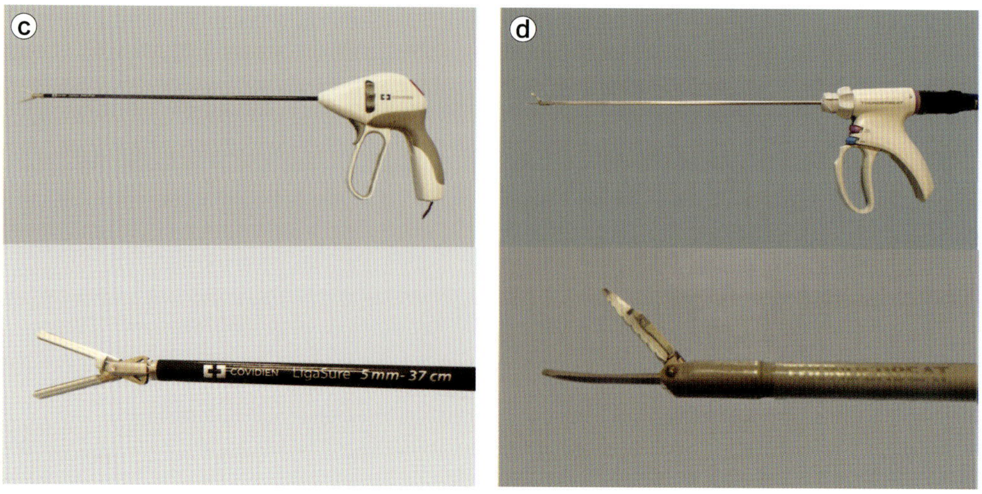

c：双极血管闭合器
(LigaSure™：COVIDIEN 社）

d：射频超声刀
(THUNDERBEAT：OLYMPUS 社）

图 2-1-11　确认肿瘤、标记(Marking)位置

使用腹腔镜超声探头(Probe)确认肿瘤位置及主要血管的走行，并确认有无其他病变。手术切缘应保证距肿瘤至少 10mm，用电刀标记切除线

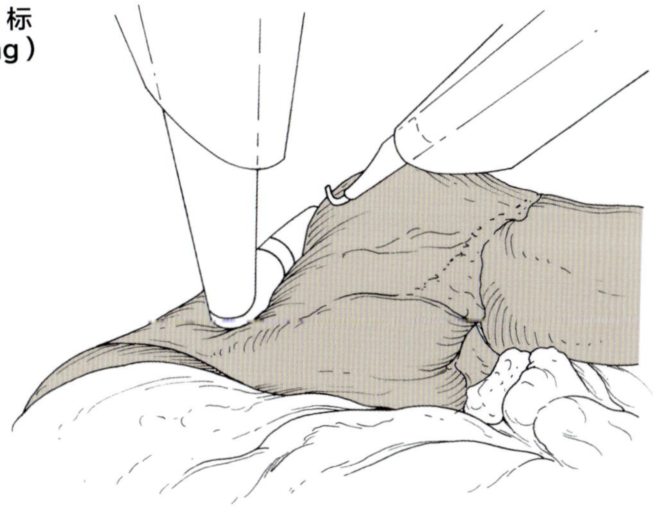

（场景 3）游离肝脏

游离肝脏不是必要的操作，操作时根据肿瘤位置用超声凝固切开装置进行游离。助手使用组织牵拉钩 (Diamond- Flex®Retractors: Snowden 社，Blunt-tip dissector: Ethicon 社，SoftWand™: OLYMPUS 社) 将肝脏提起。尤其是对于肝上区(S7、S8) 的肿瘤，可能需要进行右半肝的游离。

（场景 4）Pringle 法

除了表浅的小范围肝切除外，其他肝切除术中为控制出血，都需要将肝十二指肠韧带进行绕带，事先做好 Pringle 法阻断的准备。行内镜下 Pringle 法时，使用组织牵拉钩 (End Retract Maxi™: COVIDIEN 社) 可简便收紧绕带。打开小网膜后，用前端装备棉布胶带，从肝十二指肠韧带背侧向右侧进入。由 Winslow 孔将绕带经剑突下戳卡引至体外，通过阻断戳卡进行 Pringle 法准备（图 2-1-12）。

图 2-1-12　Pringle 法

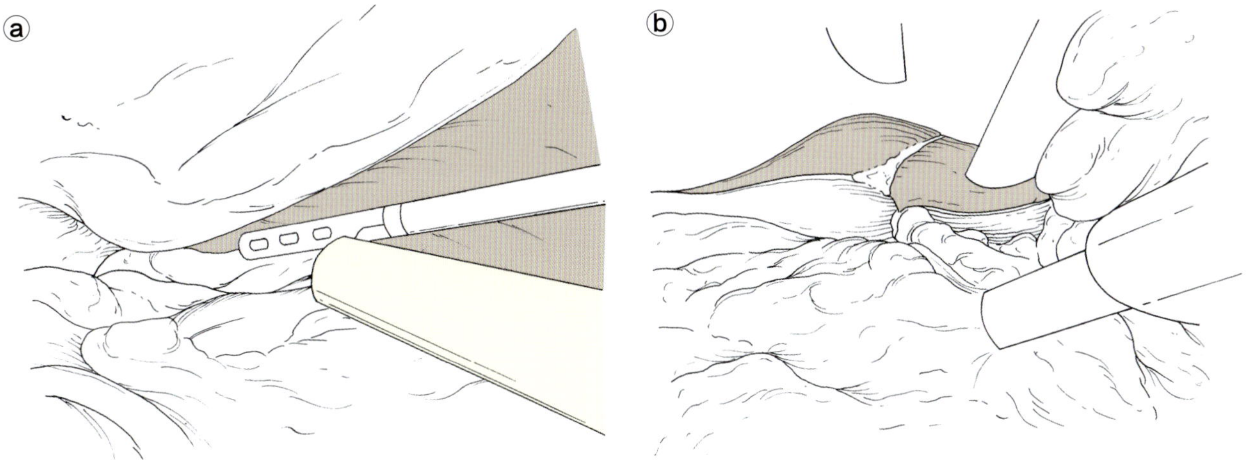

a：使用阻断戳卡进行 Pringle 法阻断

b：使用 Clamp cover (Vessel-Clude™: Argon Medical Devices 社) 进行 Pringle 法阻断

将棉布胶带绕过肝十二指肠韧带，并送往体外，做好随时可以阻断入肝血流的准备

（场景5）预凝固（pre–Coagulation）

若患者有肝硬化，需尽量避免进行 Pringle 法，应沿着拟切除线，使用手术专用射频凝固电极、角度可变型微波电极进行预凝固（pre–Coagulation）（图 2–1–13）。

图 2–1–13　应用手术专用射频凝固电源（HabibTM 4x Laparoscopic: ANGIODYNAMICS® 社）进行预凝固（pre–Coagulation）

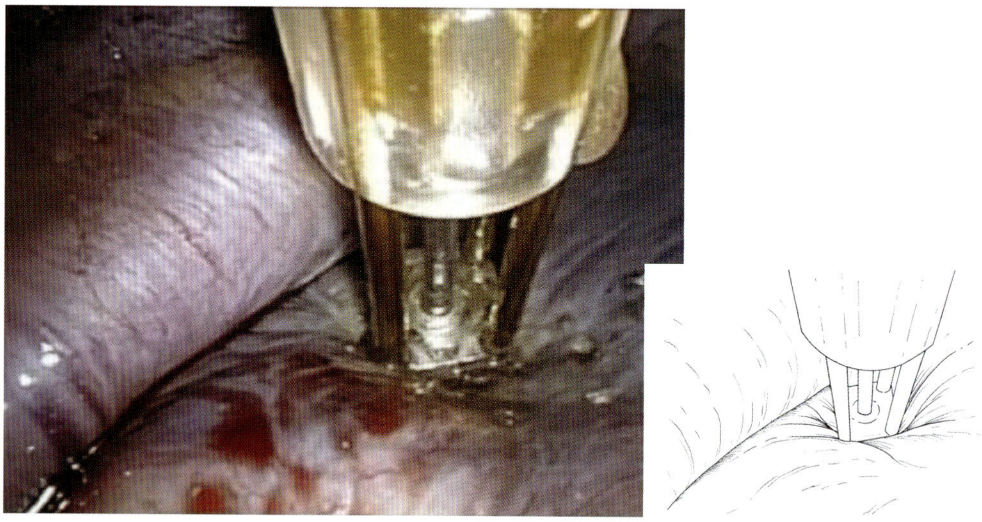

通过超声引导，沿术前确定的手术切除范围（Surgical margin）进行预凝固（图为胸腔镜下肝切除术中进行预凝固的场景）

（场景6）离断肝脏

术者基本动作为左手持吸引器，右手持能量平台装置进行肝脏离断。若患者有肝硬化等难以控制出血的情况，则先行预凝固后再进行肝脏离断。肝被膜及肝实质浅层可使用腹腔镜超声凝固切开装置离断。使用超声刀的工作面（Active blade）进行离断时，采用慢慢钳夹的动作离断可兼有止血作用。另外，到达肝组织深部后，利用超声刀刀头的振幅，左右慢慢晃动的动作可较容易破坏肝实质细胞（图 2–1–14）。

图 2–1–14　使用腹腔镜超声凝固切开装置（HARMONIC ACE®：ETHICON 社）进行肝脏离断

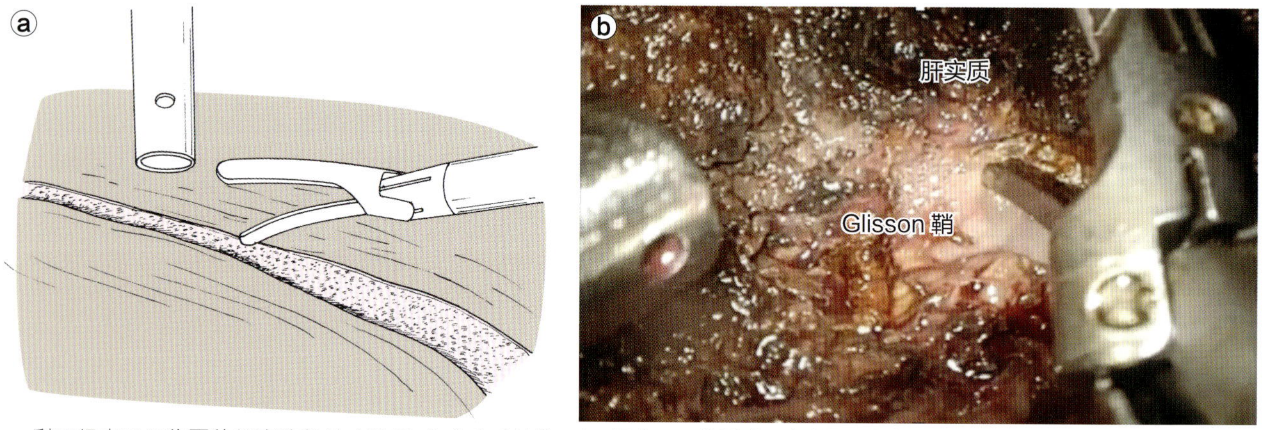

a：利用超声刀工作面的超声波能量（55.5Hz）产生破片效应（Fragment effect）进行肝脏离断

b：超声刀工作面贴于离断面，慢慢左右晃动，可使肝细胞破坏、飞散，显露肝内血管

图 2-1-15　腹腔镜下肝部分切除术

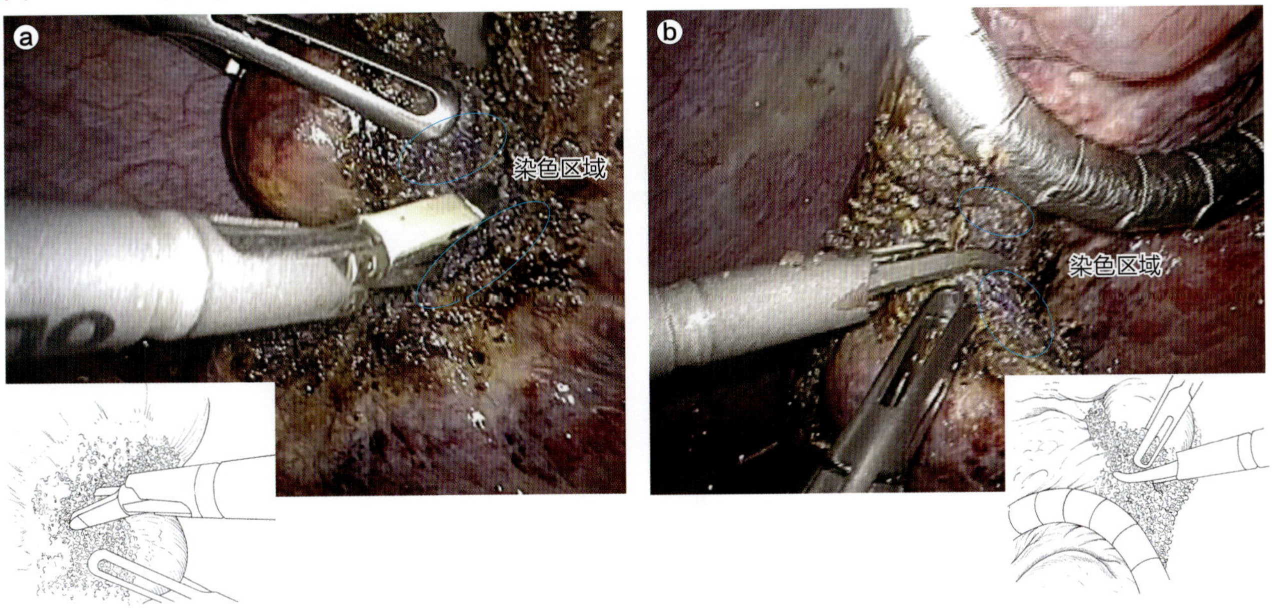

a、b：以肿瘤底部行肝脏染色（Tattooing）后的染色区域为目标，从各个方向进行离断

血管周边以 Clamp crushing 法处理，可安全显露血管。直径小于 2mm 的血管大多不需用血管夹阻断，操作导致出血时，首先压迫止血并找到出血点，主要使用纱布或止血纱布（SURGICEL：Ethicon 社）、滴水单极电极等来止血。到达深部后，可与术前模拟图像对比确认较粗血管，根据情况选用超声外科吸引器、直角钳等适宜工具进行充分剥离，显露血管，夹闭后离断。若损伤主要静脉回流分支，有导致大出血的风险，因此操作时应非常慎重。

离断过程中，为保证绝不切入肿瘤组织，多次进行术中超声检查确认手术切缘极为重要。术中超声检查时，肝离断面表现为强回声伴声影，可据此确认手术切除范围，在使用纱布或止血纱布置于离断面时对比更加明显。此外术前行染色（Tattooing）者，肝脏离断面拟切除的血管周围肝组织被染色，可作为离断面切除的标志（图 2-1-15）。助手配合术者的操作动作，用组织牵拉钩轻柔地对肝脏行反向牵引（Counter traction），将肝脏离断面展开（图 2-1-16）。注意避免因过度牵拉展开损伤肝组织而导致出血。笔者使用 5mm 的 30°斜视硬式内镜，扶镜助手最大限度地应用内镜放大图像功能，做到展开术野且不干扰术者、助手的钳子。使用软式内镜的情况下，要求扶镜助手熟练掌握角度（Angle）操作。使用能量平台装置离断肝组织时，内镜与离断面保持适宜距离可减少雾气造成的术野清晰度下降。笔者还使用送气排烟系统（AirSeal®：SurgiQuest 社）保证能量平台使用时的术野良好。

肝上区肿瘤的 3 种入路（Approach）

腹腔镜入路：充分游离、翻转肝脏后，正视肿瘤，从尾侧开始切除。沿手术切除范围从各个方向进行分离（图 2-1-17）。助手加以适度的对抗牵引，保证离断面术野良好。

图 2-1-16 展开肝脏离断面

助手配合术者的操作动作，用组织牵拉钩（Diamond-Flex®Retractors: Snowden 社，Blunt-tip dissector: Ethicon 社，SoftWand™: OLYMPUS 社）轻柔地对肝脏行反向牵引（Counter traction），展开肝脏离断面

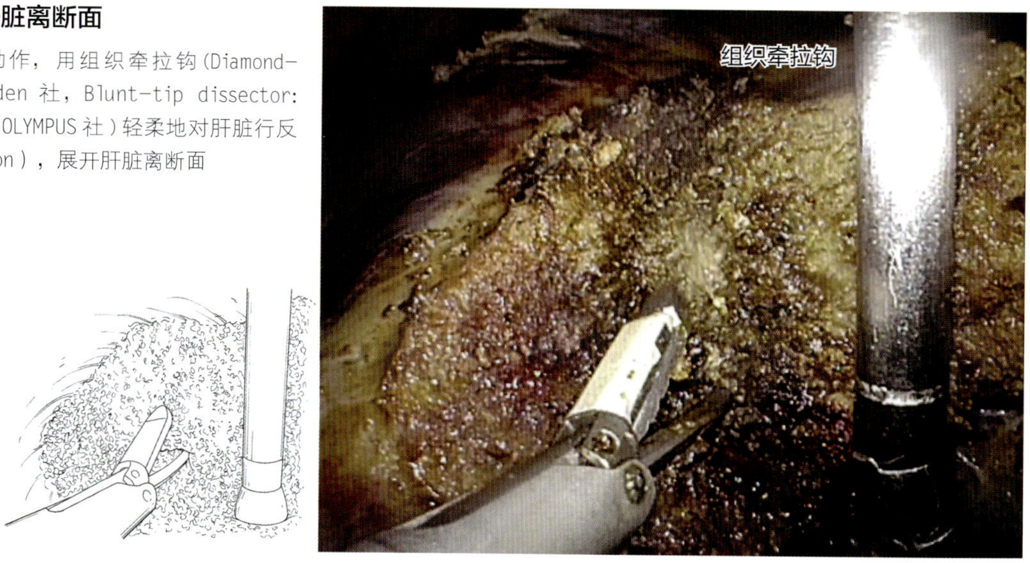

图 2-1-17 肝上区肿瘤的腹腔镜入路

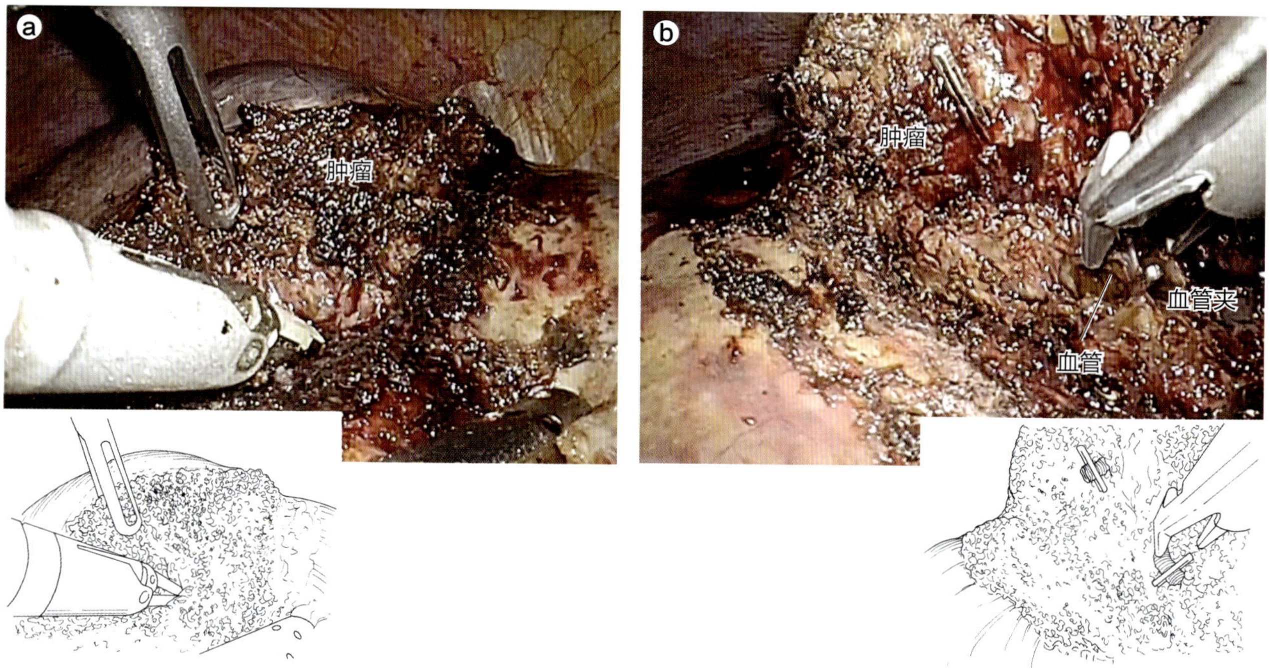

a：正视肿瘤，从尾侧开始切除

b：到达深部后，可与术前模拟图像对比确认较粗血管，充分剥离，显露血管，夹闭后离断

经胸腔插入戳卡＋腹腔镜入路：经胸腔戳卡放入镜头，可直接观察肿瘤头侧边缘。肿瘤头侧经胸腔戳卡离断，尾侧在腹腔镜下离断，如此可充分确保肿瘤头侧手术切除范围。经胸腔入路使用套管扩张球囊戳卡（Kii® Balloon Blunt Tip System: Applied Medical 社）可防止气体进入胸腔（图 2-1-18）。此外，我们通过在单侧肺换气，经胸腔插入戳卡来避免肺损伤。

经膈肌切开的胸腔镜入路：切开膈肌（图 2-1-19），确认肿瘤后，沿切缘（Surgical margin）离断。确保肿瘤底部范围很重要，以手术开始前肿瘤底部的染色区域为标志进行离断。单侧肺换气下插入胸腔戳卡，尽力避免损伤肺，保证术野良好。

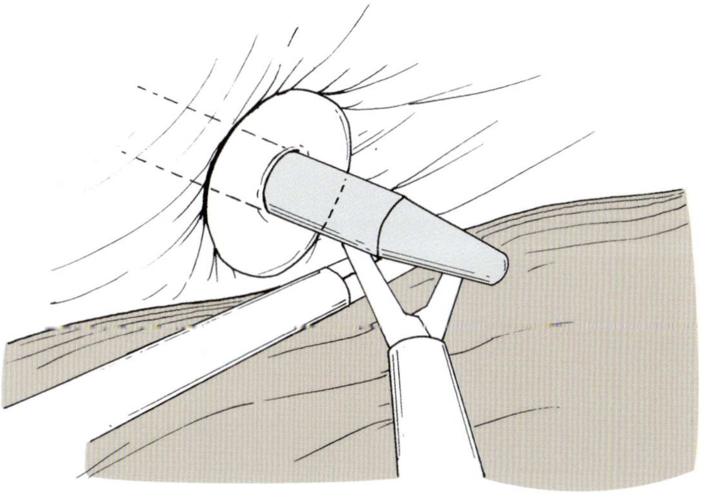

图 2-1-18　**经胸腔插入戳卡 + 腹腔镜入路**

在经胸腔入路中，单侧肺换气的情况下，插入套管扩张球囊戳卡（Kii® Balloon Blunt Tip System: Applied Medical 社），避免损伤肺和避免气体流入胸腔

图 2-1-19　**经膈肌切开的胸腔镜入路**

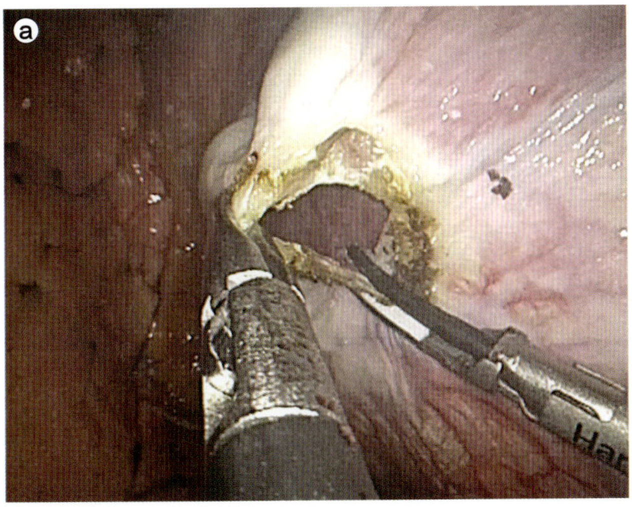

a：用腹腔镜超声凝固切开装置（HARMONIC ACE®：ETHICON 社）切开肿瘤正上方的膈肌

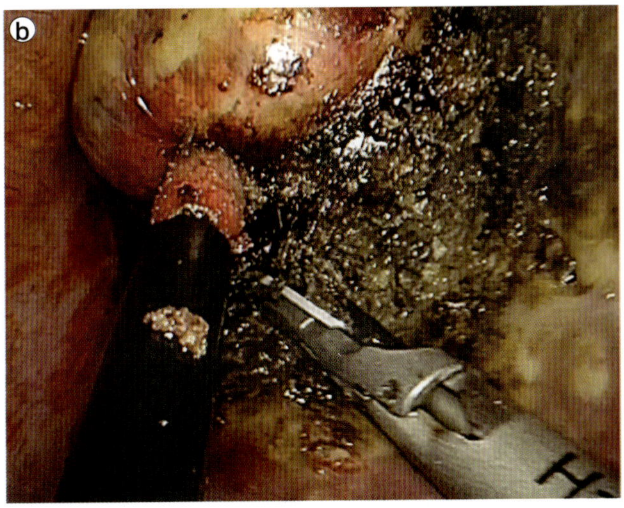

b：切开膈肌对拟切除线行预凝固处理后，用腹腔镜超声凝固切开装置（HARMONIC ACE®：ETHICON 社）进行肝脏离断

新型手术支援器械

ICG 荧光染色可用于对比确认肝肿瘤和肝区域染色定位，笔者也曾报道其在肝切除中的作用。近年来，ICG 荧光染色也逐渐开始应用于腹腔镜下肝切除术，虽然得到的画质、可操作性并非十分优秀，但仍是非常有前景的配合腹腔镜的新型器械。笔者引入 PINPOINT Endoscopic fluorescence imaging system（NOVADAQ 社）作为新型手术支援器械应用于腹腔镜下手术（图 2-1-20）。本器械的特征是将 ICG 荧光染色图像和高清图像重叠（Overlay），得到染色区域与周边组织对比更加鲜明的图像。此外，只需简单按下摄像头（Camera head）上的 Display 按钮即可切换图像。图 2-1-20 中病例为对 S4 段肝细胞癌行腹腔镜下肝切除术的展示。肿瘤在高清图像上以绿色显示。进行肝脏离断时可同时对比确认荧光染色图片，有助于确保 Surgical margin、判断离断面有无残留癌。尽管腹腔镜手术被指出在视觉、触觉方面受限，但将 ICG 荧光染色应用到腹腔镜下肝切除术中，可窥见其弥补腹腔镜缺点的可能性。

图 2-1-20 应用 ICG 荧光染色的新型手术支援器械

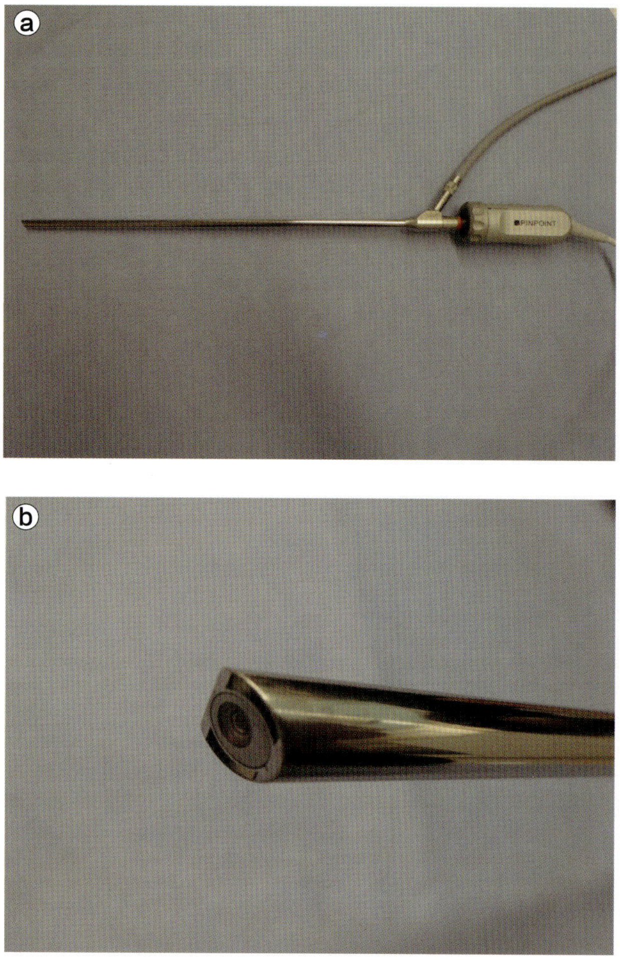

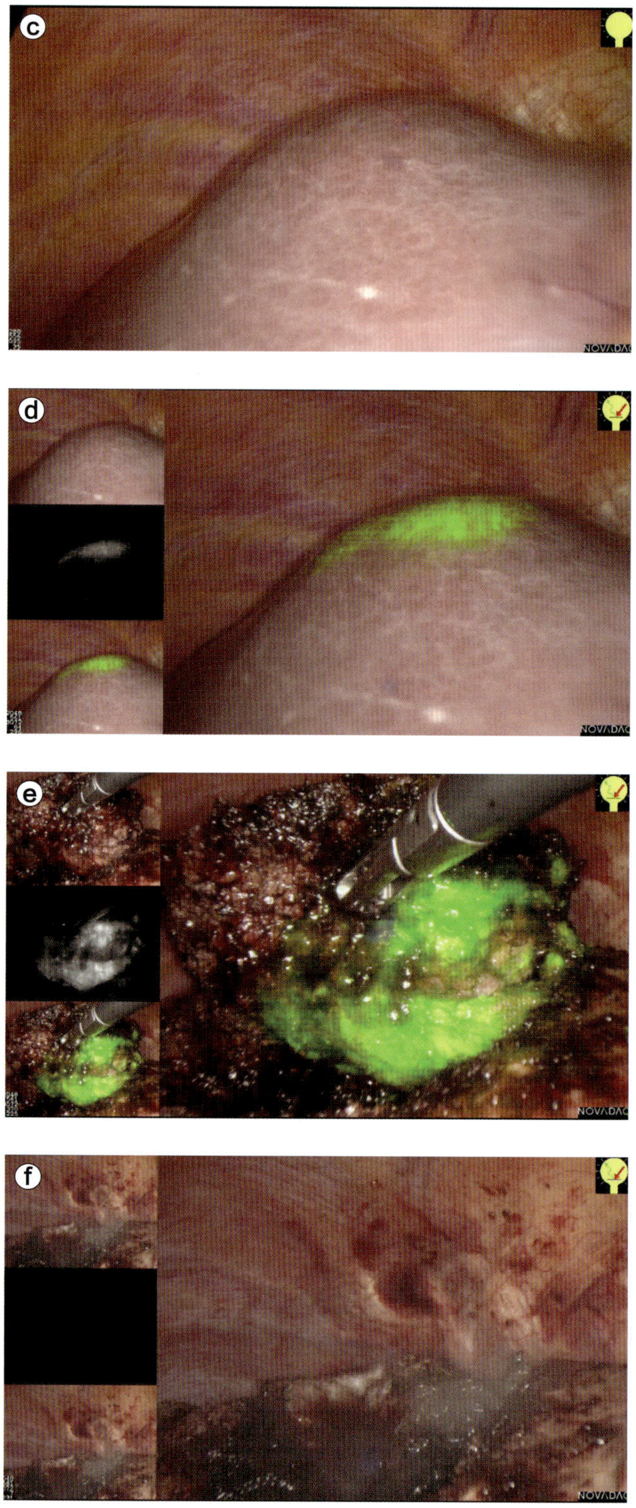

a：装配有 PINPOINT endoscopic fluorescence imaging system（NOVADAQ 社）：Overlay system 的近红外线探头
b：10mm 直径的 30° 斜视腹腔镜
c：男性患者，80 岁。HCC（S4）行腹腔镜下肝切除术。寻常光下无法观察到 ICG 的荧光
d：通过重叠（Overlay）ICG 荧光染色图像和高清图像，肿瘤组织被标记为绿色，与周围组织区别明显
e：肿瘤组织显示为强荧光绿色，而离断面无荧光显示
f：肝脏离断面无荧光显示，可以认为无肿瘤残留

（场景 7）确认止血、引流（Drain）

切除肿瘤后用温的生理盐水洗净离断面，检查有无出血、胆汁漏。小出血点使用滴水单极电极及可吸收止血纱布贴附止血。发现胆汁漏时在腹腔镜下结扎缝合。笔者所在医院原则上不留置引流管，确认有胆汁漏时留置引流管。

（场景 8）回收标本

为防止瘤细胞散布到腹腔内，切除肝必须收入取物袋内取出。经脐部戳卡取出至体外，根据切除肝大小可适当延长腹部切口。

术后

经口进食、下床活动，同普通肝切除术的术后管理。连续进行腹部超声检查确认有无离断面术后出血、胆汁漏等，根据症状决定是否穿刺引流。术后 1 周左右可出院。

参考文献

[1] 青木武士，村上雅彦，藤森　聡ほか：腹腔鏡下肝切除における 3D ナビゲーションの実際．胆と膵 2013；34：49-53.

[2] 青木武士ほか：鏡視下手術　肝胆膵領域．消化器外科 2013；36：465-479.

[3] 青木武士，村上雅彦，榎並延太ほか：Habib 4X を用いた鏡視下肝切除．Journal of Microwave Surgery 2012；30：145-149.

[4] Cho A，Yamamoto H，Kainuma O，et al：Safe and feasible extrahepatic Glissonean access in laparoscopic anatomical liver resection. Surg Endosc 2011；25：1333-1336.

[5] 菅野将史，新田浩幸，高原武志ほか：腹腔鏡（補助）下肝切除術の Knack & Pitfall．手術 2013；67：1181-1187.

[6] 金子弘真，土屋　勝，大塚由一郎：完全腹腔鏡下肝切除術の Knack & Pitfall．手術 2013；67：1189-1194.

[7] Murakami M，Aoki T，Kato T：Video-assisted thoracoscopic surgery：hepatectomy for liver neoplasm.World J Surg 2011；35：1050-1054.

[8] Aoki T，Yasuda D，Shimizu Y，et al：Image-guided liver mapping using fluorescence navigation system with indocyanine green for anatomical hepatic resection. World J Surg 2008；32：1763-1767.

[9] Aoki T，Murakami M，Yasuda D，et al：Intraoperative fluorescent imaging using indocyanine green for liver mapping and cholangiography. J Hepatobiliary Pancreat Sci 2010；17：590-594.

第 2 节　腹腔镜下肝段切除术——基于 Laennec 被膜概念的定型化术式

杉冈　笃、加藤悠太郎、棚桥义直　藤田保健卫生大学医学部肝脾外科

术前

由于肝段的定义不明确，因此也无确定的术式。严格意义上来说，肝段切除术是指从根部处理支配肝段的 Glisson 鞘后才能确定正确切除范围的术式，这种术式可能显露走行于肝段边界的肝静脉（Landmark veins），而该静脉的支配范围未必与 Couinaud 分段法一致。目前为严格执行肝段切除，只能使用高崎等提倡的先行阻断 Glisson 鞘后寻找缺血区域，或使用幕内提倡的支配门静脉内色素注入法。然而现在还未确立肝段水平的 Glisson 鞘先行阻断的操作标准，色素注入法的操作难度也很大。高崎等还提倡处理门静脉二级分支时使用肝外入路（Extrahepatic approach）来先行阻断，在肝段切除时则推荐先行肝实质离断 [肝内入路（Intrahepatic approach）]。此外同一肝段常受多支 Glisson 鞘血管支配，更增加了肝段切除施行的难度。综上，严格意义上的肝段切除即使在开腹手术中也极为困难，因此笔者推测，有许多本应为肝部分切除术的不完全肝段切除也混杂在内。

腹腔镜下肝段切除术的难度较开腹手术更高，报道的案例也很少。2015 年，在日本，由于腹腔镜下肝段切除术还不属于医疗保险适用范畴，必须慎重判断手术适应证，而肝段切除术本身兼具安全性和根治性，是优秀的手术方式，因此受惠的患者不在少数。为普及肝段切除术，应加快确定肝段切除术的定义和术式。

笔者认为，肝段切除为 Glisson 鞘三级分支的完全切除，并不一定需要严格按照 Couinaud 分段法。在笔者所在科室无论采用开腹手术还是腹腔镜下手术，为严格执行，并保证安全、切实切除肝段，均基于肝固有（Laennec）被膜的概念：①先行剥离、阻断肝外 Glisson 鞘；②安全准确剥离显露肝静脉；③以“One-way resection”方式进行适当的肝实质切除。执行基于以上 3 点的标准化术式，本节将对 Laennec 被膜概念及肝段切除术式进行解说。

手术操作

Laennec 被膜

Laennec 被膜为肝固有被膜，Laennec 于 1806 年提出此概念。然而此概念经历 200 多年（直到 200 多年后的现在）也很少被人提起，仅在 Couinaud 所著的书中见有少量记载，其内容竟为“(此概念) 不是很重要”。随着肝脏外科极速的发展，晚期癌症肝切除或腹腔镜下肝切除等高难度手术也广泛进行，由于时代要求，确保肝切除的安全性和根治性成为重要课题，与此同时，人们对 Laennec 被膜概念的重要性也有了新的认识。最近高崎等也在所著图书中提及 Laennec 被膜在肝外 Glisson 鞘中剥离的重要性，但没有对其具体的操作进行详细描述。笔者依照经验建立的基于 Laennec 被膜的肝脏被膜结构概念见图 2-2-1。基于这个概念，我们将多种肝切除术的操作系统化。此肝脏被膜的概念与我们既往了解的概念差异较大，即浆膜下的肝表面，包括肝裸区、胆囊窝、脐静脉窝、下腔静脉前面均被 Laennec 被膜覆盖，此外 Laennec 被膜还从肝门和肝静脉根部向肝内侵入，包裹肝内 Glisson 鞘周边及肝静脉周围的肝实质。因此，Glisson 鞘与 Laennec 被膜之间存在间隙，理论上可在肝外确保 Glisson 鞘而不破坏肝实质。此外笔者认为，将肝静脉周围的 Laennec 被膜保留在肝静脉侧可安全准确剥离肝静脉。但是若要将此概念实际应用于肝切除术中并将操作标准化，则仍需要许多努力。

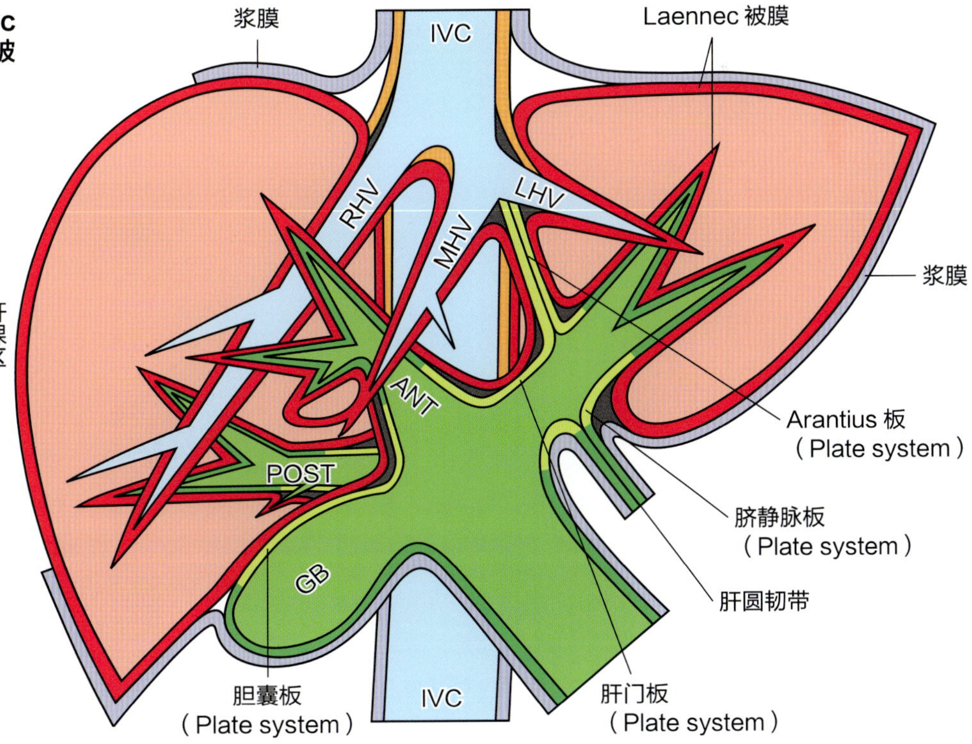

图 2-2-1　基于 Laennec 被膜的肝脏被膜结构概念

Laennec 被膜（红线）不仅覆盖肝全部表面，还侵入肝内覆盖 Glisson 鞘（绿线）周边和肝静脉周围的肝实质。Plate system（黄线）为与肝内 Glisson 鞘相连的膜结构。由于 Laennec 被膜的存在，可在肝外剥离 Glisson 鞘，在理解此前提的基础上，可知通过保留肝静脉周围的 Laennec 被膜能达到安全精确剥离肝静脉的目的

肝外剥离 Glisson 鞘的操作

基于 Laennec 被膜的概念，为将肝外剥离 Glisson 鞘的操作系统化，必须理解“4 个解剖标志（Landmark）”和“6 个门（Gate）”的概念。根据 Laennec 被

膜概念可知，Glisson 鞘与覆盖肝实质的 Larnnec 被膜之间存在间隙，为正确接近该间隙，首先必须理解“4 个解剖标志”：① Arantius 板；②脐静脉板；③胆囊板；④肝门板。进一步以此“4 个解剖标志”为标志，精准进入“6 个门”，才能保证肝外剥离 Glisson 鞘操作的体系化（图 2-2-2）。

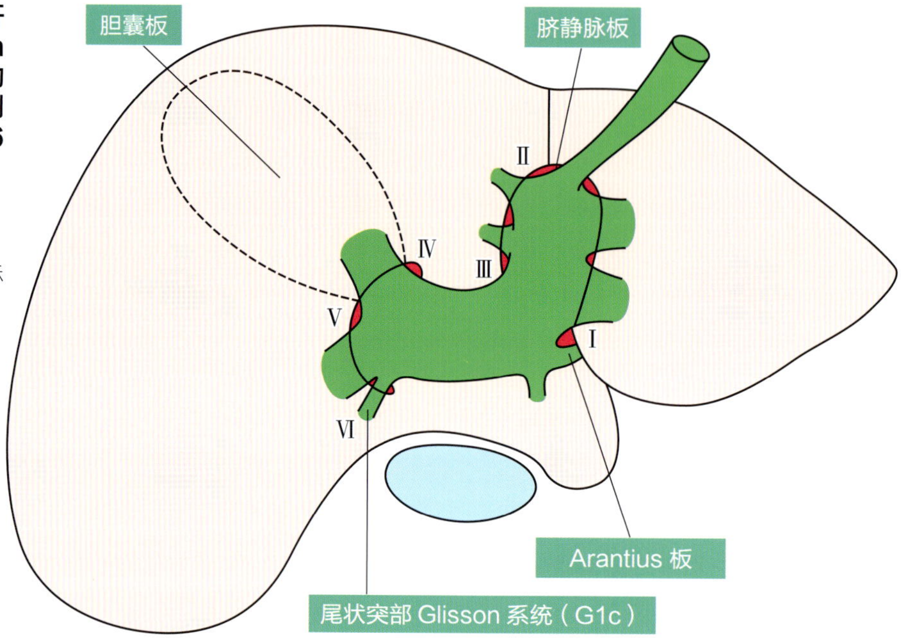

图 2-2-2 用以确定肝外 Glisson 鞘入路的“4 个解剖标志”和“6 个门”

利用 Laennec 被膜的概念，为确认肝外 Glisson 鞘入路，必须以“4 个解剖标志”为标志精准进入“6 个门”

不同场景的手术操作

（场景 1）肝外剥离左叶肝段 Glisson 鞘（S2~S4）的操作

（1）在剥离左叶 Glisson 鞘的操作中，首先以 Arantius 板和脐静脉板为标志。由于 Arantius 板（韧带）与 Plate system 相连，必须与内部的 Arantius 管相区别。

（2）打开小网膜后，切开 Arantius 板腹侧和背侧浆膜，于中央附近从 Laennec 被膜开始准确剥离（图 2-2-3a）。向尾侧剥离肝内入口部至脐静脉板移行部的间隙（Ⅰ号门）（图 2-2-3b）。接下来离断肝圆韧带，于肝脏下面将其与肝镰状韧带分离，确认肝圆韧带的肝内入口部。切开浆膜后分离显露脐静脉板移行部（Ⅱ号门）（图 2-2-3c）。正确剥离Ⅰ号门和Ⅱ号门，可剥离 Glisson 被膜与脐静脉板间的间隙，能够将 S2 及 S3 的 Glisson 蒂（G2+G3）绕带处理（图 2-2-3d）。若以绕带为引导，也可分别将 G2 和 G3 简单并切实地剥离出来（图 2-2-3e）。剥离脐部 Glisson 蒂的右侧起始部（Ⅲ号门），使其与Ⅰ号门相通，可在肝外一并分离肝左叶 Glisson 鞘（G2+G3+G4）（图 2-2-4a），连接脐静脉板腹侧的Ⅱ号门和Ⅲ号门可分离出肝内侧区域的 Glisson 鞘（G4）（图 2-2-4b）。因 G4a、G4b、G4c 等分支较多而难以一并分离时，可以从左叶 Glisson 鞘肝蒂减去外侧区域的 Glisson 鞘进行 G4 的绕带处理。此外，Glisson 蒂的末梢分支同样可以通过“Retraction-subtraction”的方法做到在肝外分离。

图 2-2-3　肝外分离左肝外侧叶 Glisson 鞘的操作（机器人辅助肝外侧叶切除术的病例）

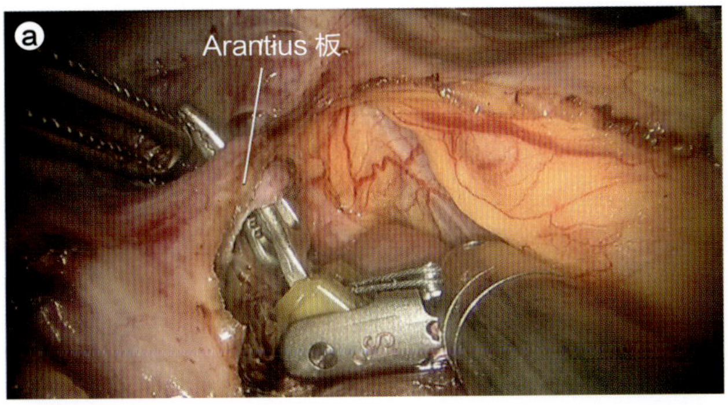

a：Arantius 板分离

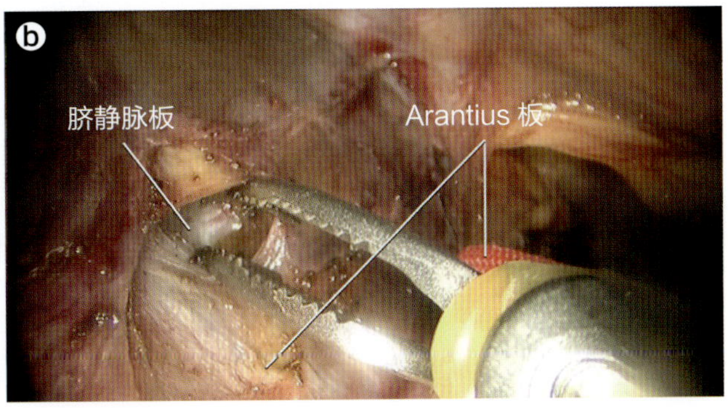

b：剥离 Arantius 板向脐静脉板的移行部分（Ⅰ号门）

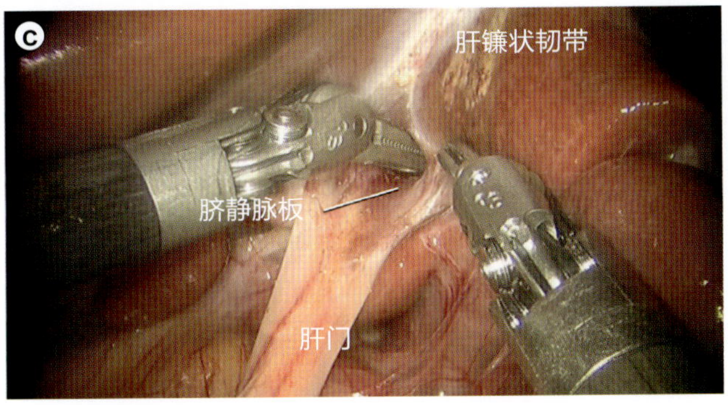

c：沿肝圆韧带剥离脐静脉板与 Laennec 被膜的间隙（Ⅱ号门）

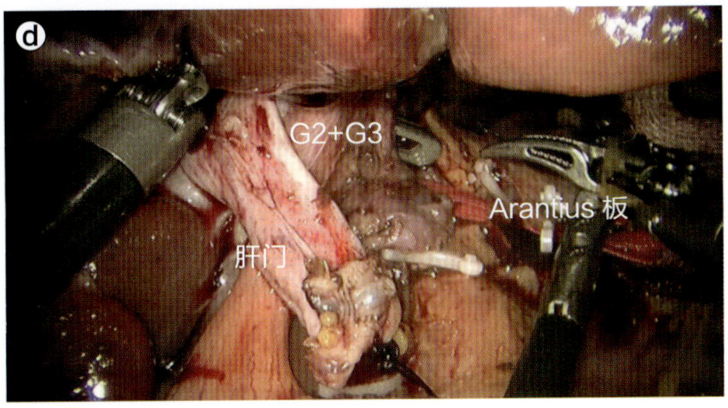

d：肝外一并分离 G2+G3（Ⅱ号门→Ⅰ号门）

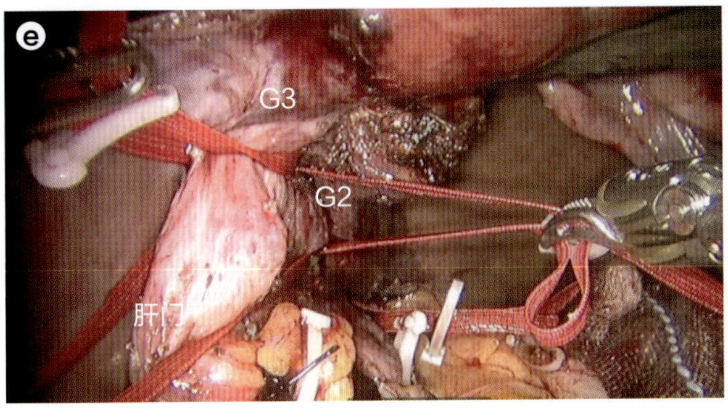

e：分别分离 G2 和 G3

图 2-2-4　肝外分离左叶（G2+G3+G4）及内侧叶 Glisson 鞘（G4）的操作

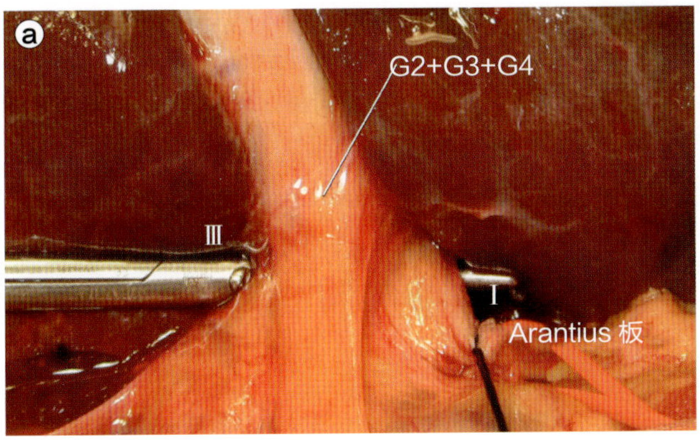

a：从脐部 Glisson 蒂右侧起始部（Ⅲ号门）向 Arantius 板尾侧腹侧（Ⅰ号门）剥离，于肝外一并分离 G2+G3+G4

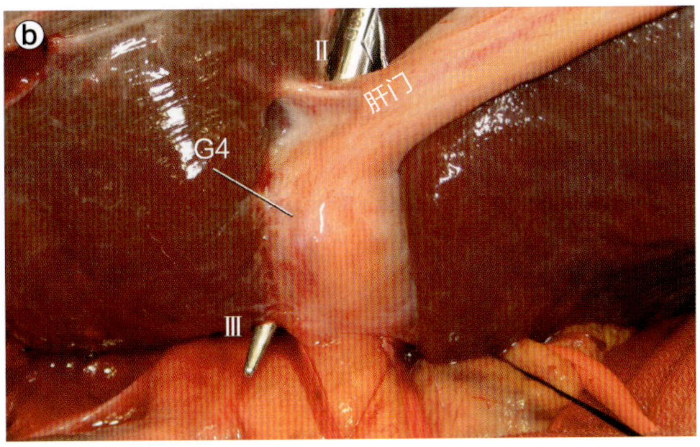

b：从脐静脉板腹侧端（Ⅱ号门）向脐部 Glisson 蒂右侧起始部（Ⅲ号门）剥离，于肝外一并分离 G4

（场景2）肝外剥离右叶肝段 Glisson 鞘（G5~G8）的操作

（1）剥离右叶 Glisson 鞘时，首先以胆囊板和 G1c 为标志。为接近胆囊板，需进行"胆囊板胆摘"的操作，正确剥离胆囊板与胆囊窝 Laennec 被膜的间隙。胆囊板胆摘可从胆囊体颈移行处开始。原因是仅在此处容易确认 Laennec 被膜与胆囊板的间隙。

（2）首先向底部方向进行逆行（Retrograde）剥离（图 2-2-5a），易显露覆盖肝床的 Laennec 被膜与胆囊板的间隙。腹腔镜获得的尾端视图（Caudal view）适于此操作。游离胆囊板和胆囊后，抓住胆囊底部并维持牵引，向肝门顺行（Antegrade）剥离，可自然到达肝前区 Glisson 鞘根部的表面。剥离肝前区 Glisson 鞘根部左缘（Ⅳ号门）和肝前后区分叉部（Ⅴ号门），可分离肝前区 Glisson 鞘（图 2-2-5b）。同理，剥离Ⅴ号门和肝尾状叶突起部 Glisson 鞘右缘（Ⅵ号门），可分离肝后区 Glisson 鞘（图 2-2-6a、b）。

（3）肝前后区分叉部位置较深时，可剥离Ⅳ号门与Ⅵ号门之间部分，一并分离出肝前区和肝后区 Glisson 鞘，这对正确进入上述这些门尤为重要。

（4）即使是三级分支及以下的亚肝段，Glisson 鞘也应按照距肝门由近及远的顺序，依次重复 Retraction 和 Subtraction（Retraction-subtraction 法）操作进行分离，由此可保证在肝门部安全完成肝外分离并先行阻断（图 2-2-6c）。

图 2-2-5　胆囊板胆摘和肝外分离肝前区 Glisson 鞘的操作

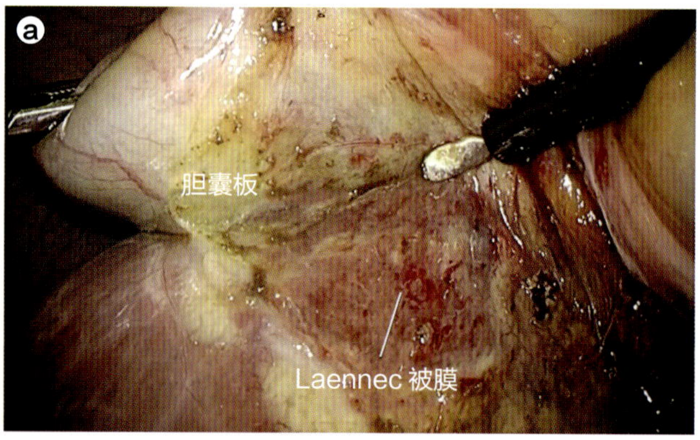

a：于胆囊体颈部移行部剥离 Laennec 被膜与胆囊板间隙，逆行（Retrograde）剥离

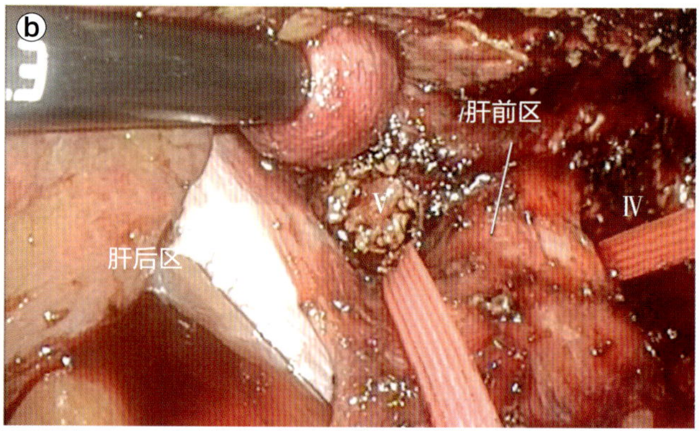

b：牵引胆囊板和胆囊顺行（Antegrade）剥离，可到达肝前区 Glisson 鞘表面，并可在肝外分离（Ⅳ号门→Ⅴ号门）

（场景3）肝静脉的剥离保留操作

（1）肝静脉根部周围肝实质被下腔静脉相连的 Laennec 被膜覆盖，而在肝内，肝实质与肝静脉壁紧密结合，无法分辨。故 Couinaud 认为肝静脉周围不存在 Laennec 被膜，而笔者认为肝静脉不仅存在 Laennec 被膜，且覆盖全部肝静脉及周边组织，必须保留该被膜才能安全准确剥离显露肝静脉。只是，为保留肝静脉周围 Laennec 被膜，必须于肝静脉根部正中离断肝实质，并完全显露 Laennec 被膜，在此基础上始终沿头尾方向（Craniocaudal direction）进行剥离。这是由于肝静脉根部有两层 Laennec 被膜，若不离断肝实质进行 Laennec 被膜的剥离，则会直接显露肝静脉壁（图 2-2-7）。

图 2-2-6　肝外分离肝后区的肝段 Glisson 鞘的操作

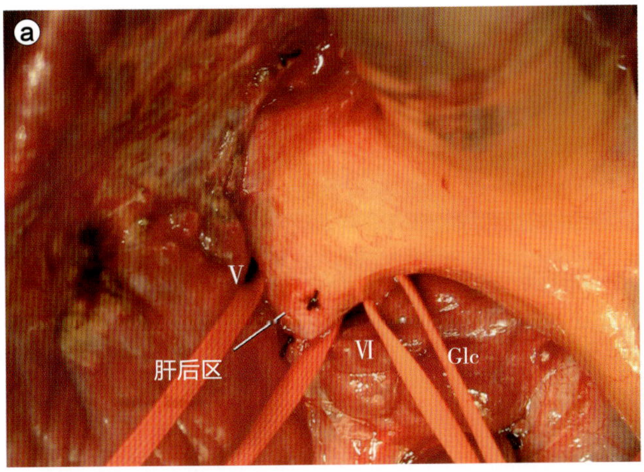

a：从 Rouvier 沟入口部背侧分离尾状叶突起的 Glisson 鞘（G1c），剥离其右侧（Ⅴ号门）和肝前后区的 Glisson 鞘分叉部（Ⅴ号门），肝外分离肝后区 Glisson 鞘

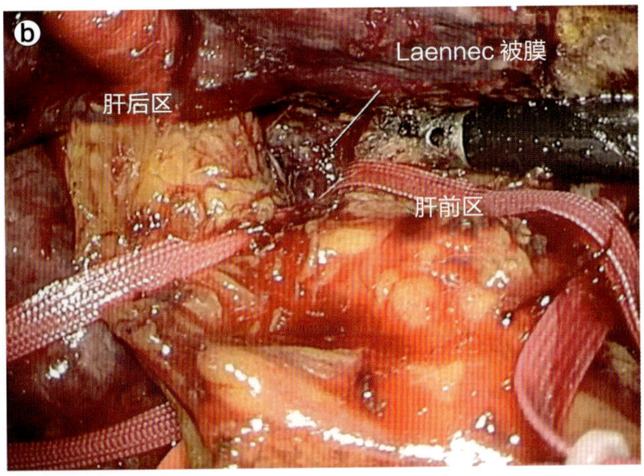

b：腹腔镜下的肝外分离肝前区和肝后区 Glisson 鞘。于分叉部附近可见有光泽的 Laennec 被膜

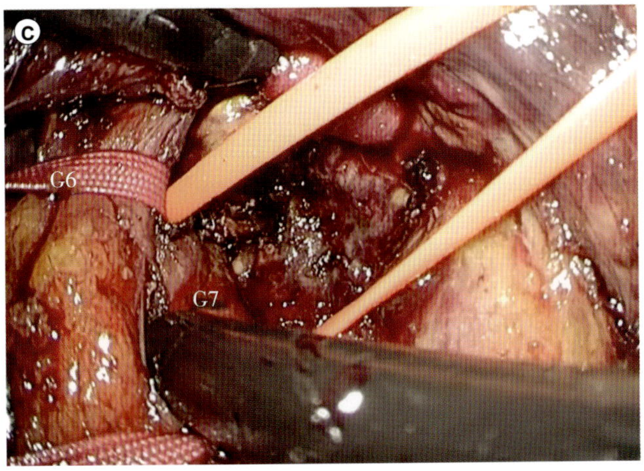

c：应用 Subtraction 法肝外分离 S6 和 S7 Glisson 鞘（G6、G7）

图 2-2-7　通过保留 Laennec 被膜剥离显露肝静脉的方案（Schema）

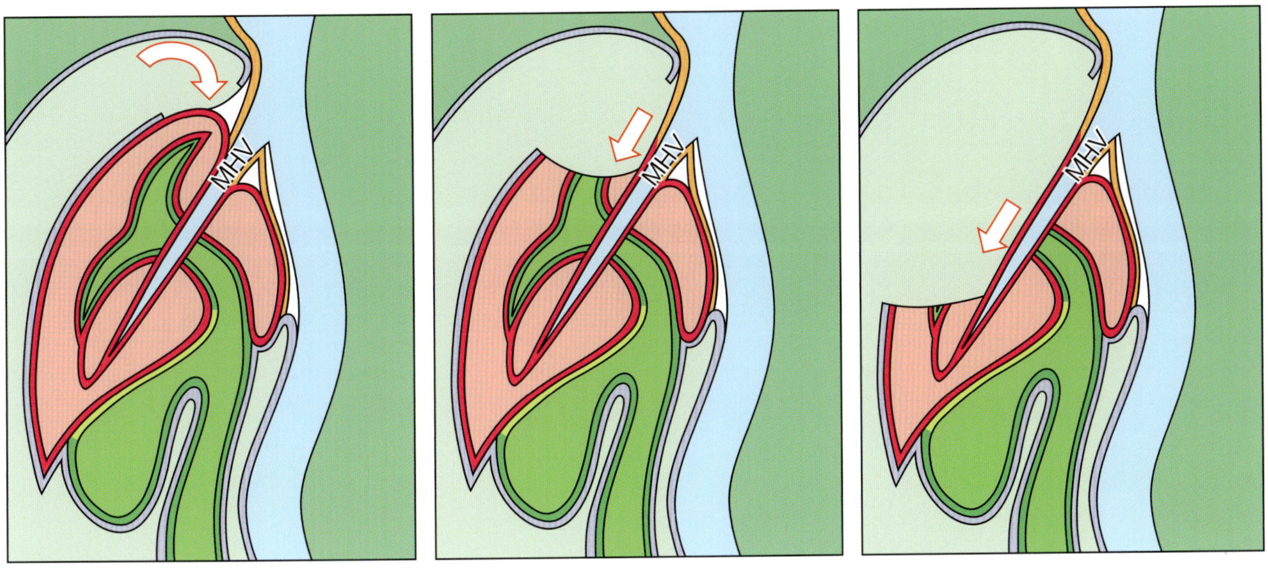

于肝静脉根部正中线上开始切除肝实质，确认 Laennec 被膜。继续切除肝实质可安全剥离显露肝静脉主干

（2）此外，沿肝静脉尾侧向头侧方向剥离的话，很容易将 Laennec 被膜从肝静脉上剥离开，但后者也因此变得脆弱，此时操作的危险性也增大。我们认为肝静脉周围的 Laennec 被膜仅存在于主肝静脉周围，一级分支中不存在该被膜。

（3）基于以上事实，笔者行解剖性肝切除时会准确定位肝静脉根部，从肝实质上缘，顺肝静脉中心线，沿肝静脉头尾方向进行离断。

▶（场景 4）One-way resection 操作

所谓“One-way resection”，指的是包括①针对局限于肝区域、肝段的肝肿瘤，②肝外分离支配该区域的 Glisson 鞘分支，③缺血区的确认，④从肝静脉根部沿头尾方向进行肝离断，⑤离断肝断面上的 Glisson 鞘，⑥沿头尾方向剥离肝静脉，⑦正确切除肿瘤区域以上步骤的解剖性肝切除，在笔者所在科室为基本操作（图 2-2-8），对于基于 Laennec 被膜的解剖性肝切除的定型化来说也是不可缺少的操作。

本术式中的肝外 Glisson 鞘绕带、先行阻断及肝静脉显露等操作都是必不可少的。实际进行手术操作中，具有可得到平整的肝脏离断面、取得直线的肝切除线、保持良好术野直至肝切除结束、能够与助手共享良好术野等许多优点。笔者将此概念应用于包含肝尾状叶单独切除等许多解剖性肝切除术中，并进行了操作系统化整理。腹腔镜下肝段切除术中也应采用同样的概念（Concept）。

图 2-2-8 通过 One-way resection 行 S8 段切除的方案（Schema）

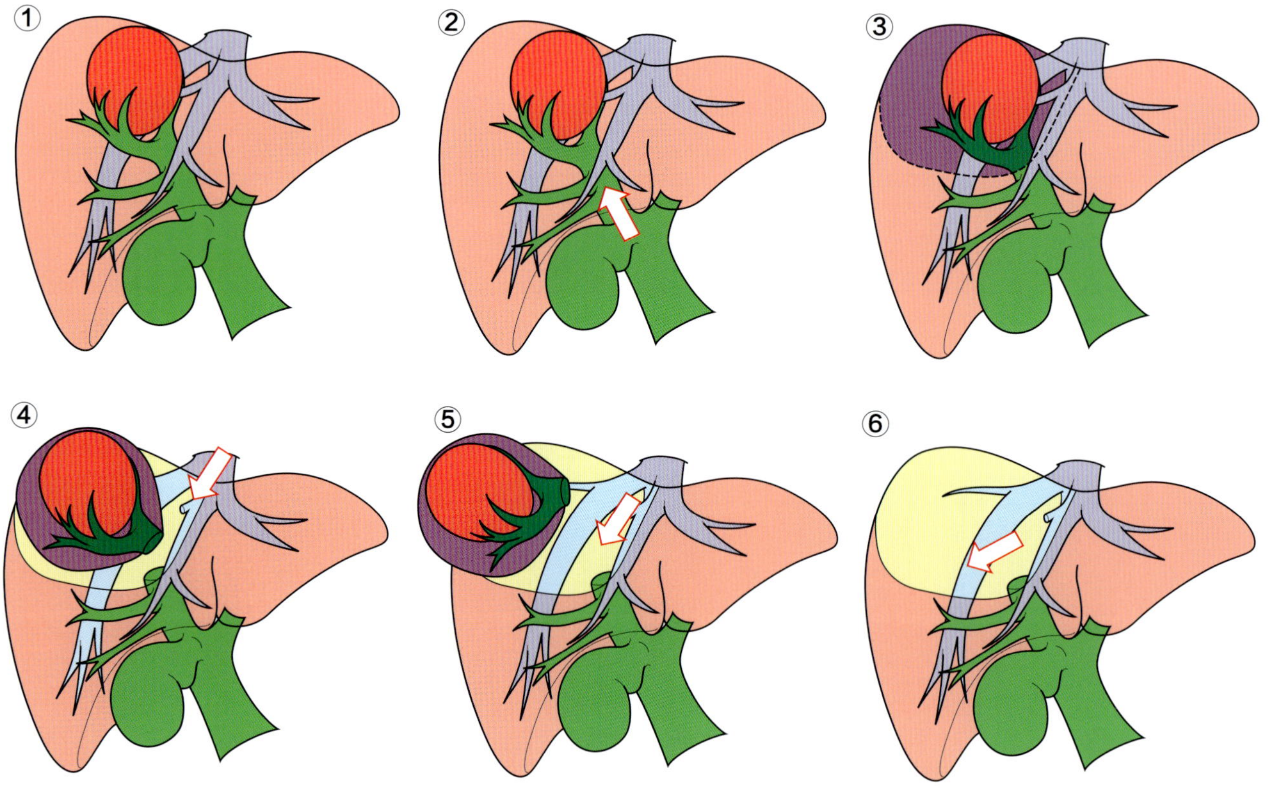

从肝门入路（①），对 S8 段 Glisson 鞘（G8）进行肝外分离、阻断（②），确认缺血区（③）。从肝静脉根部开始，沿肝静脉行肝脏离断，在肝脏离断面上检查 G8 并离断（④）。沿肝右静脉单向进行肝脏离断（⑤），以 One-way resection 完成 S8 段切除（⑥）

（场景 5）腹腔镜下 S8 段切除的实际操作

体位方面采取 Ikeda 提倡的半俯卧位，戳卡配置如图 2–2–9 所示，调整戳卡角度使其与镜头和目标连线同轴（Coaxial），通常不插入肋间戳卡。

（1）胆囊板胆摘：切开浆膜后于胆囊体颈移行部确认 Laennec 被膜与胆囊板间隙，利用腹腔镜尾侧视图（Cadual view）的优点，向底部逆行（Retrograde）剥离，很容易剥离胆囊板。胆囊与胆囊板一并游离后，向尾侧牵拉并维持继续向肝门侧进行剥离，即可显露肝前区 Glisson 鞘表层。

（2）肝外分离肝前区 Glisson 鞘：剥离肝前区 Glisson 鞘根部左缘（Ⅳ号门）和肝前后区 Glisson 鞘分支叉部（Ⅴ号门），使两者相通后，将前区 Glisson 鞘进行绕带处理（图 2–2–9b）。

（3）以"Retraction–subraction 法"行肝外分离肝段 Glisson 鞘：仔细处理右前支 Glisson 鞘根部周围的细小分支后，将 S5 段距离肝门最近的 Glisson 鞘（G5c）三级分支分离并进行绕带处理（图 2–2–9c）。向尾侧牵引固定 G5 的绕带（Retraction 法），将右前支根部 Glisson 鞘的绕带转向头侧（Subtraction 法）。通过绕带可进一步将头侧的右前支 Glisson 鞘向肝门侧牵拉。找到下一个三级分支的分叉点，重复 Retraction–subtraction 法，依次将头侧 Glisson 鞘向肝门侧牵拉。比对阻断 Glisson 鞘分支形成缺血区与经术中超声确定的 S8 肝段 Glisson 鞘（G8）（图 2–2–9d），确定（Marking）切除范围（图 2–2–9e）。

（4）肝中静脉根部显露和肝中静脉主干的剥离显露：经肝中静脉正中线开始离断肝脏（图 2–2–9f）。大约切开 1cm 肝静脉根部周围的肝实质便可安全显露 Laennec 被膜的残留层。继续沿肝静脉正中线分离可剥离显露肝静脉壁半周以上，并可确认 V8 根部，充分显露 V8 并处理，右肝静脉以同样方式从根部开始处理，剥离显露的同时保留 Laennec 被膜（图 2–2–9g）。沿头尾方向进行离断可避免撕裂细小分支，并可仔细处理。保留 Laennec 被膜的肝静脉壁和剥离显露的肝静脉壁仅靠肉眼确认光泽差异便可区分。保留 Laennec 被膜的肝静脉壁上如有小的损伤，用双极电凝即可安全简便止血。

（5）G8 根部离断：若在正确层次进行肝脏离断，靠近肝中静脉的肝脏离断面上可找到肝门部事先阻断的 G8 根部（图 2–2–9h、i）。进行结扎、HemOlock 结扎夹闭，双重处理后切断（图 2–2–9j）。

（6）肝右静脉的剥离显露：从肝右静脉根部开始向主干、右尾侧单方向进行肝脏离断（图 2–2–9j），同时注意保留 Laennec 被膜。

（7）完成肝脏离断：沿单方向进行肝脏离断，完成 S8 段切除（图 2–2–9k）。肝脏离断面上可确认 G8 断端、肝中静脉和肝右静脉（图 2–2–9l）。

图 2-2-9　以 One-way resection 行腹腔镜下 S8 段切除的实景

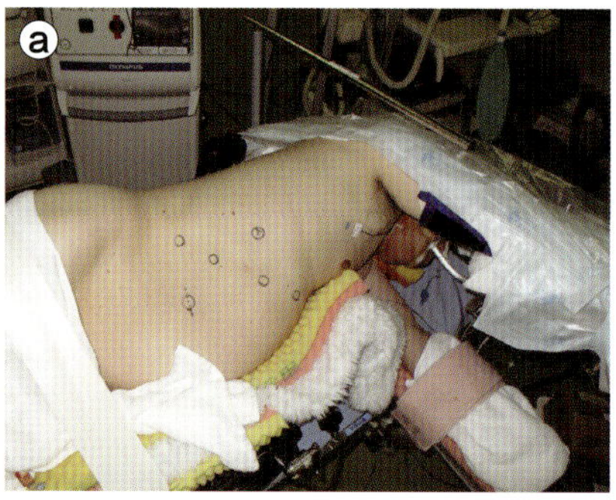

a：体位和戳卡配置

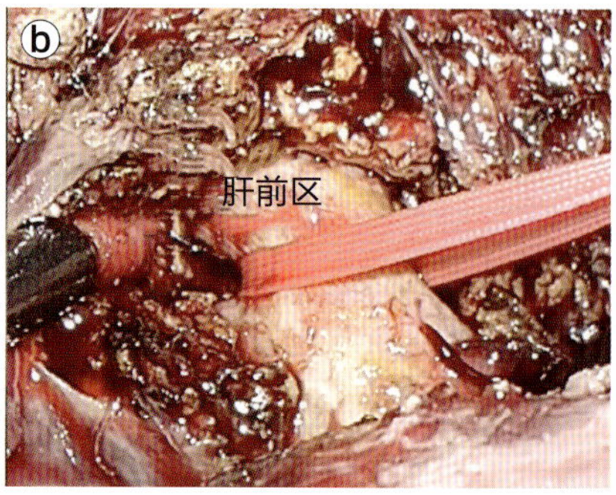

b：肝外分离肝前区 Glisson 鞘

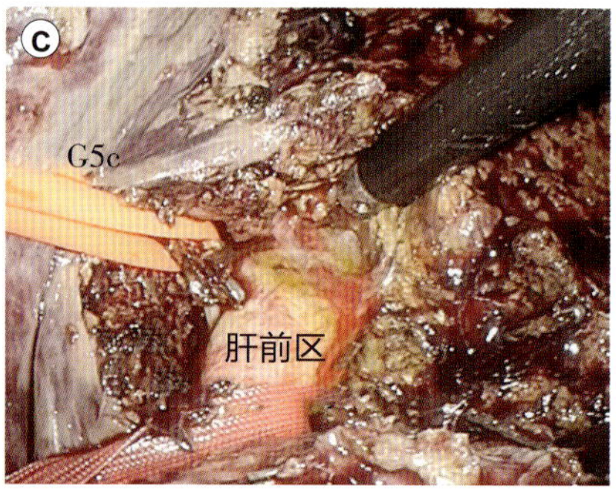

c：肝外分离 S5 段近侧 Glisson 鞘分支（G5c）

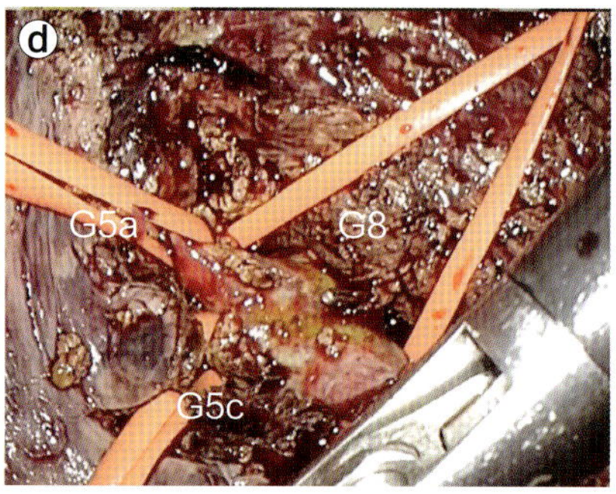

d：肝外分离 S5 段 Glisson 鞘分支（G5c、G5a）后，以 Subtraction 法肝外分离 G8

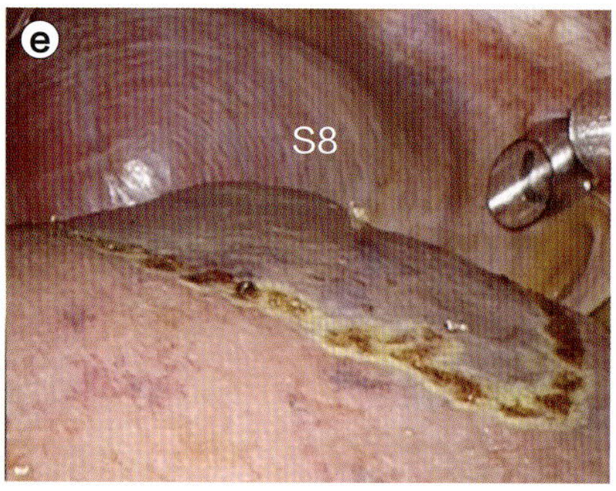

e：通过阻断 G8 确认 S8 变色区域

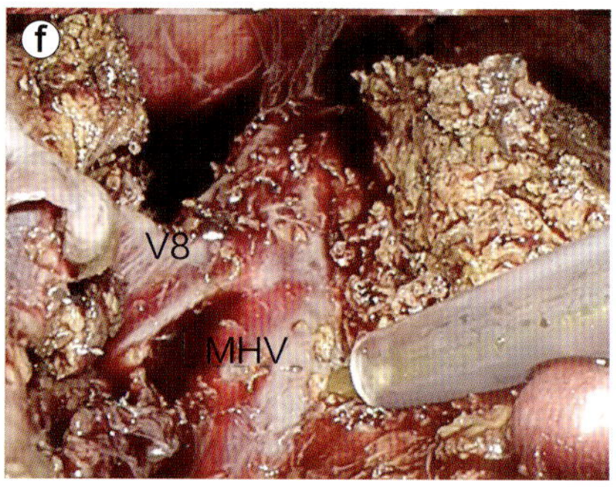

f：从保留 Laennec 被膜的肝中静脉（HMV）根部开始分离肝实质

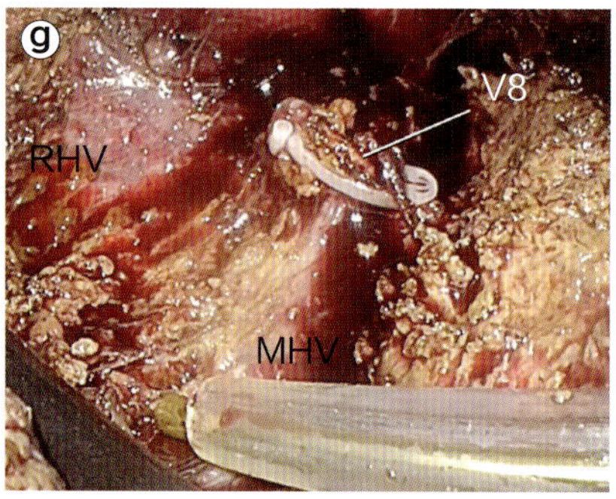

g：剥离显露 MHV 及离断并且剥离显露 V8 保留 Laennec 被膜的肝右静脉

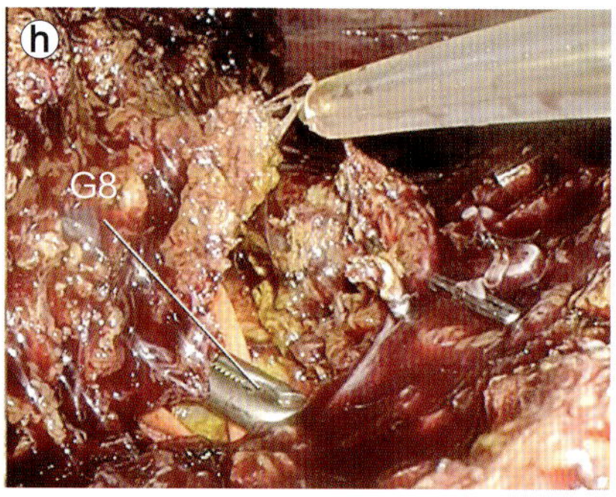

h：于肝脏离断面上确认 G8 根部

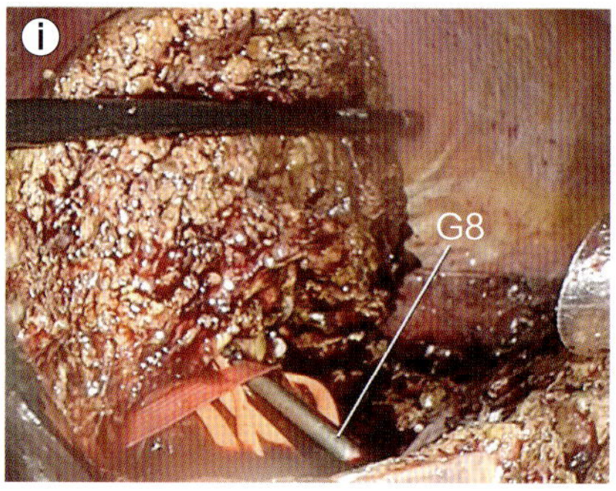

i：S8 段切除的全景

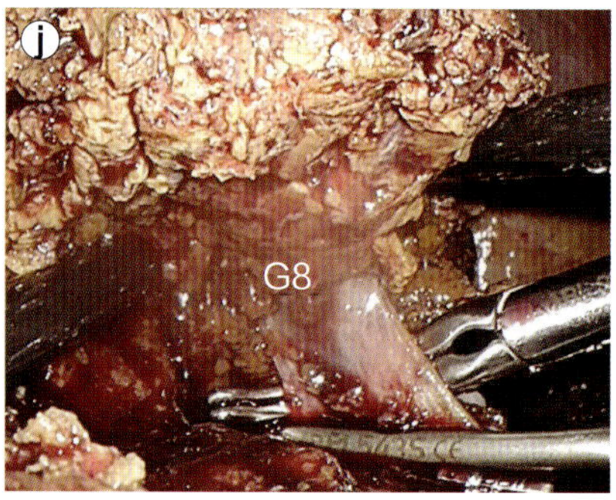

j：于肝脏离断面上处理 G8 根部

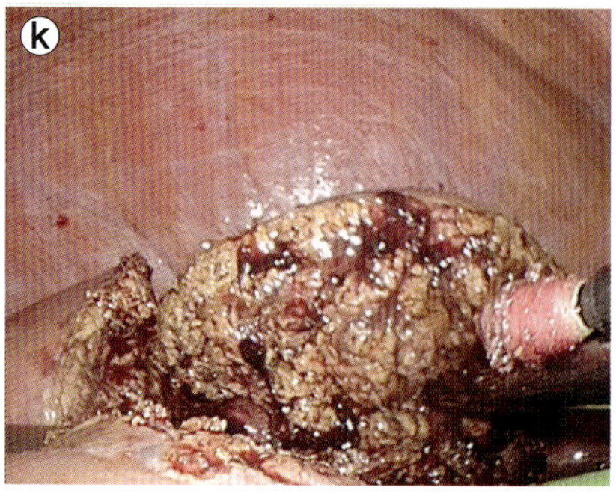

k：S8 段切除完成

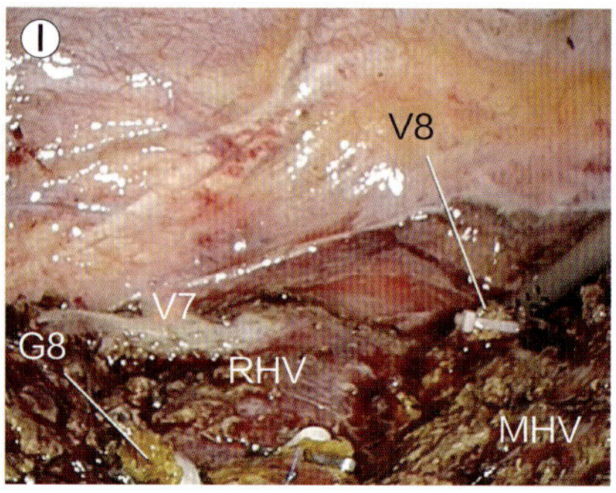

l：S8 段切除后的肝脏离断面。显露肝中静脉（MHV）、肝右静脉（RHV），可确认 G8 根部断端

术后

腹腔镜下肝段切除术无须特殊的术后管理。虽然肝段切除的操作难度大，但只要能准确施行，术后出血、胆汁漏、腹腔内脓肿等并发症的发生率较低。

结语

无论是开腹手术还是腹腔镜下手术，肝段切除术的定义及手术操作均是未完成的状态，由于其中混有各种操作，也难以对其进行评价。然而严格意义上的肝段切除术本身安全性高，从肿瘤学角度来看是较优秀的术式。腹腔镜下肝段切除术操作难度高，但只要将操作系统化并勤加练习，可以期待其对患者有巨大的帮助。我们希望基于 Laennec 被膜概念将术式定型化，在保障手术安全的基础上，进一步对该术式进行疗效评价。

参考文献

[1] Kishi Y, Hasegawa K, Kaneko J, et al: Resection of segment VIII for hepatocellular carcinoma. Br J Surg 2012; 99（8）: 1105-1112.

[2] Takasaki K, Kobayashi S, Tanaka S, et al: Newly developed systematized hepatectomy by Glissonean pedicle transection method. Syujutsu 1986; 40: 7-14（in Japanese）.

[3] Yamamoto M, Katagiri S, Ariizumi S, et al: Glissonean pedicle transection method for liver surgery（with video）. J Hepatobiliary Pancreat Sci 2012; 19: 3-8.

[4] Makuuchi M, Hasegawa H, Yamazaki S: Ultrasonically guided subsegmentectomy. Surg Gynecol Obstet 1985; 161: 346–350.

[5] Han HS, Cho JY, Yoon YS: Techniques for performing laparoscopic liver resection in various hepatic locations. J Hepatobiliary Pancreat Surg 2009; 16: 427–432.

[6] Machado MA, Makdissi FF, Galvao FH, Machado MC: Intrahepatic Glissonian approach for laparoscopic right segmental liver resections. Am J Surg 2008; 196: e38–e42.

[7] Machado MA, Makdissi FF, Surjan RC, et al: Laparoscopic resection of left liver segments using the intrahepatic Glissonian approach. Surg Endosc 2009; 23: 2615–2619.

[8] Cho A, Yamamoto H, Kainuma O, et al: Extrahepatic Glissonean approach for laparoscopic major liver resection（with video）. J Hepatobiliary Pancreat Sci 2013; 20（2）: 141-144.

[9] Laennec RTH: Lettre sur des Tuniques qui enveloppent certains Viscères, et fournissentdes gaines membraneuses à leurs vaisseaux. Journ De Méd Chir Et Pharm Vendémiaire an XI; 1806, p539-75, et Germinal an XI; 1806, p73-p89.

[10] Couinaud C: The vasculo-biliary sheath. Surgical anatomy of the liver revisited. Paris: pers Ed; 1989, p29-39.

[11] Takasaki K, Yamamoto M: Surgical anatomy of the liver in the Glissonean pedicle approach: what we need to know. In: Madoff DC, Makuuchi M, Nagino M, Vauthey JN, eds. Venous Embolization of the Liver: Radiologic and Surgical Practice. Springer: 2011, p.23–p.28.

[12] Tomishige H, Morise Z, Kawabe N, et al: Caudal approach to pure laparoscopic posterior sectionectomy under the laparoscopy-specific view. World J Gastrointest Surg 2013; 5（6）: 173-177.

[13] Ikeda T, Yonemura Y, Ueda N, et al: Pure laparoscopic right hepatectomy in the semi-prone position using the intrahepatic Glissonian approach and a modified hanging maneuver to minimize intraoperative bleeding. Surg Today 2011; 41（12）: 1592-1598.

第 3 节　腹腔镜下肝左外叶切除术

大塚由一郎、片桐敏雄、金子弘真　东邦大学医学部普外科、消化外科

前言

本节将介绍完全腹腔镜下的肝左外叶切除术。肝左外叶切除术是腹腔镜下简便且定型化的规则性肝切除术。其中包含了肝脏游离等基本手术操作，也包含了术野显露和展开的精髓操作，即使要挑战更高难度的腹腔镜下肝切除，也要切实地掌握该术式。

术前

◆ 适应证（图 2-3-1）

肝左外叶切除术的适应证包括原发性肝癌和转移性肝癌、肝脏良性肿瘤等。宿主因素上，应满足无重度肝硬化及严重出血倾向，术前肝储备功能可满足开腹肝外侧区域切除术的前提。在肿瘤因素上，需满足肿瘤直径不超过 5cm，无 Glisson 鞘脐部及肝左静脉根部、膈肌等周围脏器浸润、高度压迫、癌栓等，无须进行淋巴结清扫等条件。另一方面即使肿瘤直径超过 5cm，也可通过术野显露及完整摘除肝脏标本等操作来应对。此外，若镜下可剥离粘连，则二次肝切除也可纳入适应证。

图 2-3-1　腹腔镜下肝左外叶切除术的切除线

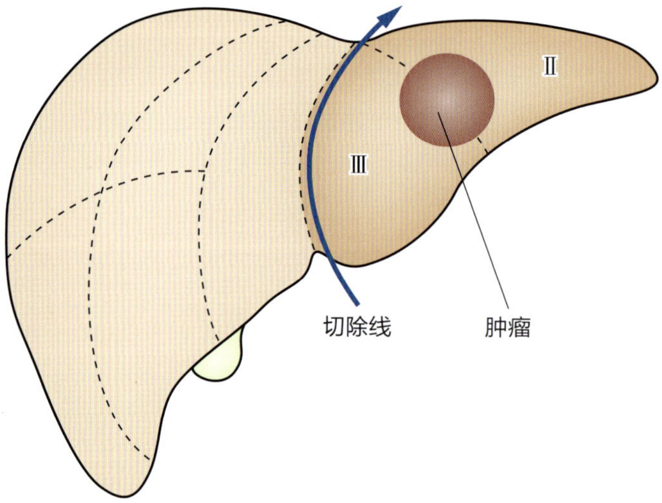

术前管理

肝细胞癌患者常伴有肝炎病毒所致的慢性肝损害，出现肝储备功能低下。因此，由门静脉高压症导致的腹壁和腹腔内侧支循环者也不少见。胃 – 食管静脉曲张者根据需要可术前进行治疗。为避免穿刺戳卡时损伤腹壁侧支循环，要经术前 CT 和超声确定侧支循环的位置。若患者因脾大表现为贫血和血小板减少症状，需要输浓缩红细胞及血小板。大肠癌导致的异时性转移性肝癌患者，多数进行了术前化疗，应注意全血细胞减少症及肝肾损害等副作用。

腹腔内操作前的准备

体位和手术器械的准备（图 2–3–2）

体位为仰卧位，为使肠管不进入术野，患者取 30° 头高位，游离肝左外叶时取左侧高位。术野显示器和腹腔镜超声机放置于患者头侧。术者基本位于患者右侧，第一助手及扶镜助手站在患者左侧。手术器械方面，有单极电极及双极电极、超声凝固切开装置、超声外科吸引器。此外还备有射频凝固装置，为伴肝硬化患者行预凝固。

图 2–3–2 腹腔镜下肝外侧区域切除术的体位及手术器械配置

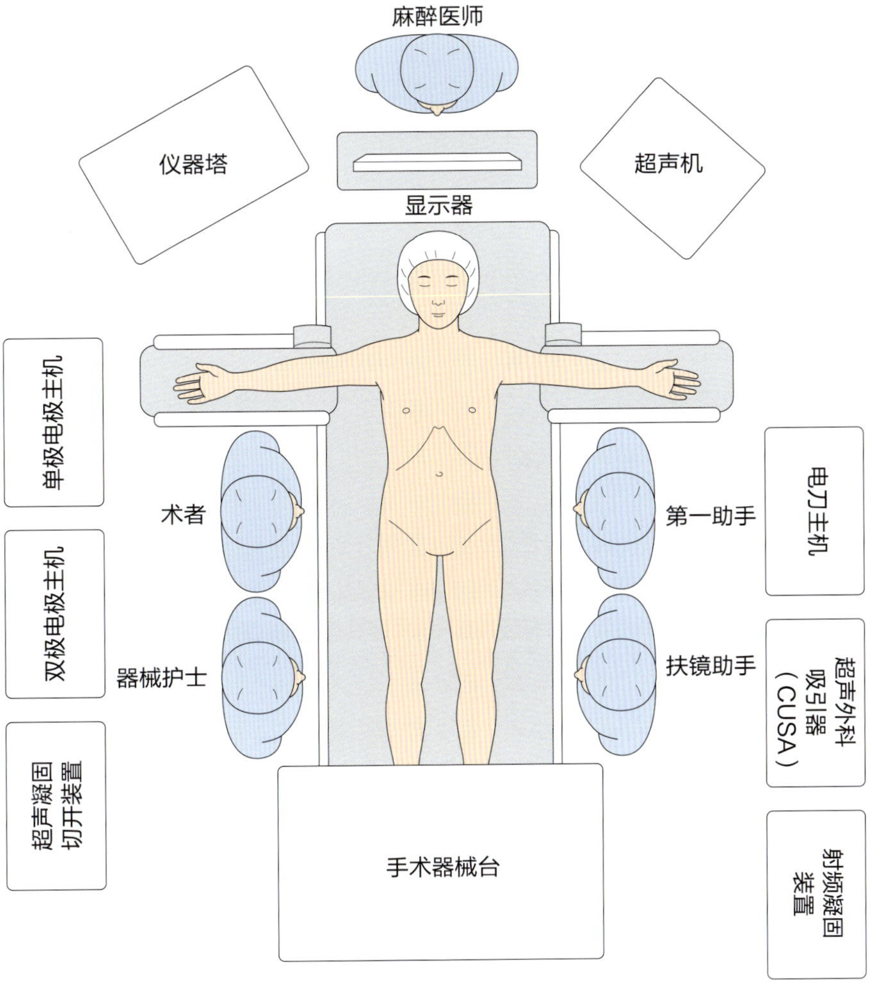

◈ 戳卡的位置

脐部以开腹方法（Open laparoscopic method）插入 12mm 内镜戳卡，气腹［1.33kPa（10mmHg）］后，插入内镜（Scope）。取头高位，左、右侧腹各插入 5mm 操作用戳卡，接下来于正中或右季肋部，插入用以放置操作肝实质切除术的主要器械、腹腔镜用超声探头、自动闭合器用的 12mm 戳卡。需要追加戳卡负责较大肿瘤及肝硬化的游离和术野展开，或是控制出血及术野吸引等操作时，可于前正中线上剑突下缘附近插入 5mm 戳卡（图 2-3-3）。

为获得离断面良好和确保术野良好，主要操作器械的戳卡应置于肝实质离断面的延长线上，并保证和肝脏距离适宜，此为防止戳卡所致损伤的要点。插入内镜后实际观察肝脏时，离断面是倾斜的，需要进一步来决定戳卡放置位置（图 2-3-4）。

图 2-3-3　戳卡的位置

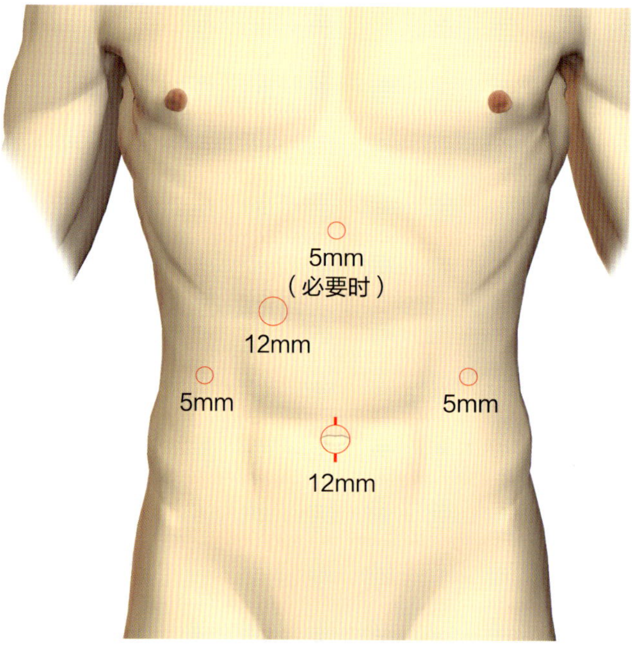

图 2-3-4　放置主要戳卡的要点

用于主要器械及自动闭合器的戳卡（红色）应沿肝实质离断面的延长线放置于距肝脏合适距离处，此为放置的要点

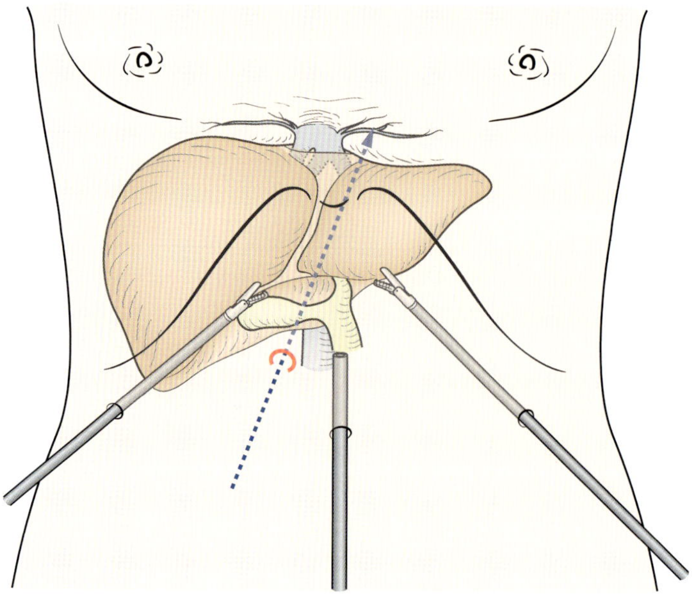

腹腔内操作的流程和实际场景（Shot）（图 2-3-5）

肝癌的完全腹腔镜下肝左外叶切除术包括游离肝外侧区域，于肝镰状韧带左侧从腹侧切除肝实质后腹腔镜下用自动闭合器一并离断肝外侧区域 Glisson 鞘及肝左静脉等结构，经耻骨上横切口取出切除物等一系列流程。在此之前，用软式腹腔镜超声探头检查肿瘤的位置及其与肝内血管的位置关系，并确认有无其他病变。

1 离断肝圆韧带、肝镰状韧带以及冠状韧带（场景 1）。
2 离断左三角韧带（场景 2）。
3 切除游离肝胃韧带前叶后，显露肝左静脉根部（场景 3）。
4 在肝镰状韧带左侧从腹侧开始离断肝实质（场景 4）。
5 应用自动闭合器离断 Glisson 鞘及肝左静脉（场景 5）。
6 回收切除肝并取出体外后，留置引流管（场景 6）。

追记：
7 手术困难时的腹腔镜辅助下操作（场景 7）。
8 一并先行处理 Glisson 鞘（场景 8）。

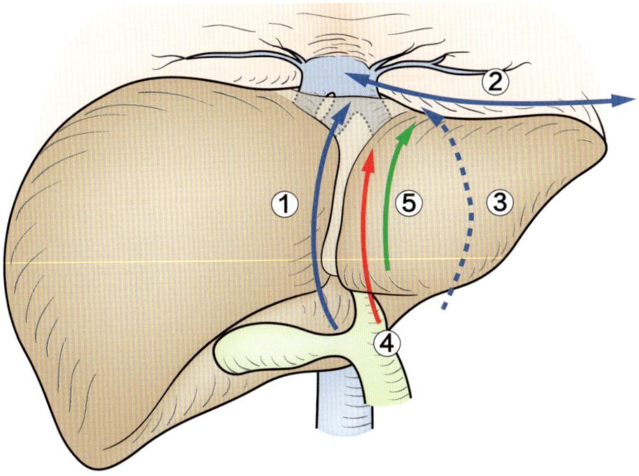

图 2-3-5　腹腔镜下肝左外叶切除术的手术顺序

不同场景的手术操作

（场景 1）离断肝圆韧带、肝镰状韧带以及冠状韧带

术者站在患者右侧。用超声刀从肝圆韧带处开始将肝镰状韧带离断。用超声凝固装置将肝圆韧带切除线上、下充分凝固后再离断肝圆韧带。将肝圆韧带在肝脏侧预留一定的长度，有利于之后的牵拉（图 2-3-6）。

术者用左手钳子夹住肝圆韧带向尾侧、右侧牵引，将肝镰状韧带及冠状韧带切开向头侧离断。

钝性分离冠状韧带，显露肝中静脉、肝左静脉共通干根部的前方及左侧。左膈下静脉汇入肝左静脉外缘，前者可作为判断肝左静脉的标志。

图2-3-6 肝圆韧带、肝镰状韧带的离断

用超声凝固装置将切除线上、下充分凝固后切断肝圆韧带。肝圆韧带肝脏侧断端预留一定长度，有助于之后的牵引

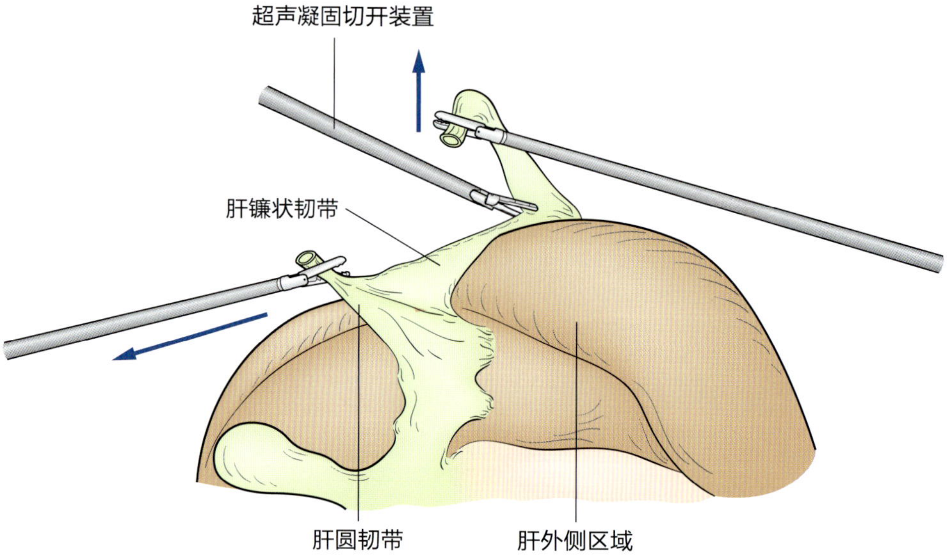

Tips ①

肝左静脉根部是本术式最应注意的重点部位，见图 2-3-7 ★处标记。在冠状韧带切除时若不谨慎使用超声凝固切开装置，可能损伤肝静脉根部导致严重出血。故应当一边确认膈下静脉的走行一边进行钝性剥离，仅对残留组织进行离断。

图 2-3-7 须事先了解的解剖结构（左右膈下静脉）

左、右膈下静脉分别汇入左、右肝静脉，是肝静脉外缘的标志

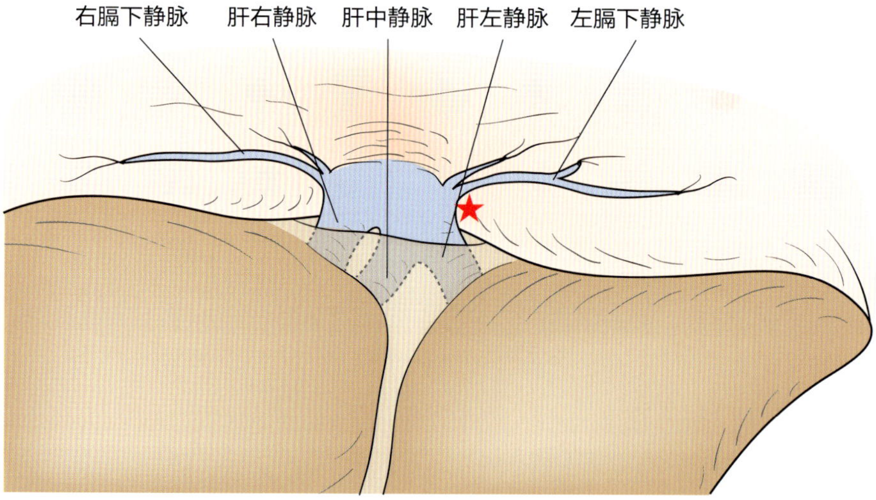

（场景 2） 离断左三角韧带

离断左三角韧带时取左侧高位，切断冠状韧带后从腹侧朝向外侧开始切除。此时将左外叶向尾部牵拉，确保左三角韧带切除时的术野。此时注意不要损伤肝左静脉外缘。此外，要避免损伤膈肌与左三角韧带背侧之间的食道、胃、脾脏等器官，一定要识别清系膜前、后叶后再进行离断。这种情况下使用 Vessel sealing device 较容易进行。此外在三角韧带背侧塞入纱布可避免经腹侧切除时损伤脏器（图 2-3-8）。

另一方面，用右侧腹部的钳子将肝左外叶向腹侧翻转可保证背侧的术野，根据需要选择是否应用钳子。此种情况下从左侧戳卡较容易进行三角韧带的离断，术者移动到左侧或由助手进行操作（图 2-3-9）。

图 2-3-8　左三角韧带离断（内侧、腹侧入路）

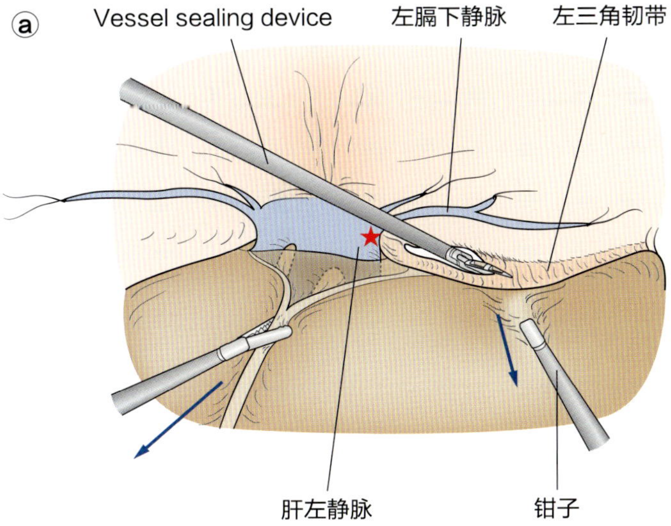

a：切除冠状韧带后，使用 Vessel sealing device 从腹侧向外侧切除

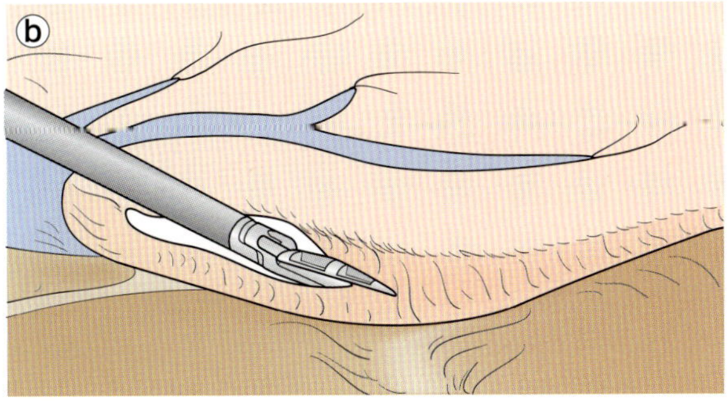

b：显示器显示的实际术野。用把持钳牵引肝镰状韧带断端，向尾侧牵拉肝左外叶头侧以确保术野良好

图 2-3-9　左三角韧带的切除（外侧、背侧入路）

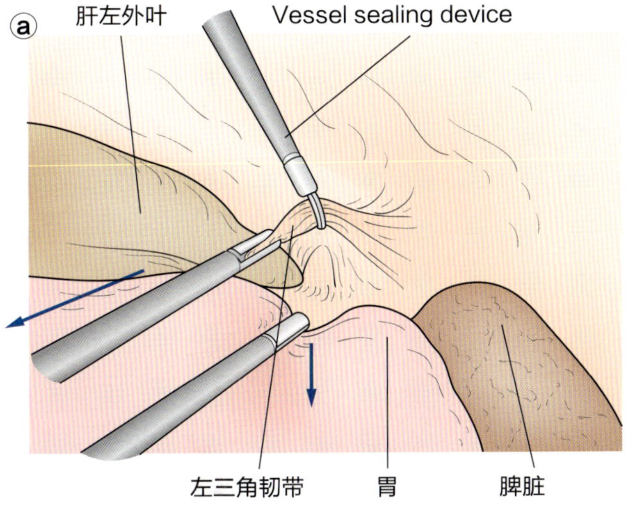

a：可将肝左外叶移向腹侧，据背侧及外侧术野进行左三角韧带离断。此时从左侧戳卡进行切除较为容易

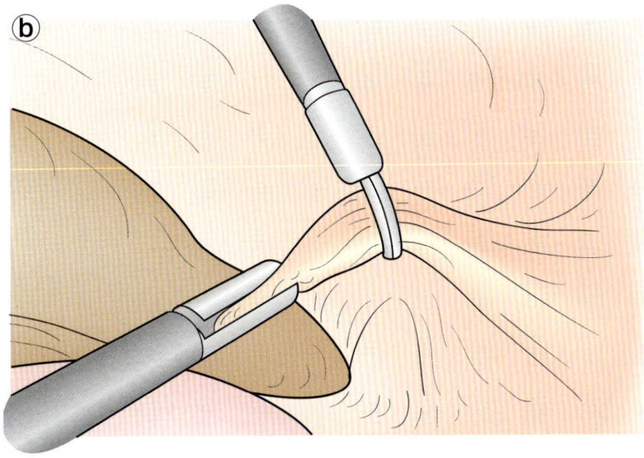

b：显示器显示的实际术野。左三角韧带外侧附近有脾脏和胃。扩大术野时，注意避免损伤以上器官

Tips ②

左三角韧带的最外侧周边接近脾脏和胃，此处常位于显示器显示范围外。因此，过度的牵引压排操作可能无意间损伤以上器官，应引起注意。对于伴有脾大以及门静脉高压症导致侧支循环发达的病例，处理时应特别注意。

▶（场景 3）切除游离肝胃韧带前叶后，显露肝左静脉根部（图 2-3-10）

将肝左外叶从背侧抬起，靠近肝脏一侧切离肝胃韧带的前叶。此操作有助于之后插入自动闭合器。进一步剥离至肝左静脉背侧，显露 Arantius 管，于肝静脉侧切断 Arantius 管，可充分显露肝左静脉。注意前述的左膈下静脉汇入处，并进行肝静脉的显露操作是手术操作的要点，同时也应慎重处理，避免由于损伤肝静脉导致难以控制的出血，在使用能量平台时也应仔细。不必勉强切除 Arantius 管。

图 2-3-10 肝胃韧带前叶的切离和肝左静脉根部的显露

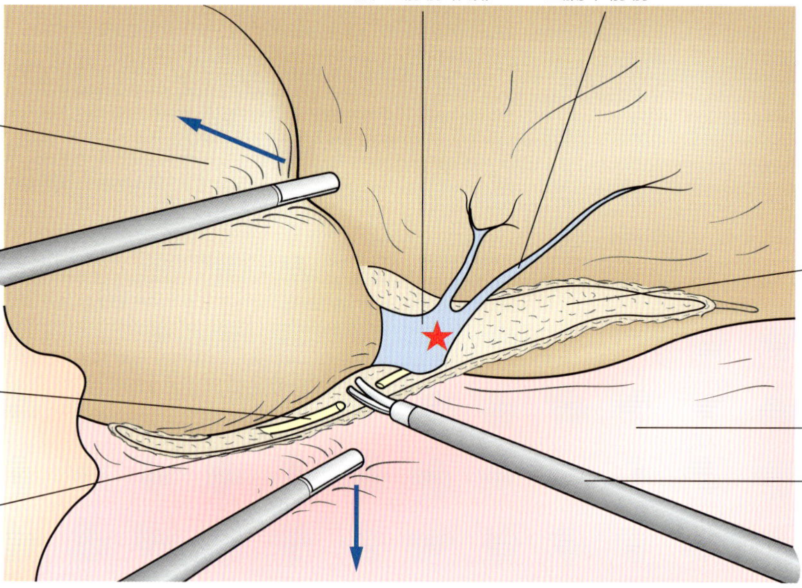

从背侧抬起肝左外叶，在靠近肝脏侧切离肝胃韧带前叶。离断 Arantius 管可充分显露肝左静脉，但不必强求切离

▶（场景 4）在肝镰状韧带左侧从腹侧开始离断肝实质

体位为水平位。从腹侧开始离断肝实质，将含有 2、3 段的 Glisson 鞘和肝左静脉的肝实质进行切除，直至达到腹腔镜用自动闭合器容易插入的厚度（1~1.5cm）。

在肝实质离断中，控制出血和术野展开是重点。手术器械按照功能分类可进行整理，包括组织切开、显露血管、组织凝固止血等。肝浅层组织切开应用超声凝固装置，显露深层肝内血管；应用超声外科吸引装置（CUSA）及通过腹腔镜用钳子进行钳夹（Clamp crushing）组织和血管的凝固；离断应用双极电极（Vessel sealing device）等，特别是在需要凝固止血时应用滴水单极电极更为有效。理解不同器械适用的情况后，就可预测下一步需要的器械。此外，肝硬化患者有出血倾向时，可使用微波凝固装置等对肝脏离断面行预凝固操作，提前防止出血，帮助手术顺利进行。

术者提前告诉器械护士接下来需要使用的器械，促进器械维护和传递准备，也有利于手术的顺利进行。

离断肝表层时，用超声凝固装置操作，将工作面（Active blade）刺入并缓缓靠向肝组织面（Tissue pad）方向，即可做到充分止血并顺利离断（图 2-3-11）。

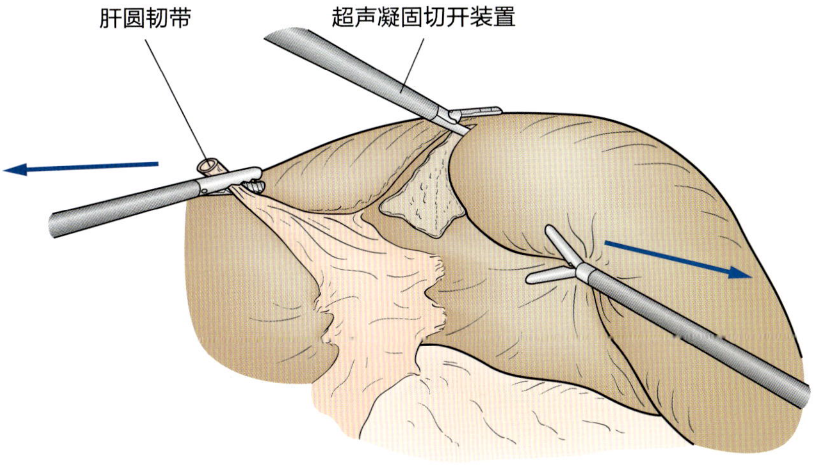

图 2-3-11　肝实质表层离断

操作超声凝固切开装置，将工作面（Active blade）刺入并缓缓靠向肝组织面（Tissue pad）方向，即可做到充分止血并离断

肝脏深层组织离断可用腹腔镜钳子钳夹法（Clamp crushing method）及 CUSA 破坏肝实质后显露血管。肝左外叶切除术中肝脏离断面有时会有脐裂静脉（Umbilical fissure vein）或其分支。用钳子穿过血管的背面进行全周游离，是安全处理血管的要点。显露的血管若比较细小，则用 Vessel sealing device 处理；显露的血管若较粗，则使用血管钳夹闭后离断（图 2-3-12）。

为确保肝实质离断中的术野，需重视将肝脏离断面的两侧都纳入同一术野内直视，这是术中常应注意的要点。术者用左手钳子牵引肝圆韧带，右手持握实际进行肝实质离断操作的能量平台装置。第一助手用钳子将对侧肝脏离断面向外侧展开（图 2-3-13）。

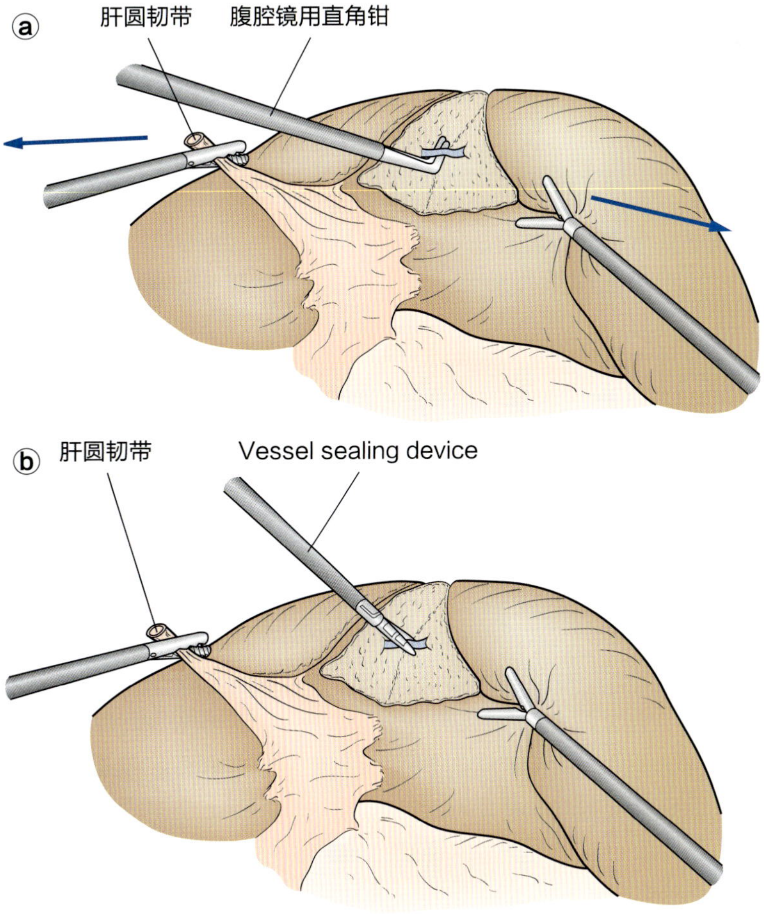

图 2-3-12　肝实质深层切除

a：用钳夹法（Clamp crushing method）及外科超声吸引装置破坏肝实质，显露血管。切实穿过“背面”是操作要点

b：细小血管用 Vessel sealing device 处理，直径 2mm 以上血管用止血钳（Cliping）夹闭后离断

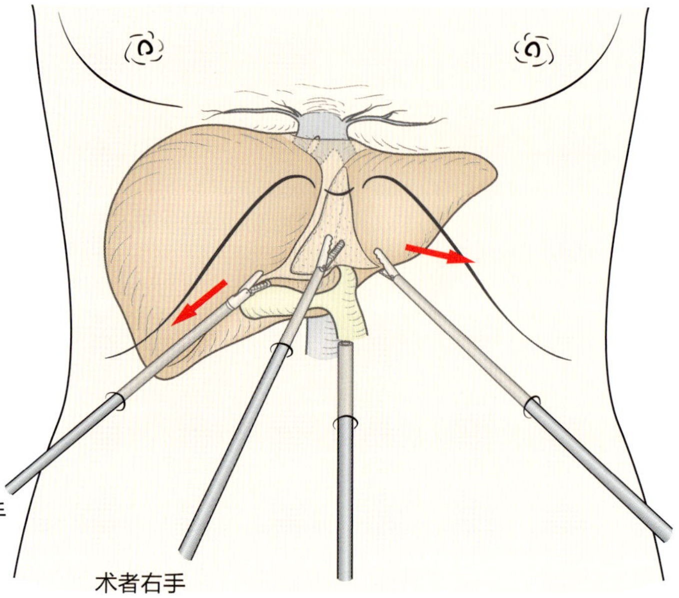

图 2-3-13 术野展开时钳子的牵引方向

术者左手向患者右外侧、尾侧牵引，第一助手向左侧牵引，术野展开时应保证肝脏离断面的两侧总是位于可见位置

Tips ③

控制出血和术野展开时，若感到“人手不够”，可经前正中线剑突下缘附近追加插入 5mm 戳卡，助手用右手使用吸引器及止血器械进行止血。难以止血时，多数情况下可以使用纱布或止血纱布压迫止血。并且利用吸引器保持良好术野，检查出血点位置及出血程度，以此确定是使用能量平台止血或是缝合止血等。另一方面，不应执着于完全采用腹腔镜下手术，应时常提醒自己可追加上腹部正中小切口行直视下止血（后述：腹腔镜辅助下操作）。

（场景 5）应用自动闭合器离断 Glisson 鞘及肝左静脉

使含有 2、3 段的 Glisson 鞘及肝左静脉的肝实质变得十分薄后，可以用腹腔镜自动闭合器分数次将肝实质与血管一并离断。这时助手的钳子深入切除线的背侧，将肝脏离断面左、右分开，帮助自动闭合器从背侧安全进入。肝的背面有胃和脾脏，操作时应避免自动闭合器夹伤或误触这些器官。使用自动闭合器离断血管时，应用头端可旋转的闭合器操作起来更为容易。根据切除组织的厚度和宽度来选择自动闭合器的钉仓。通常经右季肋部的 12mm 戳卡插入自动闭合器，若戳卡和肝切除部位距离较近，可与镜头戳卡交换位置，经脐部 12mm 戳卡插入自动闭合器。

另外，为避免切割线累及脐部 Glisson 鞘，妨碍 S4 的血流，要利用术中超声进行确认，必须保证在脐部 Glisson 鞘的外侧进行切除。缓慢夹紧自动闭合器 10s 以上，再继续等待 10s 缓慢击发是操作的要点（图 2-3-14）。

此外，进一步用钳子向尾侧牵引肝圆韧带，并在左外叶的切除肝侧放置牵引带，向尾侧、左侧牵引，可获得良好术野，这样就会更容易放置自动闭合器，可安全离断肝左静脉（图 2-3-15）。

图 2-3-14　Glisson 鞘及肝左静脉的离断

a：助手的钳子插入切除线的背侧，将肝脏离断面左、右分开，帮助自动闭合器从背侧安全进入

b：在脐部 Glisson 鞘的外侧准确切除，注意缝合线不要卷入 Glisson 鞘的脐部

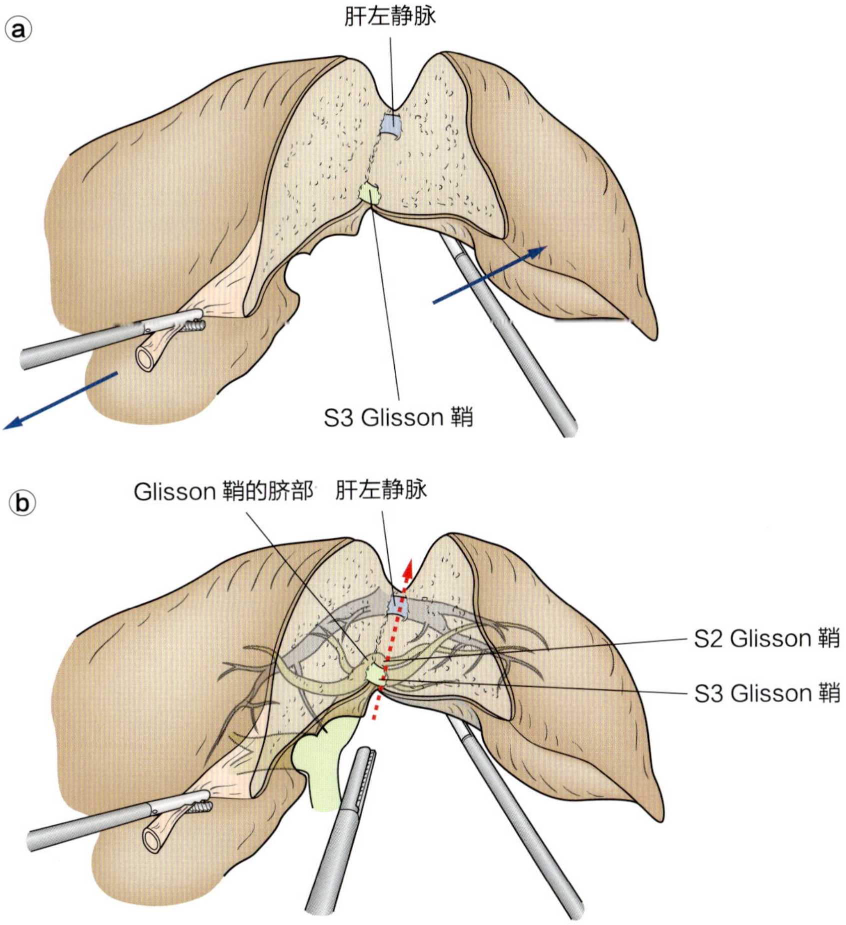

图 2-3-15　通过肝左静脉的绕带进行牵拉

用牵引带向尾侧、左侧牵引肝左外叶，可获得良好术野，并且更容易置入自动闭合器

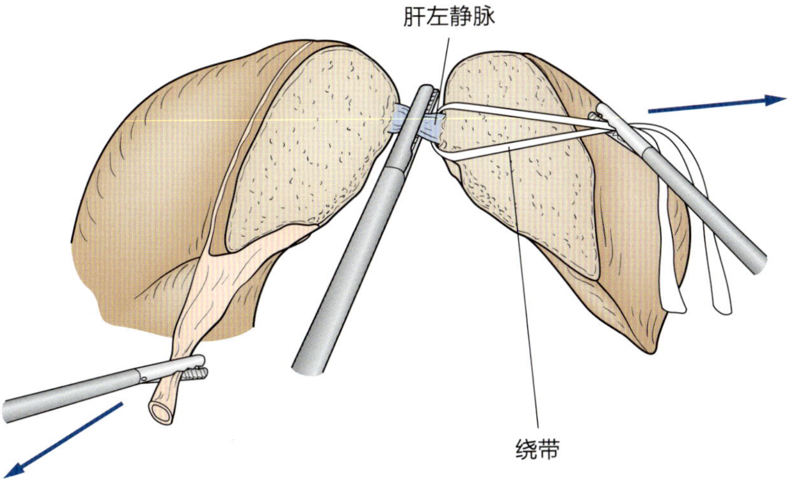

Tips ④

肝切除时使用的自动闭合器是简便处理血管的器械。器械故障和误击发的情况也时有发生，若伴有脉管损伤则可能导致大量出血，应引起注意。万一不幸发生上述意外，一定不要慌张，在释放闭合器前准备新的自动闭合器，从背侧将肝左静脉中枢侧抬起，包括手辅助腹腔镜下压迫、缝合，或小开腹（后述：腹腔镜辅助下操作）和普通开腹止血等，要做好各种应对措施的准备，这一点非常关键。

（场景6） 回收切除肝并取出体外后，留置引流管

用温的生理盐水冲洗肝脏离断面并检查有无出血及胆汁漏。切除肝若为肿瘤性，必须装袋取出以避免切除组织破损、肿瘤细胞播散。考虑到美观性，最好选取耻骨上横切口，若患者有既往手术切口，可从此取出。取出肝左外叶后需做4~5cm皮肤切口。从左侧腹向肝脏离断面留置引流管（图 2-3-16、图 2-3-17），结束气腹并关腹。

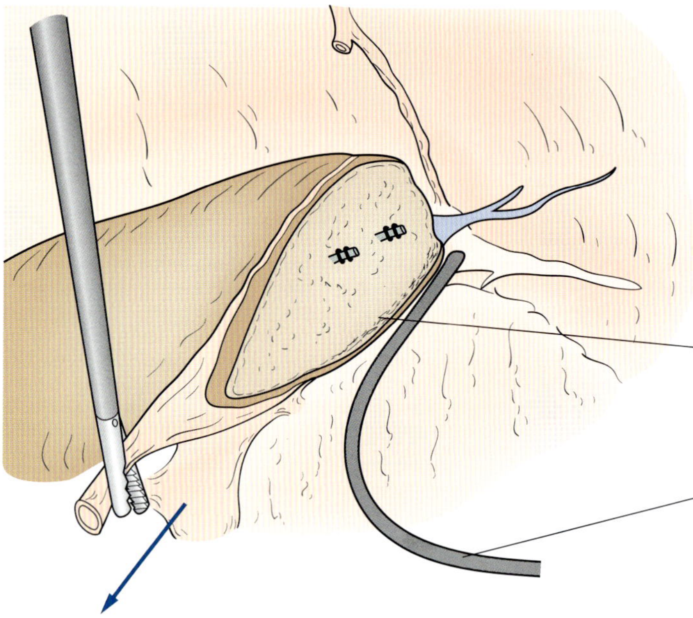

图 2-3-16 肝脏离断面和留置引流管

充分检查无出血后，留置闭式引流管

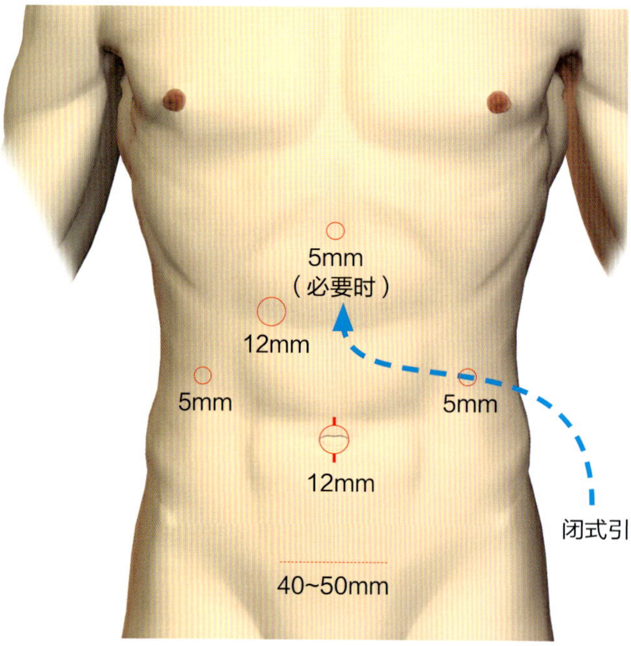

图 2-3-17 为取出切除肝做耻骨上横切口及引流管的插入位置

（场景7） 手术困难时的腹腔镜辅助下操作（图 2-3-18）

肝脏游离完成后，取正中5~7cm小切口，在切口保护器的保护下用拉钩将切口打开，在肝切除线的背侧放置提拉悬吊带，通过提拉悬吊带可在直视下行肝脏离断及止血操作。这可作为掌握完全腹腔镜下肝切除的桥梁（Bridge），并在手术困难时有所帮助。

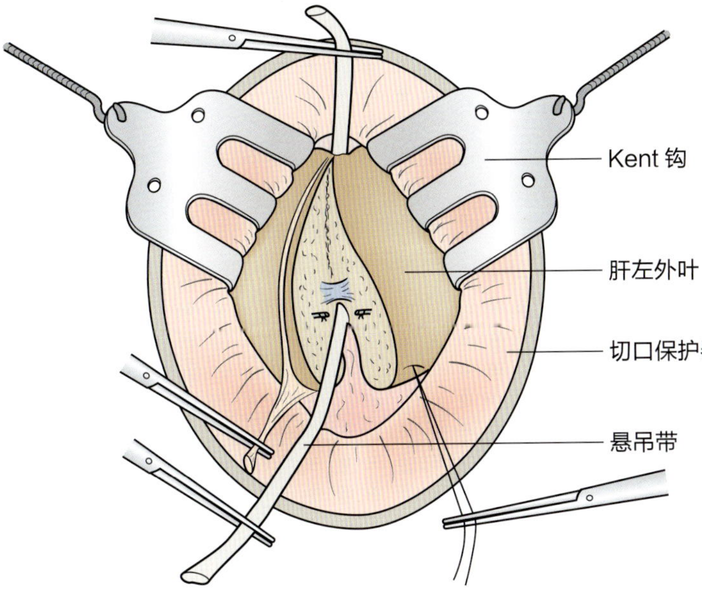

图 2-3-18　腹腔镜辅助下操作处理

取正中 5~7cm 小切口，在切口保护器的保护下用拉钩将切口打开，在肝切除线的背侧放置提拉悬吊带，通过提拉悬吊带可在直视下行肝脏离断及止血操作

（场景 8）一并先行处理 Glisson 鞘（图 2-3-19）

上述手术步骤是简便安全的操作方法，当肿瘤距离左外叶 Glisson 鞘较近时，使用自动闭合器处理时不能保证足够的“切除距离”，该方法就不适宜了。

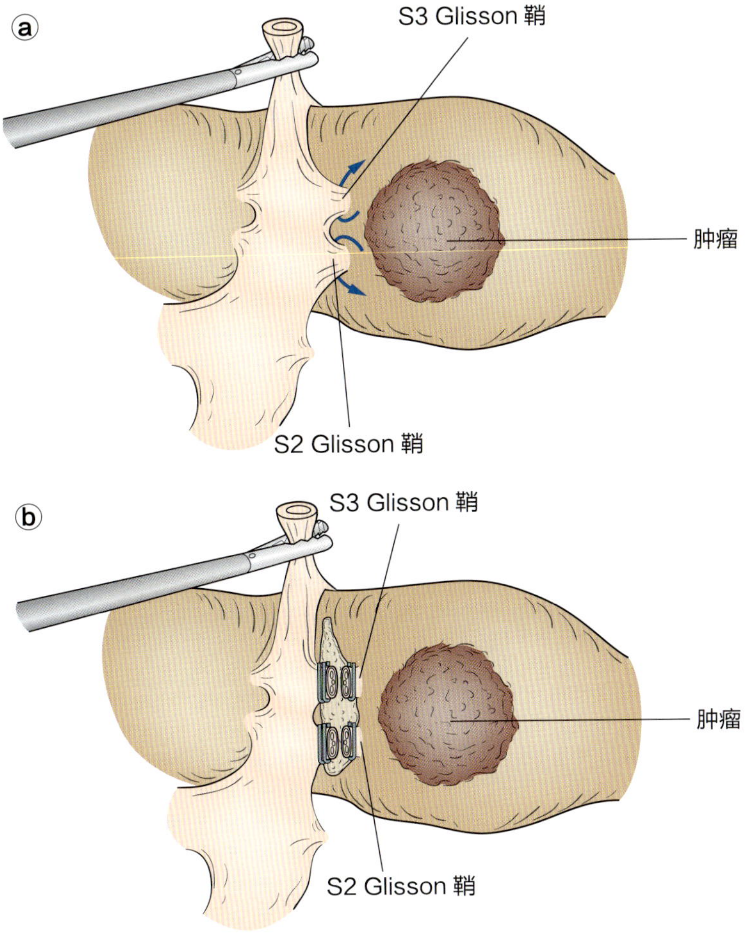

图 2-3-19　一并先行处理 Glisson 鞘

a：肿瘤距离左外叶 Glisson 鞘较近时，自动闭合器常不能保证有足够的“切除距离”

b：使用 CUSA 等将 S3、S2 的 Glisson 鞘根部分别进行游离，使用血管钳夹闭血管或结扎后离断此时可用 CUSA 等设备分别将 S3、S2 的 Glisson 鞘根部游离，采用血管钳夹闭血管或者结扎后离断。一并先行处理 Glisson 鞘的过程见图 2-3-19。

术后

◆ 术后管理和应注意的并发症

术后第一天可进食及离床活动。肝功能 A 级患者术后很少发生严重肝损害和肝衰竭。PT-INR 超过 1.8 是凝血功能低下，应考虑输入新鲜血浆。引流管方面，术后若无出血及胆汁漏，数天后可拔除。有条件的话，最好对引流液行生化学检查，确定胆红素值在血清胆红素正常范围内。术后 7 天左右可出院。

参考文献

[1] Kaneko H, Tsuchiya M, Otsuka Y, et al：Laparoscopic hepatectomy for hepatocellular carcinomain cirrhotic patients. J Hepatobiliary Pancreat Surg 2009；16:433-438.

[2] Otsuka Y, Kaneko H：Laparoscopic Hepatic Transection Using Microwave. Open, Laparoscopic, and Robotic Hepatic Transection. Tools and Methods. Springer, Milan, 2012; 99-106.

[3] 大塚由一郎，金子弘真：完全腹腔鏡下肝切除術の手技の基本 . 外科治療 2011；106：523-529.

[4] Otsuka Y, Tsuchiya M, Maeda T, et al：Laparoscopic hepatectomy for liver umors: proposals for standardization：J Hepatobiliary Pancreat Surg 2009；16:720-725.

[5] 大塚由一郎 , 金子弘真：腹腔鏡下肝系統的切除術（葉切除を含む）：消化器外科 2013；36,793-803.

第 4 节　腹腔镜下肝左内叶切除术

武田　裕、桂　宜辉、大村仁昭　关西劳灾医院外科

前言

腹腔镜下肝切除术具有低侵袭性和腹壁切口美观的优点，于 2010 年 4 月被纳入医疗保险范围之后，迅速普及开来。其优点包括放大的视觉效果、气腹压力可以抑制静脉性出血等，缺点包括钳子的活动受限、术野方向固定、脏器压排困难等。若低侵袭性和美观性带来的优点益处可超过其缺点弊处，笔者认为此时选择腹腔镜下肝切除术就是有意义的。

腹腔镜下肝切除术的适应证无特殊限定。若患者适宜行开腹下肝切除术，则根据患者情况，综合考虑安全性和根治性后，均可施行腹腔镜下肝切除术。腹腔镜下肝切除术的术式主要为部分切除术和左外叶切除术，规则性肝段切除也可纳入考虑范围。

解剖

◈ 肝内侧区域

肝脏分区既包括 S3、S7 等名称的 Couinaud 分区，也包括肝前区、肝后区等名称的 Goldsmith 分区。肝脏被 Rex-cantlie line 分为肝左叶和肝右叶。肝左叶进一步被肝圆韧带、门静脉矢状部、肝镰状韧带分为外侧区域和内侧区域。故肝内侧区域即为由 Rex-cantlie line 和门静脉矢状部划分的区域。然而基于不同区域间走行的肝静脉，S3 和 S4 为一个区域，在 Brisbane 2000 亚分类中被称作左旁正中区域（Left paramedian sector）。据此可认为肝内侧区域即 S4 亚段。

如前所述，肝内侧区域的左侧为门静脉矢状部、肝镰状韧带，背侧为下腔静脉、尾状叶，右侧为肝中静脉，尾侧为肝门部、左肝管。胆管从左侧的门静脉矢状部附近进入，胆管分支包括下支（B4a）、上支（B4b）、背侧支（B4c）。肝内侧区域切除时注意左侧 Glisson 鞘进入部和肝中静脉，切除时注意显露以上结构。

适应证

病变局限于肝内侧区域、肝功能足以耐受肝内侧区域切除术者为适应证。对于肝内侧区域所占体积小，单纯肝内侧区域病变，较少进行手术，且由于

其被门静脉矢状部、肝中静脉、左肝管、尾状叶包围，肝内侧区域切除若无法取得的足够的外科切缘，则常选择肝左叶切除、肝中央两区域切除、左旁正中区域联合尾状叶切除。关于肝储备功能，根据肝癌诊疗指南的治疗流程（Algorithm），肝细胞癌患者选择肝切除术的条件为肝功能 A 级或 B 级，肿瘤数量为单发或 2~3 个，肿瘤必须局限于肝内侧区域，患者大多为肝功能 A 级或 B 级，患有单发肝肿瘤。其他适应证包括无腹水、血清总胆红素值不超过 1.0mg/dL、ICG-R15 值不超过 30%。

腹腔镜下肝切除的基本操作

体位

腹腔镜下肝切除术的缺点是难以对脏器进行有效的压排操作，需要依靠调整体位来弥补不足。切除肝右叶系统时采取左半侧卧位帮助压排肝右叶；切除肝左叶系统时取平卧位并让患者稍微背屈并取头高位；离断门静脉矢状部、肝镰状韧带侧时向右旋转；切离肝中静脉时则向左旋转。

使用的器械

选择所在医院熟悉的离断方法即可。在笔者所在医院，主要使用 ERBE VIO 300D 配以 Endo SH 2.0 sealing hook 的单极电极，双极电极使用 Maryland 式钳子的 BiClamp。肝脏表面等组织使用腹腔镜手术超声凝固切开装置（Harmonic Scalpel 或 SONICSION）切开，肝脏离断使用 BiClamp 钳夹破或夹碎（Clamp-crushing technique）或用超声凝固破碎吸引装置（CUSA）。

完全腹腔镜下肝切除术条件下无法对肝脏进行触诊，因此必须使用软式腹腔镜超声探头，反复确认肿瘤位置和血管走行来决定切除线。

气腹压

腹腔镜下手术大多需要行气腹，但在肝实质切除时确实存在 CO_2 气体栓塞的危险性，通常设置气腹压为 1.33kPa（10mmHg）。损伤肝静脉系统导致出血时，考虑适宜的静脉压，将气腹压短暂提高至 1.60~2.00kPa（12~15mmHg）可暂时止血。一旦完成止血操作，迅速将气腹压降回 1.33kPa（10mmHg）。

腹腔镜下肝内侧区域切除

戳卡的位置

以开腹法于脐部插入 12mm 戳卡，分别于左季肋部插入 5mm 戳卡、右季肋下插入 12mm 戳卡、右肋骨弓下插入 5mm 戳卡各 1 支，此外还应为 Pringle 法做准备，在出血时可阻断入肝血流（图 2-4-1）。在笔者所在医院，最后取出切除标本时，会略微延长脐部切口，所以在预定的切除线上将阻断套管导出体外。

图 2-4-1　戳卡的位置

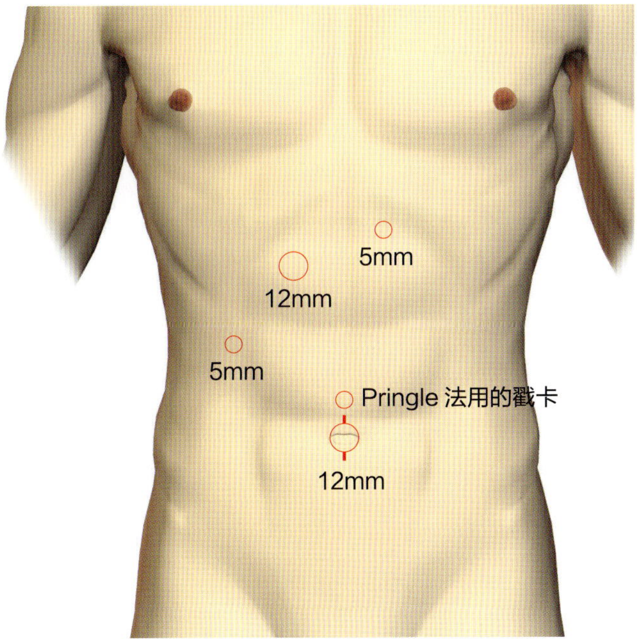

◈ 胆囊切除术

切开剥离胆囊颈部，确认好 Critical view of safety 窗后，用 Hem-o-lok（ML）夹闭（Clipping）胆囊动脉、胆囊管后切断。逆行性（Retrograde）将胆囊从肝床上剥离下来，将胆囊收入取物袋内取出。

过去在肝内侧区域切除术中，胆囊切除术为必需操作，而最近对于肝切除术，有①胆囊无病变、②胆囊与肝拟切除区不连续、③术中不需抓住胆囊的情况下可保留胆囊。保留胆囊可缩短手术时间，复发后需要再次行手术时，肝门部周边粘连较少，容易进行肝切除和 Pringle 法准备。

◈ 剥离肝周围

用超声刀切断肝圆韧带，切开肝镰状韧带。确认肝上部的肝中静脉、肝左静脉共通部的根部和肝右静脉的根部。切开小网膜，将胶带绕过肝十二指肠韧带为全肝阻断做准备，全肝阻断（Pringle 法）用的戳卡经脐上部的预定切口延长线导出体外（图 2-4-2）。

◈ 切离肝实质

牵引肝圆韧带，用 Endo SH2.0 Sealing Hook 对肝镰状韧带右侧行预凝固操作（pre-Coagulation）。用超声刀切开肝组织浅层，用 BiClamp 以钳夹破碎（Clamp-crushing technique）方式进一步切除肝实质。也可使用 VIO-CUSA。

进入门静脉脐部的 Glisson 鞘（胆管）分支为下支（B4a）、上支（B4b）、背侧支（B4c），背侧支使用 Hem-o-lok 夹闭离断，下支（B4a）、上支（B4b）使用 Hem-o-lok 或自动闭合器离断（图 2-4-3）。

接下来以肝中静脉、肝左静脉汇合部为目标继续离断肝实质。有时肝左静脉会分出脐裂静脉（Umbilical fissural vein），根据后者的走行可选择保留或切除脐裂静脉。

图 2-4-2　Pringle 法阻断全肝血流

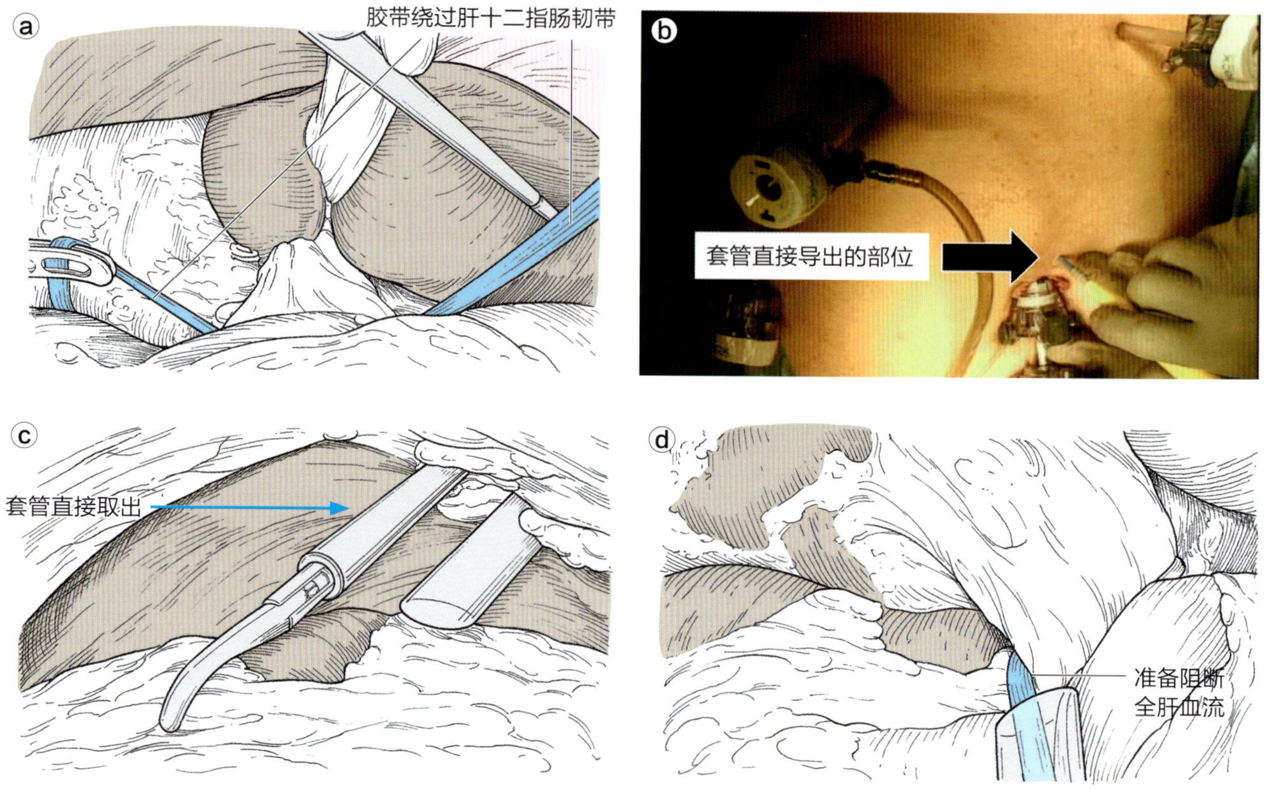

图 2-4-3　Glisson 鞘（胆管）分支的切离

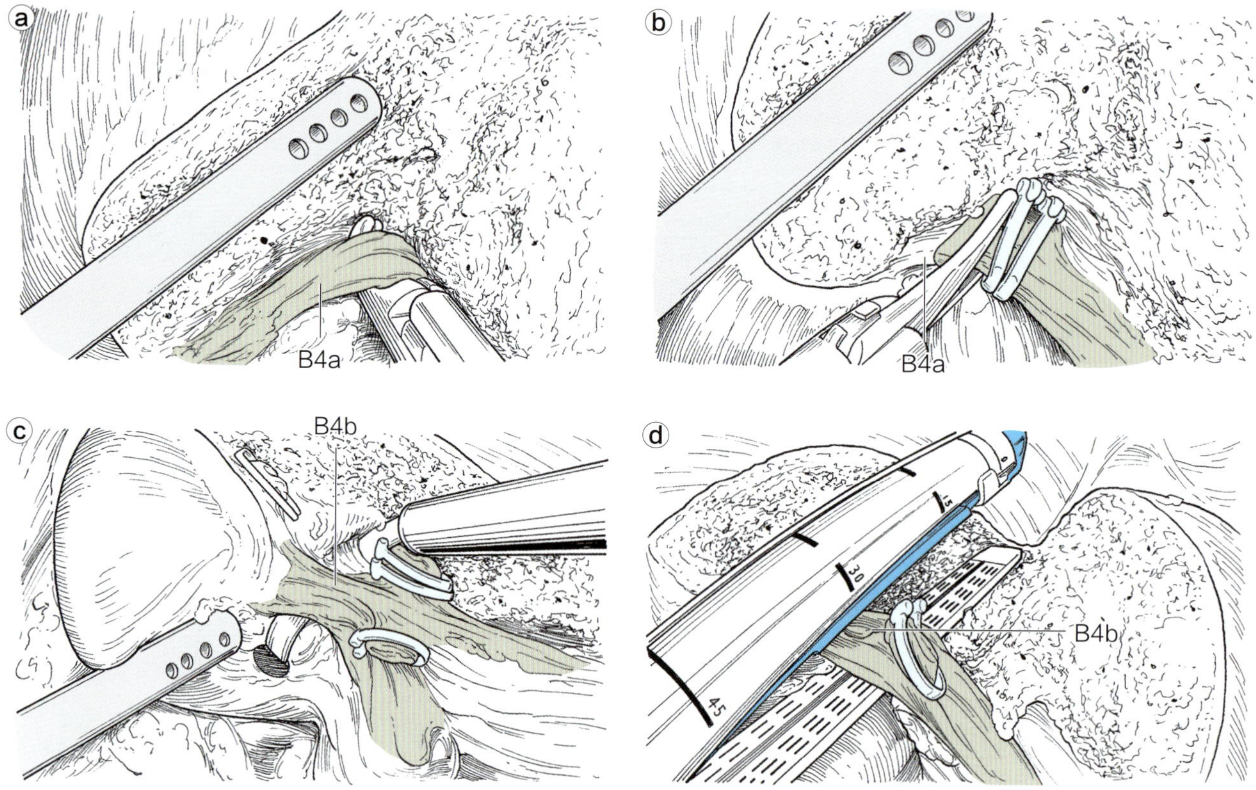

图 2-4-4 左、右肝分界线的切离

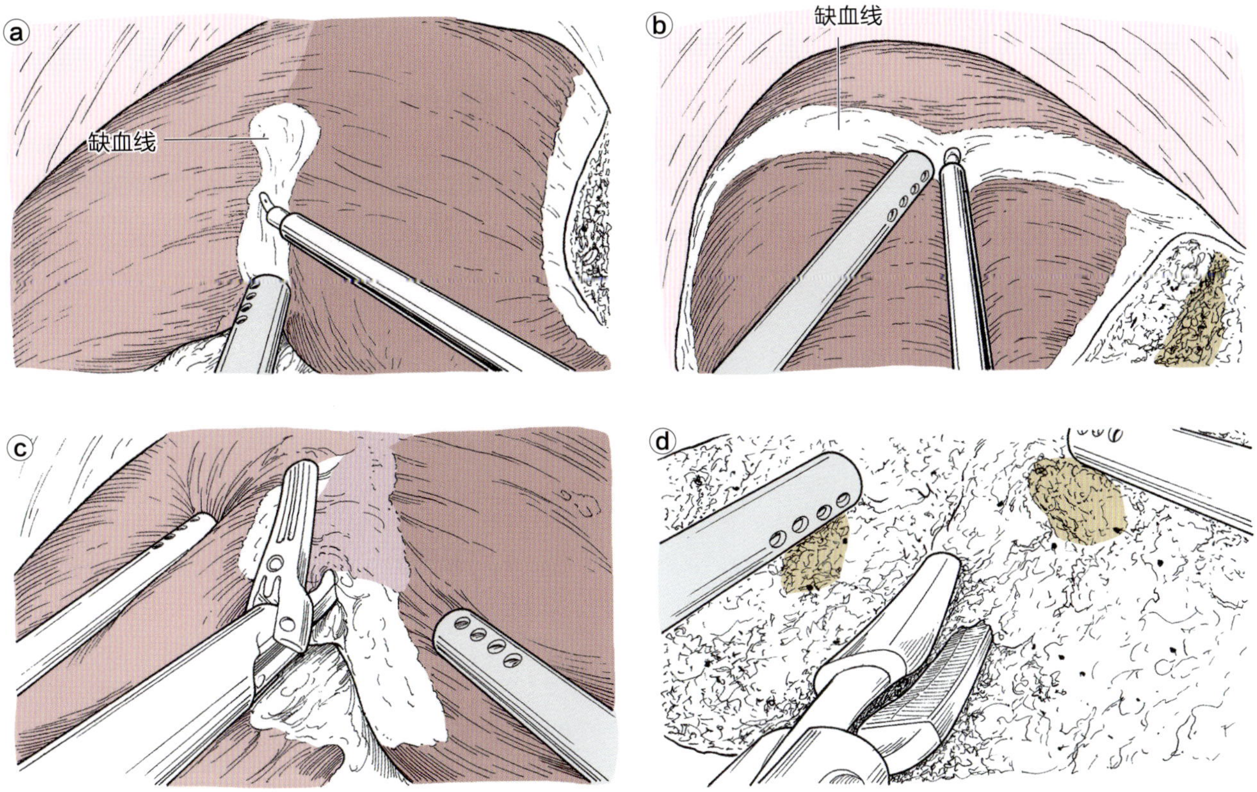

图 2-4-5 肝中静脉和 V4 的切离

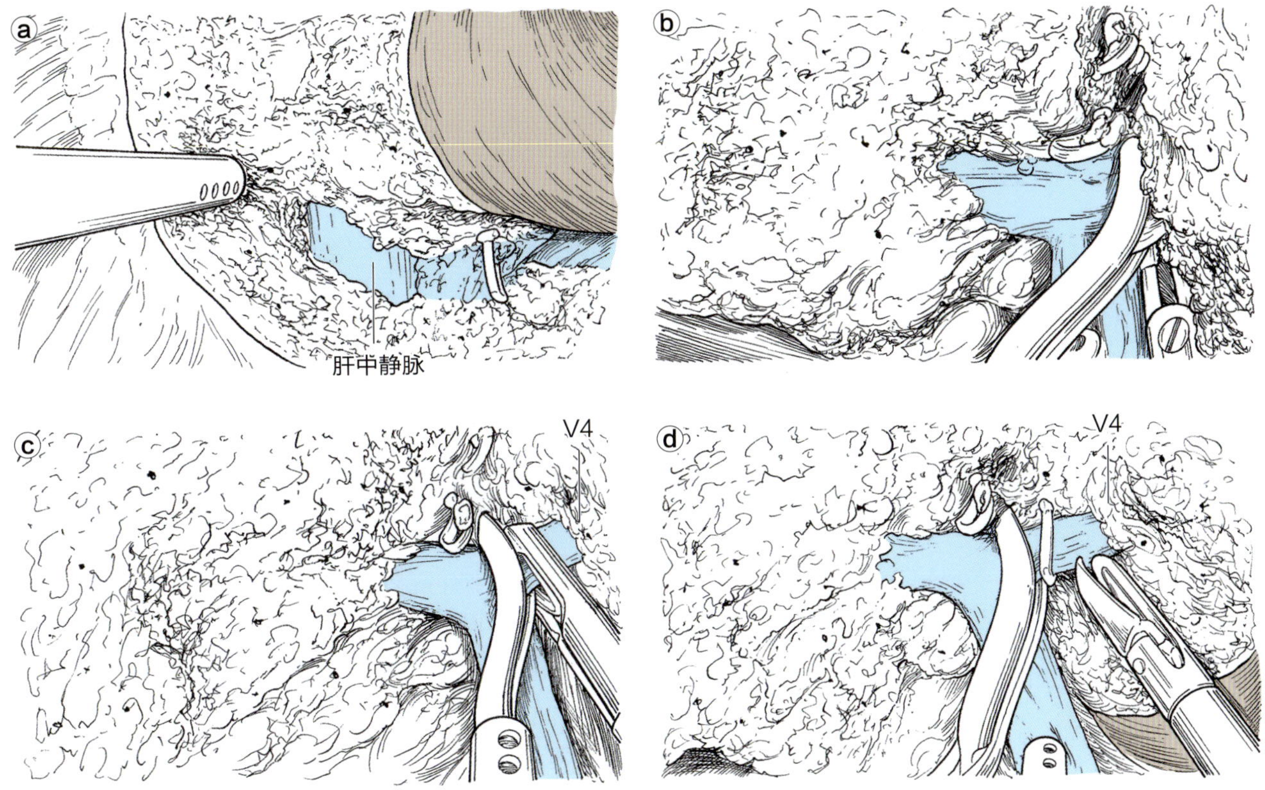

流入肝内侧区域的血流被阻断后，左、右肝分界线左侧的 S4 变为缺血区，形成肉眼可见缺血线（Demarcation line）。术中超声检查确认肝中静脉的位置。在肝腹侧面用 Endo SH2.0 Sealing Hook 沿胆囊床的缺血线行预凝固。用超声刀切开肝组织浅层，深部使用 BiClamp 钳夹破碎（Clamp-crushing technique）或 VIO-CUSA 进一步切除肝实质（图 2-4-4）。通过末梢支寻找肝中静脉，将肝中静脉显露于肝脏离断面之上，继续离断肝实质。离断由肝中静脉分支出的 V4（图 2-4-5）。朝着肝中静脉、肝左静脉汇合部继续离断肝实质，到达门静脉矢状部侧的肝脏离断面时结束肝脏离断（图 2-4-6）。

图 2-4-6　**肝脏离断完成**

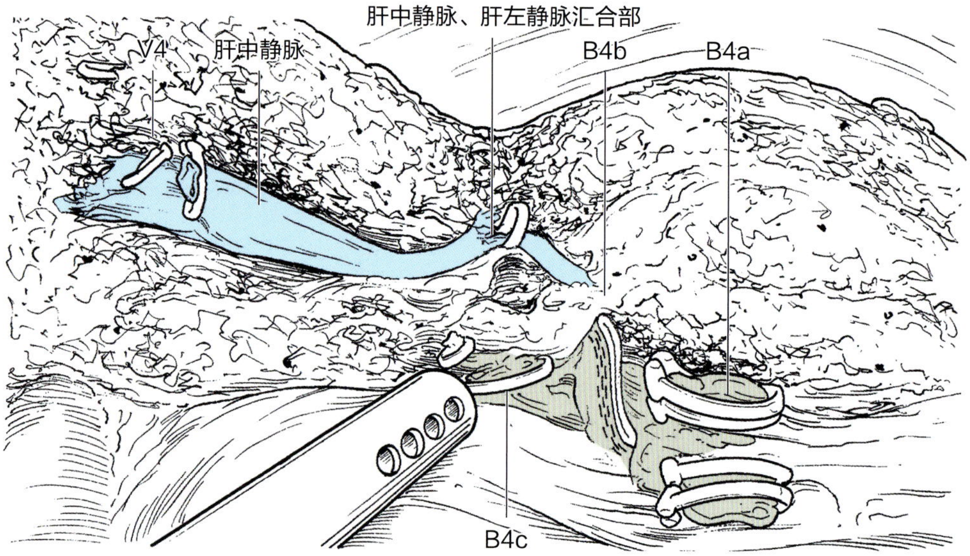

取出标本、关闭切口

将切除肝收入取物袋内，切开脐部上、下的预定切口延长线，取出标本。临时关闭创口再度行气腹。确认腹腔内无出血、无异物。在关闭气腹之后可能再次出血，故应仔细检查。若无胆汁漏的危险因素，则不必留置引流管。即使未留置引流管，需要引流时也可经超声引导下行腹壁穿刺引流。若留置引流管，应注意引流管的末端不触碰肝脏离断面的肝实质和肝静脉。肝脏离断面可贴附胶原网状止血剂。拔除戳卡后确认有无出血。12mm 戳卡插入部使用 Endo Close 等精确闭合。切口用皮下埋线缝合法闭锁，结束手术（图 2-4-7）。

图 2-4-7　**取出标本、关闭切口**

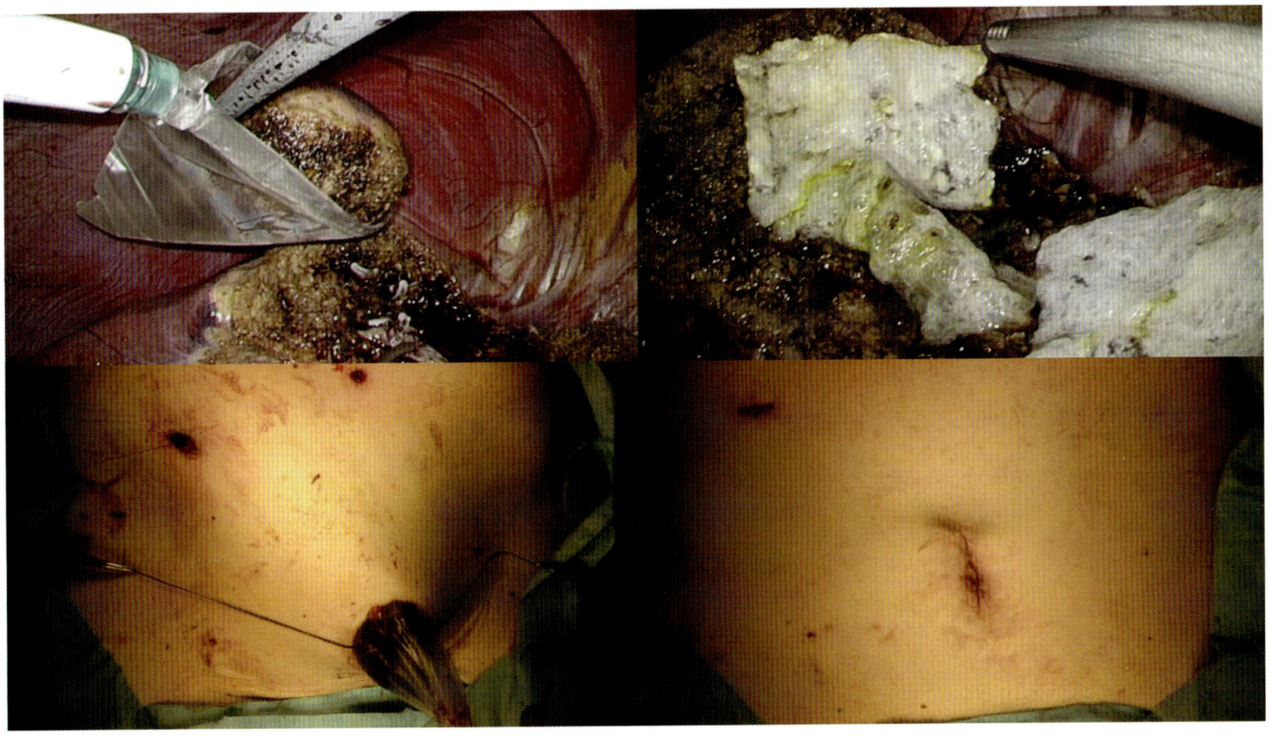

术后

腹腔镜下手术的术后注意事项与开腹手术相同。比起开腹手术，切口局部疼痛较轻，可早期离床活动，肠管恢复活动也较早。偶尔发现皮下气肿，如果气肿没有扩大，观察即可。

结语

腹腔镜下肝切除术具有低侵袭性和切口美观的优点，还具有开腹手术不具备的术野放大效果、气腹压迫抑制静脉出血，术者、助手共享术野等优点。另一方面，腹腔镜下手术的远期疗效以及与开腹手术的非劣效性研究还是今后研究的重要课题。笔者很期待腹腔镜下肝切除术能在保证安全性的同时，保持其根治性，并希望其能够普及开来。

文献

[1] Couinaud C：肝臓の外科解剖，二村雄次訳，医学書院，東京，1996.

[2] Belgihiti J，Clavien PA，Gadzijev E，et al：The Brisbane 2000 terminology of liver anatomy and resections. HPB 2000；2：333-339.

[3] 神谷順一：胆道外科の要点と盲点　肝内区域胆管枝の外科解剖，二村雄次編，文光堂，東京，2009.

[4] 左近賢人，門田守人：肝内側区域切除術．消化器外科 1997；20：265-271.

[5] 科学的根拠に基づく肝癌診療ガイドライン 2013 年版，金原出版，東京，2013.

[6] 幕内雅敏，高山忠利，山崎晋ほか：肝硬変合併肝癌治療の strategy．外科診療 1987；29：1530-1536.

第 5 节　腹腔镜下肝右前叶切除术

赵　明浩、山本　宏、贝沼　修　千叶县癌症中心消化外科

术前

适应证

疾病

同开腹肝右前叶切除术的适应证一样，包括原发性肝癌、转移性肝癌、肝良性肿瘤等。

肝储备功能

考虑到有中转开腹的可能，遵从幕内基准，没有腹水，血清胆红素值在 1.0mg/dL 以下，ICG-R15 值在 20% 以下。

肿瘤因素

如果肿瘤侵犯右前叶 Glisson 鞘主干、肝静脉主干、下腔静脉以及多个脏器，或者肿瘤造成高度压迫的病例，在技术上很难完成手术治疗时，则不能作为适应证。另外，肿瘤直径 7cm 以上的病例很难确保手术视野，多数都排除在适应证之外。

手术操作概述

肝门的操作

在肝门部剥离右前叶 Glisson 鞘主干，于肝外进行绕带处理。

右肝的游离

充分游离右肝，根据不同的情况进行肝脏与右肾上腺之间的剥离。不需要处理下腔静脉韧带。

肝脏离断的开始

从左、右肝分界线处开始进行肝脏离断，沿着肝门板向右进行，充分显露右前叶 Glisson 鞘主干的长轴方向。

右前叶 Glisson 鞘主干的离断

使用自动闭合器夹持右前叶 Glisson 鞘主干，充分将其推挤到末梢侧后一并处理。

再次开始离断肝脏

在肝右前叶与右后叶之间界线处再次开始离断肝实质，与之前进行的肝脏

离断线相连接，结束肝脏离断。

需要注意的术前管理

（1）心肺功能检查（气腹会导致循状态改变以及相关并发症的可能）。

（2）了解是否有吸烟史、饮酒史及口服抗血小板药物史。

（3）呼吸训练（使用呼吸功能训练器等）。

（4）控制糖耐量异常。

（5）原则上，手术前一天的晚饭之前均可进食，手术前一天不输液。

（6）术前抗生素遵循美国 CDC（Centers for Disease Control and Prevention）方案，术前 30min 使用一代头孢类抗生素。

腹腔内操作前的准备

体位和手术器械的准备

采取左半侧卧位。为了从仰卧位旋转到容易进行肝右叶游离的左侧卧位，利用手术床将患者固定确切。并且为了使肠管位于术野之外，应该采取约 30° 的头高位（图 2-5-1）。

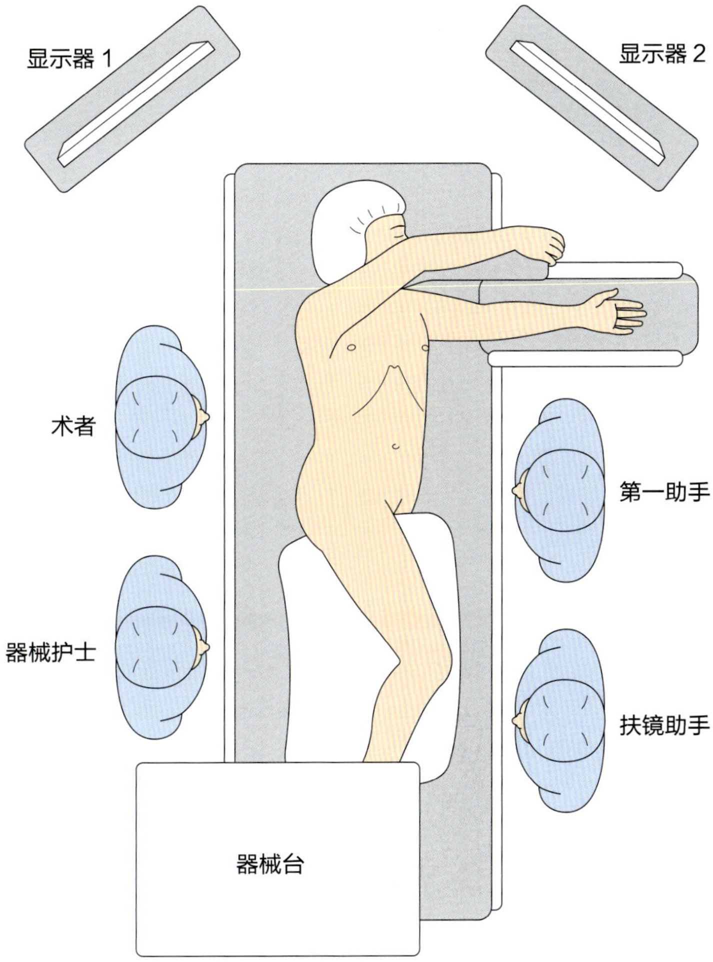

图 2-5-1　体位

采取左半侧卧位，设置成可以从仰卧位旋转到左侧卧位的体位，并且采取约 30° 的头高位

◆ 戳卡的位置

镜头戳卡从脐部插入，操作用戳卡以目标区域（右前叶）为中心做同心圆状的放置，在剑突下以及右季肋部放置 2 个，并且在左侧腹部插入 1 个（图 2-5-2）。对肝上部下腔静脉进行操作时从剑突下插入镜头，右三角韧带剥离时则可以从右腹部插入镜头。

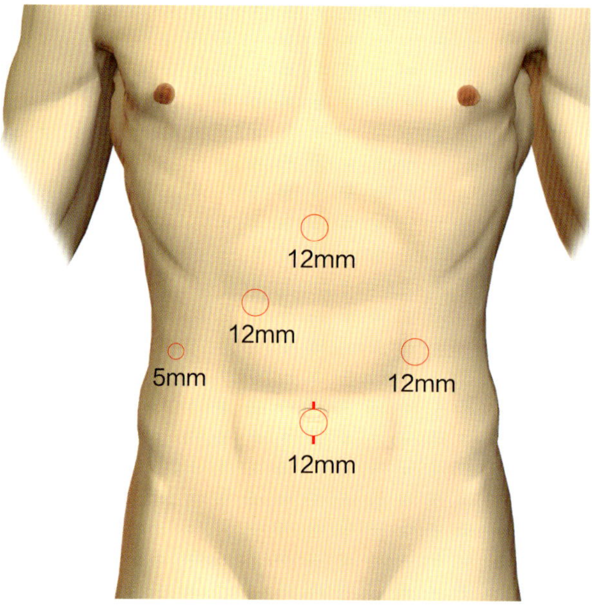

图 2-5-2　戳卡的位置

从脐部插入镜头戳卡，操作用戳卡以目标区域（右前叶）为中心做同心圆状的放置，在剑突下以及右季肋部放置 2 个，并且在左侧腹部插入 1 个

腹腔内操作的流程和实际场景（Shot）

1 肝十二指肠韧带的绕带处理（场景 1）。
2 肝门的操作（场景 2）。
3 右肝的游离（场景 3）。
4 开始肝脏离断（场景 4）。
5 右前叶 Glisson 鞘的切断（场景 5）。
6 再次肝脏离断（场景 6）。

不同场景的手术操作

（场景 1）肝十二指肠韧带的绕带处理

（1）用超声刀打开小网膜，用 Endo Retract Maxi™ taping 将肝十二指肠韧带绕带处理，为必要时行 Pringle 法做准备。

（2）从小网膜打开的部位找到 Spiegel 叶，从其尾侧通过是安全的。

（3）用蛇形拉钩或者球囊形拉钩将肝脏抬起，展开肝门部（图 2-5-3）。根据情况可以把胃窦部向尾侧牵引，使肝十二指肠韧带展开，从而将小网膜囊腔展开，更容易通过 Endo Retract Maxi™。

（4）由于 Endo Retract Maxi™ 刃的前端有孔，所以可以通过细线将血管套带固定在上面。

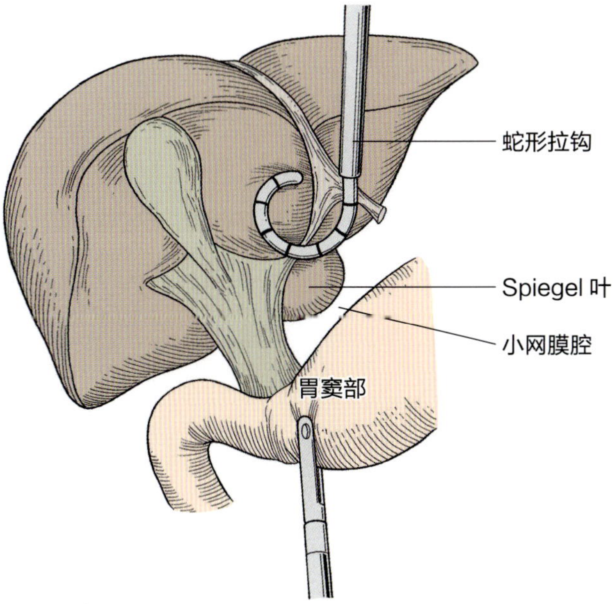

图 2-5-3　小网膜腔的展开

用蛇形拉钩或者球囊形拉钩将肝脏抬起，展开肝门部。把胃窦部向尾侧牵引，使肝十二指肠韧带伸展开，从而将小网膜腔展开

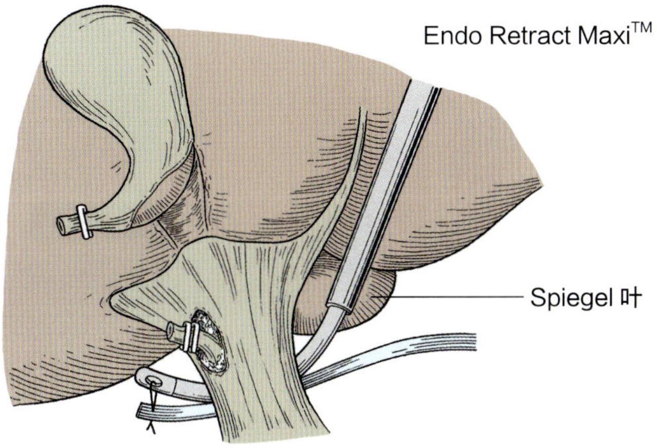

图 2-5-4　肝十二指肠韧带的绕带处理

在 Spiegel 叶尾侧、下腔静脉腹侧将 Endo Retract Maxi™ 向右侧前进，绕过十二指肠韧带的背侧，前端从 Winslow 孔出来

（5）将 Endo Retract Maxi™ 刃的前端稍微提出一些后插入小网膜腔，在 Spiegel 叶尾侧、下腔静脉腹侧向右侧前进，绕过十二指肠韧带的背侧，前端从 Winslow 孔出来，把持住血管套带并切断固定的丝线，将前端抽出来后就可以进行套带处理了（图 2-5-4）。

（6）如果肝十二指肠韧带与下腔静脉之间粘连，Winslow 孔可能没有开放，必须在没有抵抗的部位谨慎进行操作。

（场景 2）肝门的操作

（1）用解剖剪在肝门部充分剥离肝实质与右前叶 Glisson 鞘之间，用 Mini-Retract™ 在肝外将右前叶 Glisson 鞘套带。

（2）如果能意识到 Laennec 被膜的存在，就不会进入肝实质，也不会进入 Glisson 鞘内，可以在正确的层面进行剥离。在剥离肝实质和 Glisson 鞘时，Glisson 鞘背侧的肝实质被一层很薄的膜覆盖是非常重要的。

（3）用蛇形拉钩将肝脏抬起，并把持胆囊向头腹侧牵引，充分展开肝门（图 2-5-5）。根据情况也可以向头腹侧牵引肝圆韧带。

（4）因为有出现迟发性胆管损伤的可能，所以在肝门部 Glisson 鞘周围尽量

图 2-5-5 肝门的展开

用蛇形拉钩将肝上抬，把持胆囊向头腹侧牵引，充分展开肝门

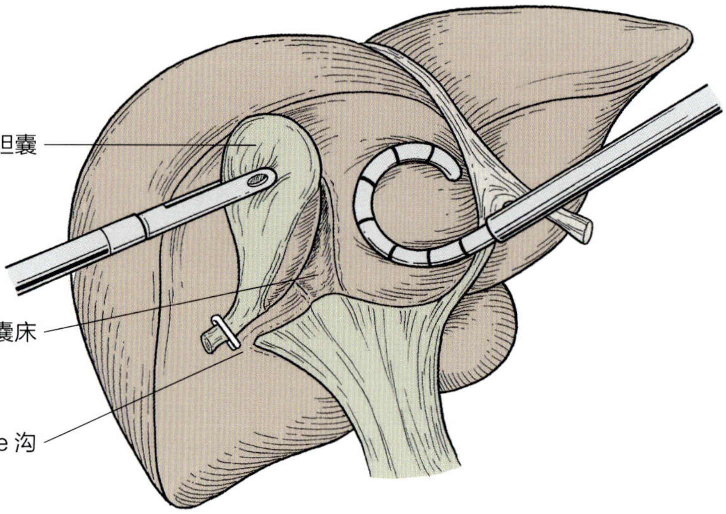

图 2-5-6 右前叶 Glisson 鞘主干的两个入路点

从肝门中央至右侧的胆囊床移行部附近和 Rouviere 沟腹侧进入是肝实质及右前叶 Glisson 鞘之间很容易进入正确层次的要点

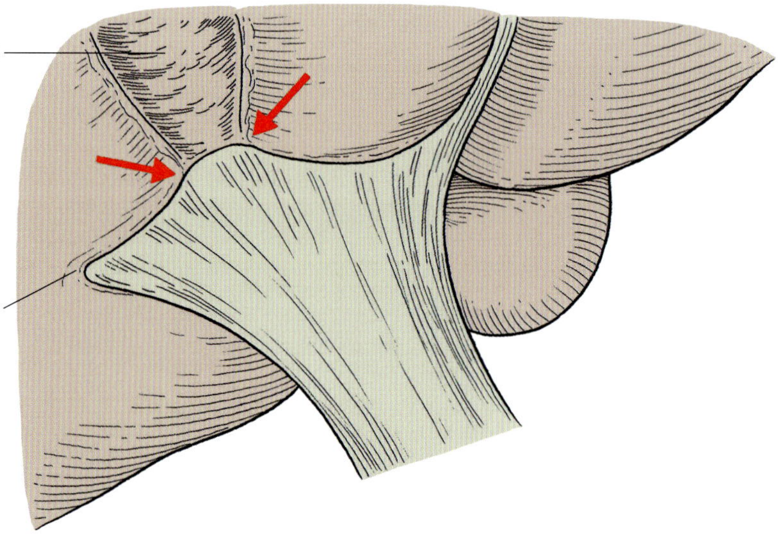

图 2-5-7 右前叶 Glisson 鞘主干的绕带

用 Mini-Retract™ 在肝外将右前叶 Glisson 鞘主干绕带

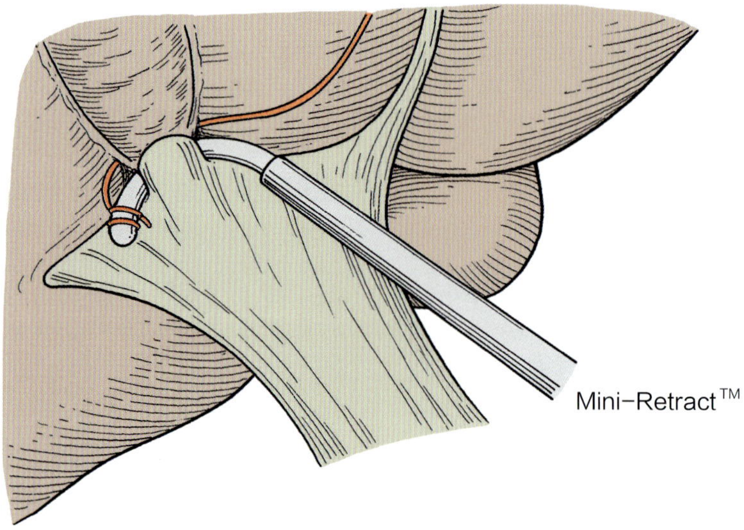

不要使用能量设备。只用解剖剪刀进行剥离，能够很容易辨识出 Laennec 被膜，并且能够进入正确的层次。

（5）并不是肝门部任何部位都能很好进入肝实质和 Glisson 鞘之间。能比较容易剥离、容易进入正确层面的要点是从肝门部中央至胆囊床移行部附近和 Rouviere 沟的腹侧进入（图 2-5-6）。从这两个入路在肝实质和 Glisson 鞘之间进行充分剥离，用 Mini-Retract™ 在肝外将右前叶 Glisson 鞘主干进行绕带处理（图 2-5-7）。

（6）如果用 Pringle 法，剥离时出血少能在良好的术野下剥离肝实质和 Glisson 鞘之间。术野不好时则变为盲目操作，引起损伤的可能性升高。出血导致术野不好时，最好压迫止血，最好等待出血被控制后再进行处理。当无论怎样都无法进入到好的层次时，可以稍稍进入得深一点儿，但要注意不要进入得太深以防损伤肝静脉。

绝对不要进入 Glisson 鞘中。另外，当遇到肝门部发出的细小 Glisson 支妨碍操作的时候。可以事先处理，但尽量不使用血管钳夹闭。

（场景 3）右肝的游离

（1）用超声刀从肝圆韧带切离到肝镰状韧带，一直剥离到肝静脉起始部前面，事先要辨认好肝右静脉起始部。接下来从右冠状韧带至右三角韧带，进行肝肾韧带以及裸区的剥离。不需要处理下腔静脉韧带。

（2）膈下静脉汇入部即是肝右静脉的起始部。

（3）在剥离肝静脉前面的时候将肝镰状韧带向尾侧牵引。从季肋部插入镜头后会得到较好的术野。游离右肝时采取左侧卧位，使用蛇形拉钩或者球囊形拉钩将右肝向左侧牵引，将裸区充分展开（图 2-5-8）。

（4）利用重力作用，旋转手术台保持左侧卧位。

（5）首先从肝圆韧带切离至肝镰状韧带，充分剥离到肝静脉起始部前面，确认肝右静脉起始部（图 2-5-9）后转至右侧。从右冠状韧带到右三角韧带，进行肝肾韧带及裸区的剥离。剥离右肾上腺时先从尾侧开始，先从肾上腺与下腔静脉之间剥离会比较容易（图 2-5-10）。

（6）从右侧进行右冠状韧带切开，在处理头侧时需要注意有损伤肝右静脉起始部的可能。先从正中辨认肝右静脉起始部会相对安全。膈下静脉是寻找肝右静脉的重要标识。

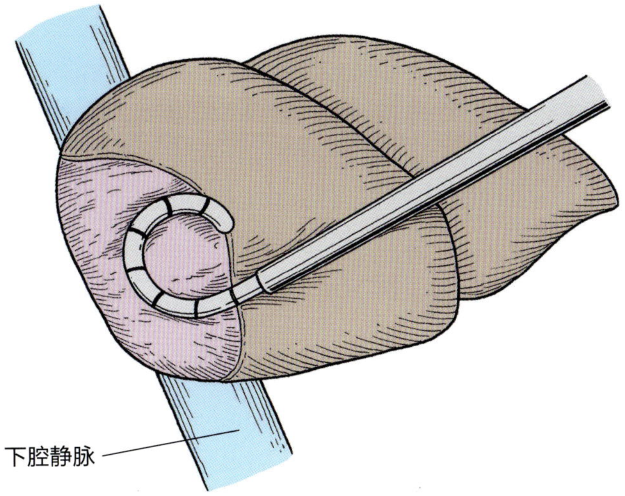

图 2-5-8　右肝的翻转

用蛇形拉钩将右肝向左侧牵引，充分展开右肝的背侧

图 2-5-9　肝上部下腔静脉的剥离

充分剥离到肝静脉起始部前面，确认肝右静脉起始部，膈下静脉是非常好的标识

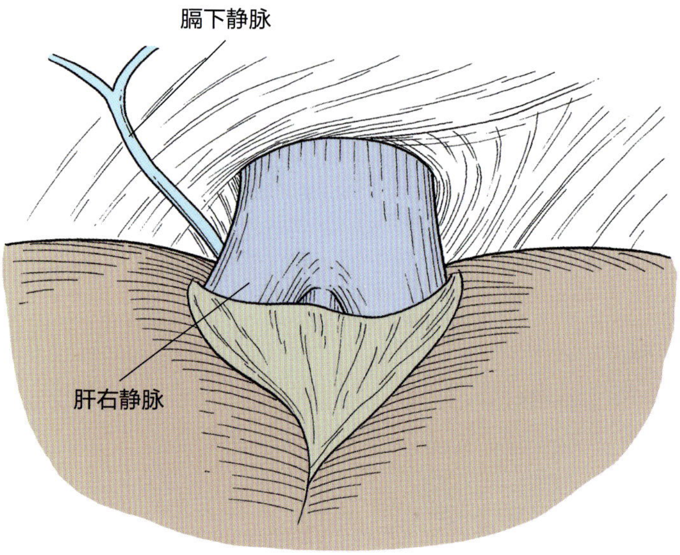

图 2-5-10　右肾上腺的处理

剥离右肾上腺与肝的粘连前，从尾侧先剥离右肾上腺与下腔静脉之间比较安全

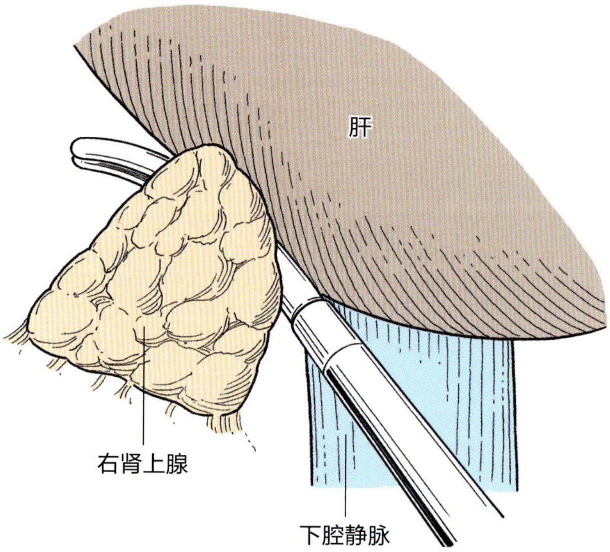

▶（场景 4）开始肝脏离断

（1）从左、右肝分界线开始离断肝实质，沿着肝中静脉进行离断，一直到肝静脉的根部。肝中静脉背侧有肝门板，沿着肝门板向右离断肝脏，右前叶 Glisson 鞘主干在此处直立存在，剥离周围肝实质，充分显露长轴方向。

（2）肝门板和肝中静脉比想象的要更近一些。从肝门开始离断肝脏时也能接近肝中静脉主干。

（3）把持胆囊和肝圆韧带，分别向左、右牵引形成反向张力（**图 2-5-11**）。

（4）在距离肝表面不足 2cm 的浅层血管直径几乎都不足 2mm，可用超声刀直接切离，2cm 以上的深层血管用超声波外科吸引装置（CUSA™ 等）或钳夹法切离肝实质。

（5）阻断之前绕带处理右前叶 Glisson 鞘主干（用阻断带、钳子把持或者结扎等），肝表面出现缺血区域，可以事先进行标记。分别向两边牵引胆囊和肝圆韧带，开始从左、右肝分界线开始离断肝脏。如果离断面显露出肝中静脉，沿着

肝中静脉离断到其起始部（图 2-5-12）。中途夹闭或者结扎 V5 及 V8 并切断。

接下来沿着肝中静脉背侧的肝门板向右侧进行肝脏离断，右前叶 Glisson 鞘主干位于此处。剥离周围肝实质，充分显露长轴方向以及其内侧（图 2-5-13）。

（6）处理 V5 和 V8 等脉管时，必须用适当的钳子或 Mini-Retract™ 将血管的后方充分游离后再进行处理。如果未充分游离血管而在血管的中间部位夹闭并切断，会导致出血以及引起肝静脉损伤。

（场景 5）右前叶 Glisson 鞘的切断

（1）用闭合器将右前叶 Glisson 鞘主干切断。

（2）右后叶胆管支或者其分支在门静脉的头侧汇入到右前叶胆管支的情况较多。

（3）从头腹侧牵引胆囊前区域 Glisson 鞘主干，使其立起（图 2-5-14）。

（4）闭合器不要从近处插入里面（尾侧到头侧）。这是导致闭合器的前端因术野盲区进入肝实质内，造成肝静脉损伤的原因。在能够确认闭合器的前端的角度上使用是基本的要求。

（5）经季肋部或者左侧腹部的戳卡插入闭合器，从左向右前进，直视以确保闭合器的前端在前区域 Glisson 鞘主干的背侧伸出（图 2-5-15），之后闭合器尽可能向着前区域 Glisson 鞘末梢移动并夹闭，并进行击发。

（6）为了避免损伤后区域胆管支，肝门部的离断线应该从前区域 Glisson 鞘的主干根部向末梢侧方向进行离断。另外，为了取得足够长的距离，要处理前区域 Glisson 鞘主干根部的细小分支，且为了避免闭合器误击发，不能使用血管钳夹闭而应该进行结扎处理。

（场景 6）再次肝脏离断

（1）从前、后区域边界再次开始离断肝脏，沿着肝右静脉向头侧离断。

（2）最初从肝中静脉起始部到肝右静脉起始部进行肝脏离断，也可以从头侧沿着肝右静脉进行离断。

（3）这次将胆囊向左牵引以形成一个反向张力（图 2-5-16）。

（4）与最初的肝脏离断相同，浅层用超声刀切开，深层用超声波外科装置（CUSA™ 等）或钳夹法切离肝实质。

（5）把胆囊向左侧或头侧牵引，在前、后区域肝分界处再次开始肝脏离断。如果在离断面上显露出肝右静脉，则沿着肝右静脉进行离断直至其起始部（图 2-5-17）。中途夹闭或者结扎并切断 V8，最后切离肝右静脉头侧的组织，完成离断（图 2-5-18）。

（6）一定要在看到血管内侧后再进行处理。

图 2-5-11　左、右肝分界部位的离断

握持胆囊和肝圆韧带，各自向左、右牵引形成一个反向张力

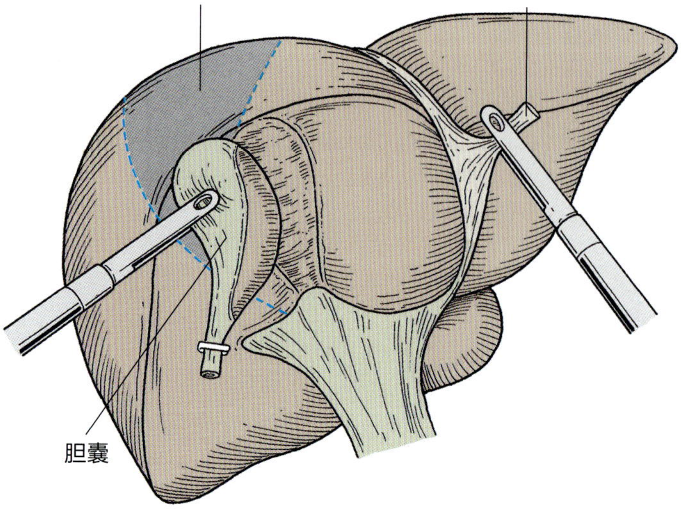

图 2-5-12　沿肝中静脉进行肝离断

沿肝中静脉处理 V5 及 V8，离断至起始部

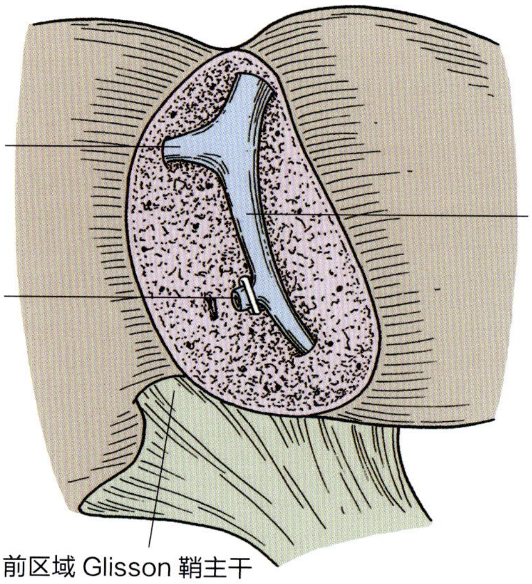

图 2-5-13　前区域 Glisson 鞘主干的显露

前区域 Glisson 鞘主干周围的肝实质沿着长轴方向剥离，将内侧也充分显露

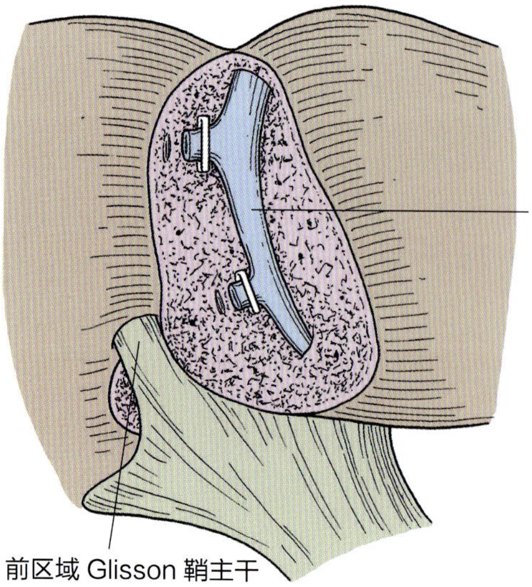

图 2-5-14　前区域 Glisson 鞘主干的伸展

胆囊向头腹侧牵引后就能使得前区域 Glisson 鞘主干“站立”起来

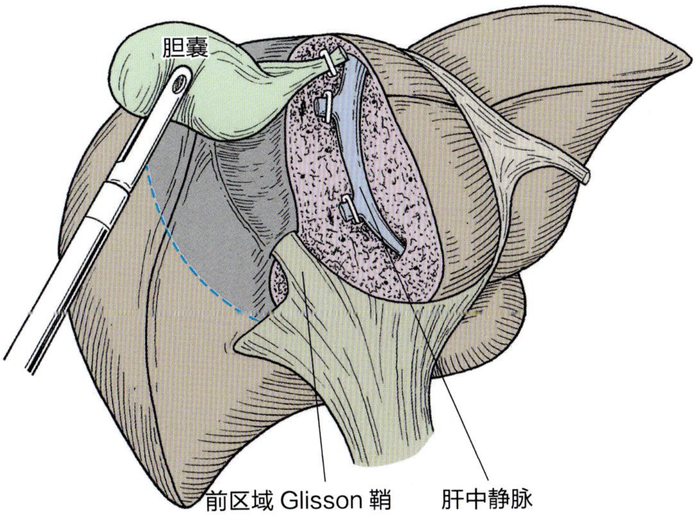

图 2-5-15　前区域 Glisson 鞘的离断

直视确认闭合器的头端从前区域 Glisson 鞘主干背侧出来后，尽可能在末梢侧击发

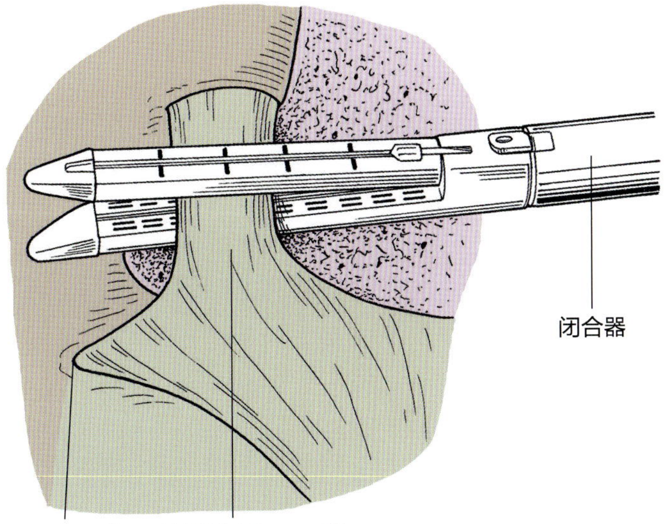

图 2-5-16　前、后区域的断离

将胆囊向左牵引形成一个反向张力

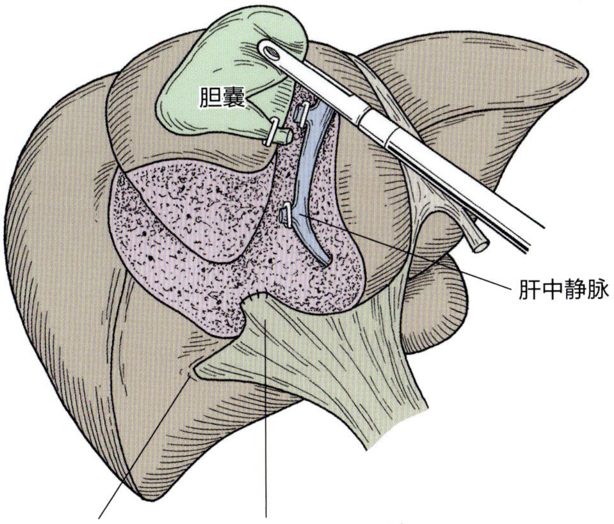

图 2-5-17　沿肝右静脉肝离断

沿肝右静脉夹闭或结扎V8，继续离断到肝右静脉起始部

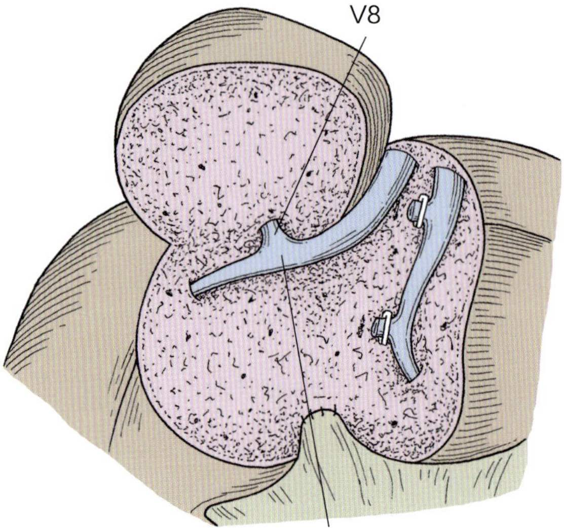

图 2-5-18　切离面

最后切离肝右静脉头侧组织并结束离断，切离面上能看到肝右静脉及肝中静脉

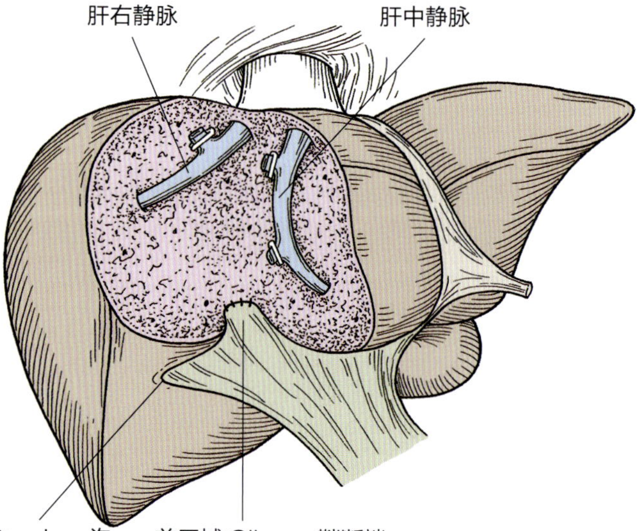

术后

◈ 术后管理

引流

前区域切除切除的面大，所以要留置引流管，如果没有胆汁漏的表现，尽早（术后 2~3 天）拔除。

进食

如果可能，术后第一天开始进食，术后 3~5 天停止输液。

术后抗生素的使用

术后 3 天内用一代头孢类抗生素。

◈ 需要注意的并发症及其处理

前区域切除是切除面最大的规则性肝切除术。如果术后出现发热或查体异常，应进行超声或 CT 检查，必要时进行穿刺引流。

◉ 参考文献

[1] 高山忠利，幕内雅敏：Knack & Pitfalls シリーズ 肝臓外科の要点と盲点，改訂第 2 版，文光堂，東京，2006.

[2] Cho A, Yamamoto H, Nagata M, et al：Safe and feasible inflow occlusion in laparoscopic liver resection. Surg Endosc 2009；23：906-968.

[3] Cho A, Yamamoto H, Kainuma O, et al：Safe and feasible extrahepatic Glissonean access in laparoscopic anatomical liver resection. Surg Endosc. 2011；25：1333-1336.

[4] 金子弘真，土屋勝，大塚由一郎：完全腹腔鏡下肝切除術の Knack & Pitfall. 手術 2013；67：1189-1194.

[5] 大塚由一郎，前田徹也，片桐敏雄ほか：完全腹腔鏡下肝右葉切除での肝門脈管処理一個別処理と Glisson 一括処理のコツー. 手術 2012；66：767-771.

第 6 节　腹腔镜下肝右后叶切除术

播本宪史、前原喜彦　九州大学医学研究院消化外科、综合外科　　池田哲夫　九州大学医院前沿医工学诊疗部

前言

腹腔镜下肝切除术因为其低侵袭性而得到快速普及，肝右后叶切除术在开腹手术时需要非常大的切口，与腹腔镜下肝切除术的侵袭性相比差别很大。但是腹腔镜下只能从尾侧向头侧进行肝切除，再加上肝右叶不能游离抬起，因此不能准确定位从下腔静脉（IVC）发出的向背侧走行的肝右静脉，行肝实质切离时，容易造成大出血。

笔者在 1994 年引入小开腹直视下腹腔镜辅助肝切除术进行肝实质离断，随着时代的发展，逐渐变为完全腹腔镜下肝切除术。

对肝右后叶及右前叶上区肿瘤的治疗，在 2010 年引入左半侧卧位，在 2011 年开始经肋间膈肌插入戳卡，在 2012 年开始应用 Irrigation Bipolar，为了安全施行完全腹腔镜下肝切除，于 2013 年 8 月开始引入入肝血流阻断（Pringle manoeuvre）。接下来介绍腹腔镜下肝右后叶切除术。

术前

适应证

对位于肝右后叶的肿瘤进行肝右后叶切除。与开腹肝切除术的适应证相同，术前需要对肝功能以及全身状态进行评估。

手术操作的概述

首先要确保一个肝脏与膈肌之间有充足空间的体位，插入戳卡后在肝门部进行 Pringle 法（入肝血流阻断），在肝被膜与 Glisson 鞘之间，确认 Glisson 鞘背侧肝被膜后，将右后叶的 Glisson 鞘绕带处理，暂时阻断。标记出现的缺血线，术中通过超声充分确认离断线与肿瘤之间的位置关系及边界，接下来从尾侧开始切离肝右后叶的支持韧带。

紧贴肝被膜进行韧带的游离，肝肾韧带的离断要在右肾上腺被膜与肝内膜之间正确进行，保存两侧被膜，避免肾上腺损伤出血。沿着肝被膜剥离，剥离面能正确导入 IVC 与肝背侧面之间。肝右下静脉等血管用 Endonote™（秋山制

作所）结扎后，用血管钳二重闭锁离断。游离至肝右静脉根部，随后将肝右静脉提前进行绕带处理。

肝右静脉周围及右后叶 Glisson 鞘周围肝实质切除后，把绕带处理的右后叶 Glisson 鞘用 Endonote™ 结扎后，采用血管夹双重夹闭后离断。原则上区域切除不用闭合器离断血管及实质。肝实质切除不是从一个方向开始的，以肝右静脉主干为中心，从肝右静脉根部、腹侧、背侧及肝下缘 4 个方向进行切除。

◆ 术前管理

与一般的肝切除术相同，对于糖尿病、吸烟、哮喘情况，在术前应进行充分管理。之后为了在上方插入戳卡，为了防止戳卡造成肺损伤，需要行单侧肺通气。因此需要测定肺功能状况、有无呼吸系统疾病、用 X 线或 CT 检查判断肺有无粘连。

腹腔内操作前的准备

◆ 体位和手术器械的准备

保证肝脏与膈肌之间有足够的空间是非常重要的。半侧卧位与自由泳换气时的姿势很相似，看不到脐部（图 2-6-1、图 2-6-2）。左上肢向左，右上肢向左、向头侧举起。看起来像是醉酒后的睡眠姿势或者是抱枕睡觉姿势。像这样就能摆出一个稳定的体位，仅用 Vacuum mattress 和背侧两根固定装置固定，背侧能倾斜约 25° 。

图 2-6-1　体位（Simulation）

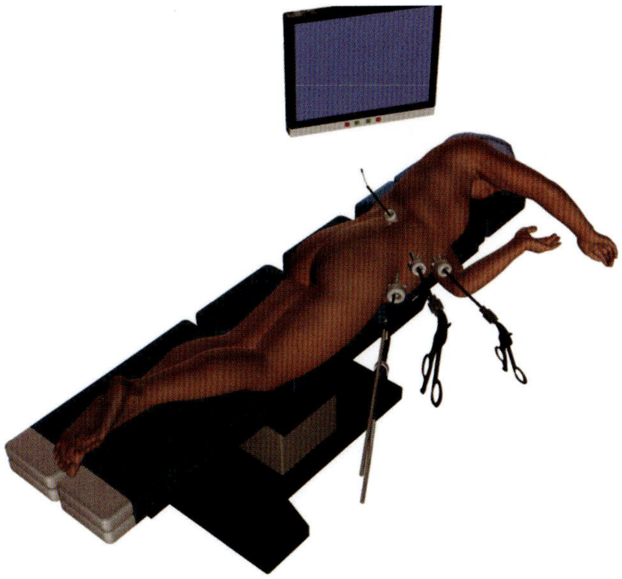

半侧卧位像自由泳换气时的姿势，看不到脐部。左上肢向左，右臂向左头侧举，看起来像醉酒后的睡觉姿势或者是抱枕睡觉姿势

图 2-6-2　实际体位

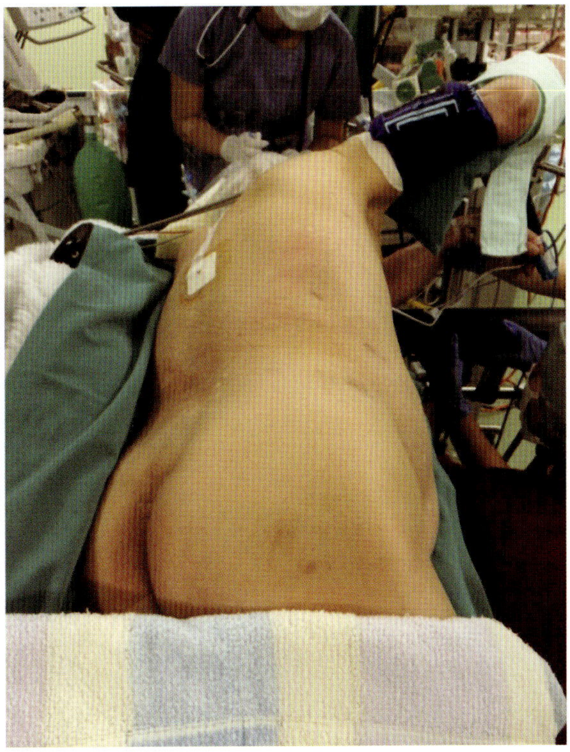

患者靠近手术台左侧，右腿尽可能伸展

术者和扶镜助手在患者左侧，第一助手在患者右侧。患者紧靠手术台左侧，右腿尽可能伸展。因为在观察腹腔内部时，腹腔镜的活动范围是受到患者的左腿限制的。显示器摆在患者右侧头部附近。手术装置主要是 SILIGATOR™（富士系统 KK）和附有生理盐水灌注功能的双极凝固装置［Soft Bipolar，VAIO™（アムコ公司）］。

◈ 戳卡的位置

在脐下部右侧腹直肌外缘插入腹腔镜用戳卡。肋弓下正中到右侧腋后线之间插入 3 个戳卡（图 2-6-3），肝门处理后在第 7 肋腋前线附有气囊的 5mm 戳卡经胸经膈肌插入腹腔内（图 2-6-4）。这时行单侧肺通气停止右肺通气，留置戳卡后再开放右肺通气。腹腔表面与膈肌之间空间充足，肝脏由于自身重力向腹侧移动，被韧带牵引（图 2-6-5）。

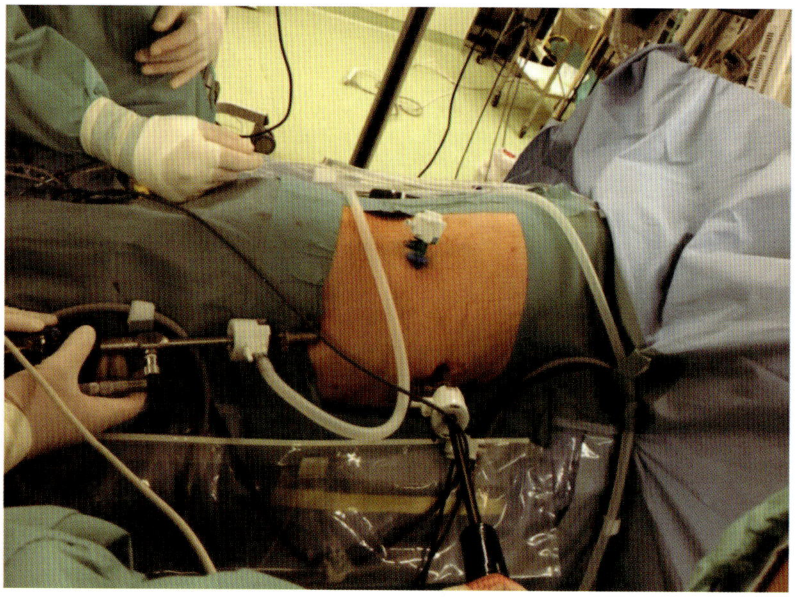

图 2-6-3　戳卡插入位置（手术开始时）

在脐下右侧腹直肌外缘插入腹腔镜用戳卡，肋弓下正中右侧和腋窝线之间插入 3 个戳卡

图 2-6-4　戳卡插入的位置（经膈肌戳卡插入后）

肝门处理后在第 7 肋腋前线经胸经膈肌插入腹腔内 5mm 附有气囊的戳卡

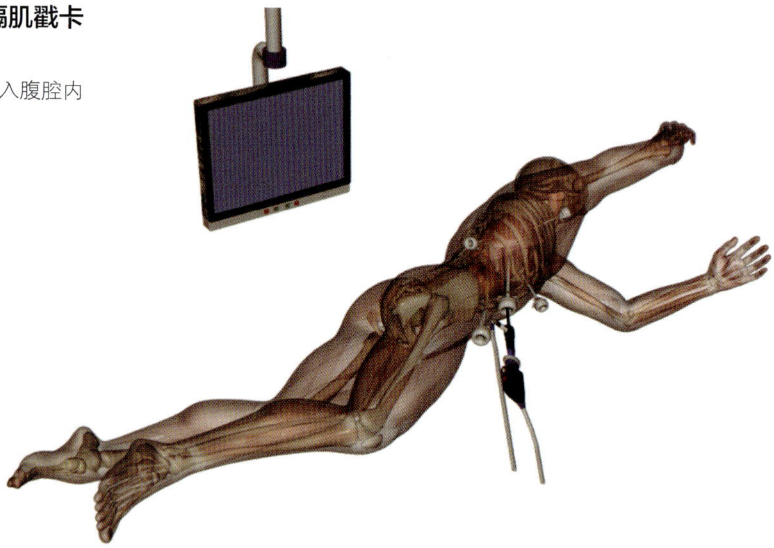

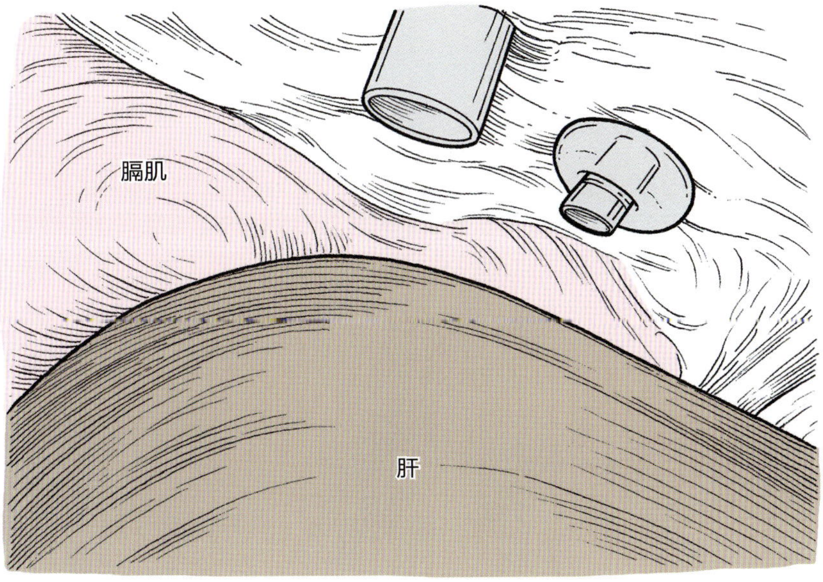

图 2-6-5 腹腔内术野

肝脏和膈肌之间有充足空间，左半侧俯卧位的另一个优点是右半肝游离时可以利用肝脏自身重力展开术野

手术操作流程

1 摆体位。
2 插入戳卡。
3 Pringle manoeuvre。
4 后区域 Glisson 鞘的处理。
5 术中超声检查。
6 游离肝脏。
7 切离肝实质。
8 止血。
9 关腹。

不同场景的手术操作

（场景 1）

肝门部血管的处理（图 2-6-6~ 图 2-6-11）

用两个钳子持举肝脏，显露右肝门正面（图 2-6-6）。随后举起胆囊露出肝十二指肠韧带。

腹腔镜外科解剖学和术野展开

在 CT 影像上，仅有 70% 的欧美人的影像中能够看到 Rouviere 沟，而以笔者的经验看，日本的全部病例中都可以看到，仅仅存在大小的差别而已。这个体位的多数患者中能在正面看到 Rouviere 沟。一并处理 Glisson 鞘时，以 Rouviere 沟为目标用分离钳或者手指一般都可以进入 Rouviere 沟，但是当 S7 段

图 2-6-6　肝门部

用两个钳子抬起肝脏，显露肝门部正面

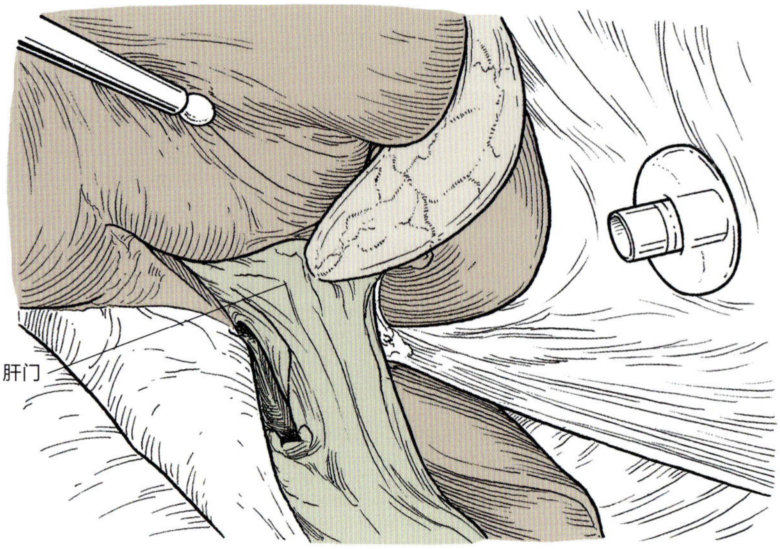

图 2-6-7　Pringle 法

为了进行右后叶 Glisson 鞘的绕带处理，切开小网膜，进行 Pringle 法

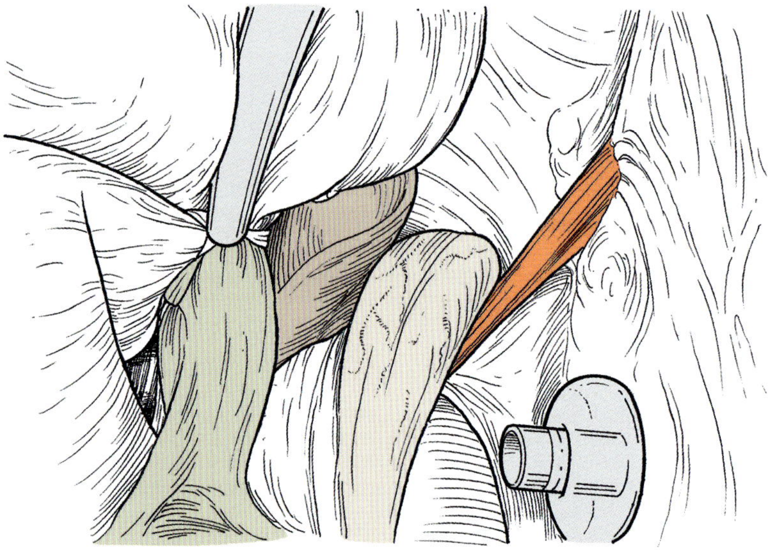

图 2-6-8　右后叶 Glisson 鞘的剥离

用剥离钳和吸引管小心剥离，用直角钳将 Glisson 鞘进行绕带处理

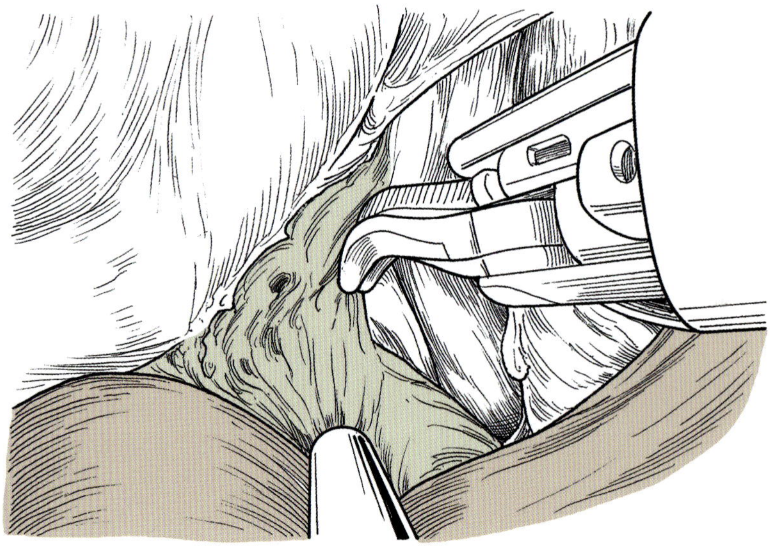

图 2-6-9　右后叶 Glisson 鞘的结扎

为了确认缺血线，可以提前结扎右后叶 Glisson 鞘

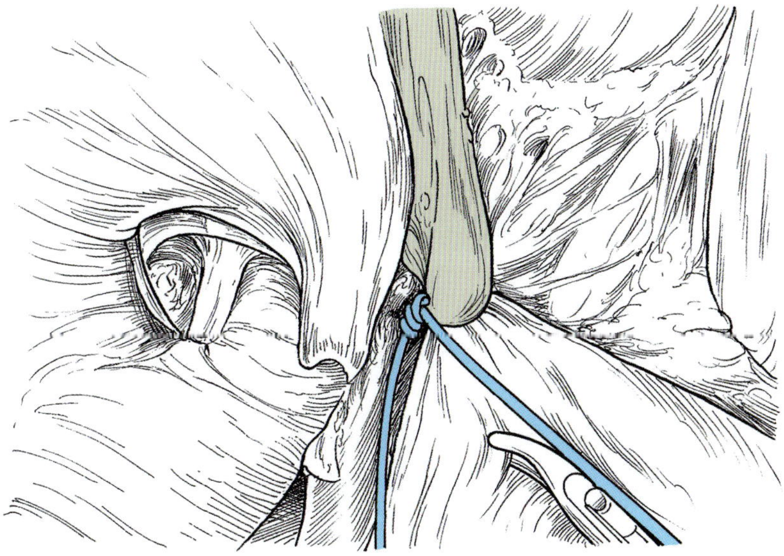

图 2-6-10　缺血线

通过缺血线确认肝表面右后叶的缺血区

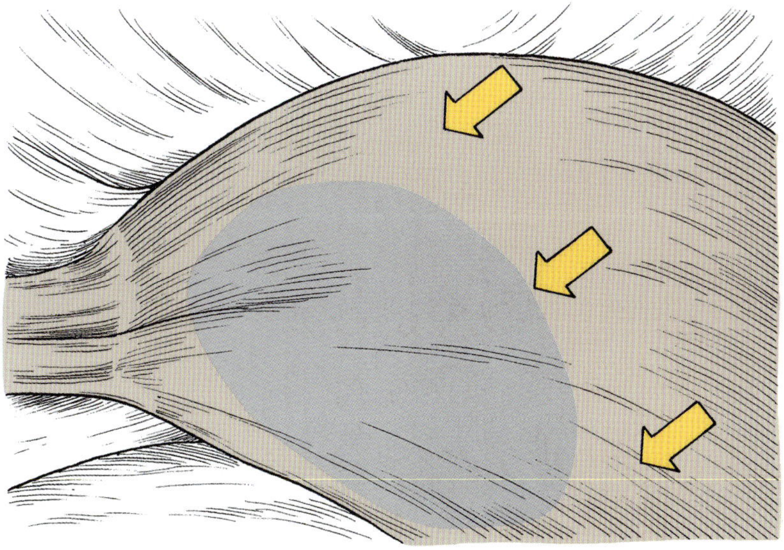

图 2-6-11　标记

用电刀标记图 2-6-10 中确认的缺血线

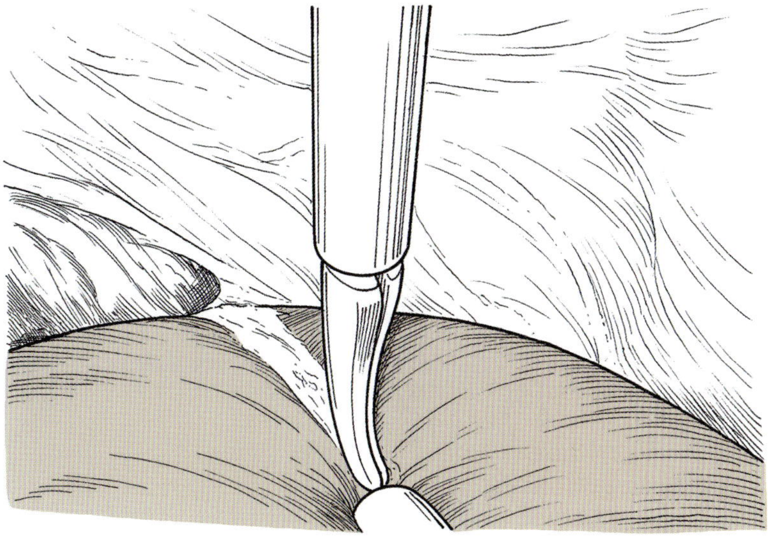

Glisson 鞘和 S6 段 Glisson 鞘分叉角度较大时，此方法通常只能将 S6 段的 Glisson 鞘进行绕带处理。

另外，常常因为小分支以及肝被膜损伤而导致出血。因此，在肝十二指肠韧带浆膜与肝被膜融合的部分，沿着被膜谨慎切开，确认右后叶 Glisson 鞘背面的肝被膜后，再进行绕带处理（**图 2-6-8**）。

左半俯卧位时也可行 Pringle 法预置阻断带，在右后叶 Glisson 鞘绕带前采用 Pringle 法阻断血流。首先确认肝十二指肠韧带和下腔静脉间隙，切开小网膜。用剥离钳把持胶带，从小网膜侧插入，从肝十二指肠韧带与下腔静脉之间拉出。完成右后叶 Glisson 鞘的绕带处理后，解除 Pringle 法，肝实质切离时再利用 Pringle 法。

Tips ①

在决定肝断面时如果能阻断右后叶 Glisson 鞘（图 2-6-9），则可确认缺血线（Demarcation line）（图 2-6-10）。进一步通过超声确认缺血区是否包含肿瘤，然后再确定切除线（图 2-6-11）。

肝实质切除仅沿一个方向进行，操作过程中会有小的偏离，最终可能会导致大的偏离，所以肝实质切离以肝右静脉主干为中心从 4 个方向进行。

▶（场景 2）

肝脏游离（图 2-6-12~ 图 2-6-17）

肋间戳卡是左半俯卧位体位时的优势，肝右叶游离时利用肝脏自身的重量可展开术野。尾侧切离肝肾韧带（**图 2-6-14**），从尾侧向头侧剥离下腔静脉，显露出数支肝短静脉，慎重进行处理。术前通过 CT 检查确认有无肝右下静脉。如果有粗的肝右下静脉，进行绕带处理以预防出血。充分剥离右肾上腺与下腔静脉之间，切离右肾上腺与肝脏的粘连（**图 2-6-15**）。这时，在第 7 肋腋前线将附有气囊的 5mm 戳卡经胸经膈肌插入腹腔，进行剥离操作（**图 2-6-12**）。

图 2-6-12　术中超声检查

确认切除线范围是否包含足够的肿瘤边缘或确认肝中静脉走行

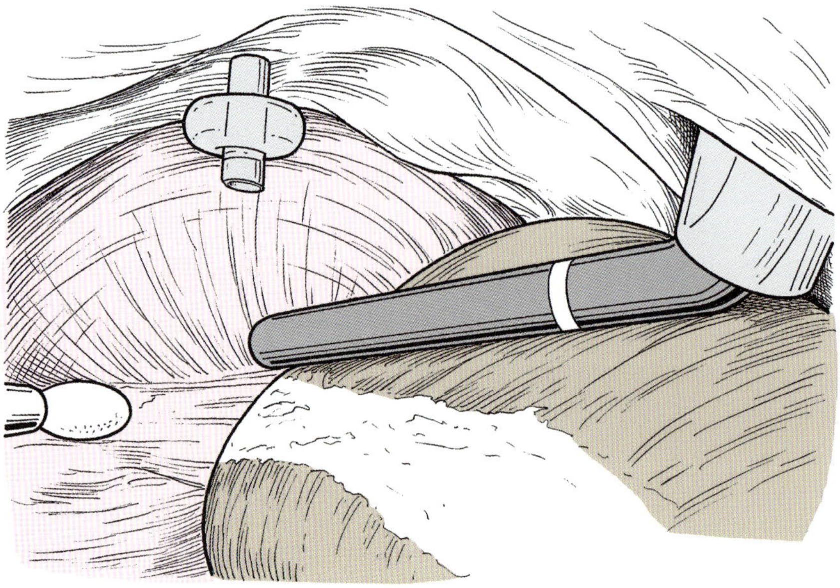

图 2-6-13 附着气囊的经膈肌戳卡

肝门处理后，在第 7 肋腋前线插入附有气囊的 5mm 戳卡，经胸经膈肌插入腹腔，此时应改为单侧肺通气

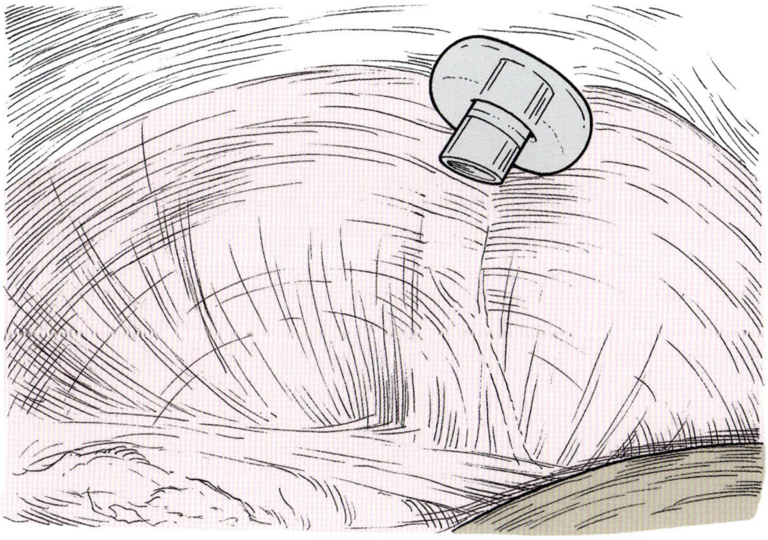

图 2-6-14 切离肝肾韧带

用 Irrigation Bipolar 充分凝固切离

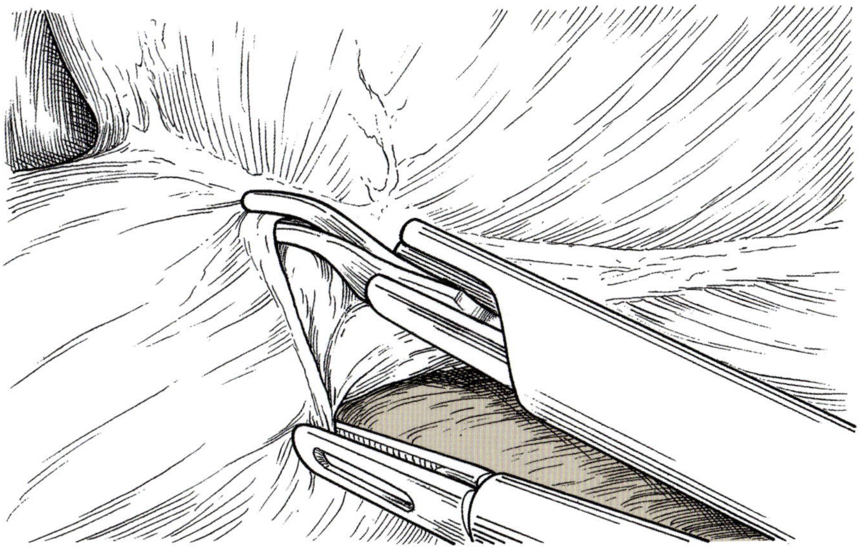

图 2-6-15 右肾上腺的切离

用 Irrigation Bipolar 小心剥离、切离，如果有粗血管，则要进行结扎

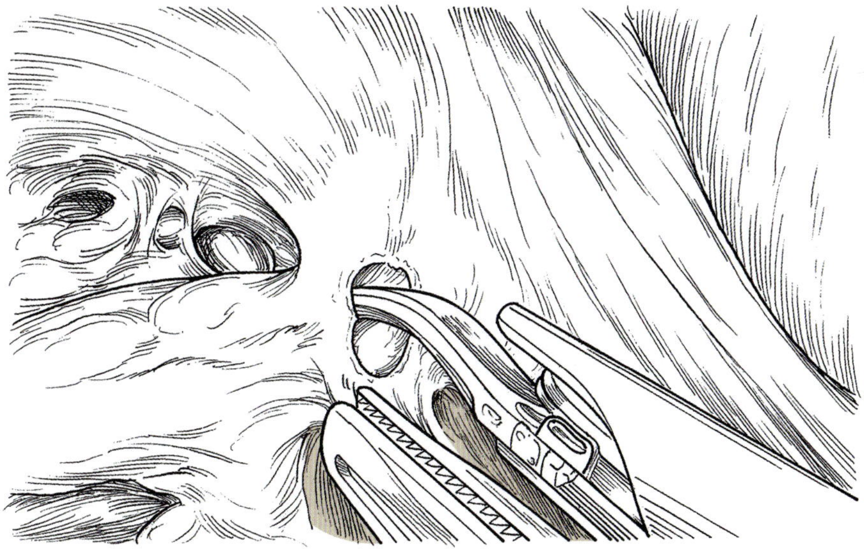

剥离右冠状韧带，确保右膈下有足够的空间，肋间插入经胸经膈肌戳卡可以从两个方向操作，平稳剥离。另外，还有冲洗液和出血不会积聚在术野的优势。由于右膈下静脉血流入肝右静脉，所以以右膈下静脉作为标识进行剥离。如果沿肝被膜正确进行剥离，出血风险很小。

肝右下静脉等血管用 Endonote™ 结扎后，用血管钳双重闭锁后切离。同时谨慎剥离下腔静脉韧带，如果下腔静脉韧带比较粗，下腔静脉侧要进行夹闭或者结扎后切离（图 2-6-16）。翻转右半肝至显露肝右静脉根部。这样将肝右静脉根部进行绕带处理后，出现意想不到的出血时也能控制（图 2-6-17）。

Approach site 和操作技巧及标识

肝右叶游离时利用肝脏自身重力展开术野，切开肝肾韧带，处理肝短静脉的同时术野也随之展开。右膈下静脉血流入肝右静脉，以右膈下静脉作为标识

图 2-6-16　右下肝静脉的切离

结扎，比较粗的时候，要追加使用 Hem-o-lok®

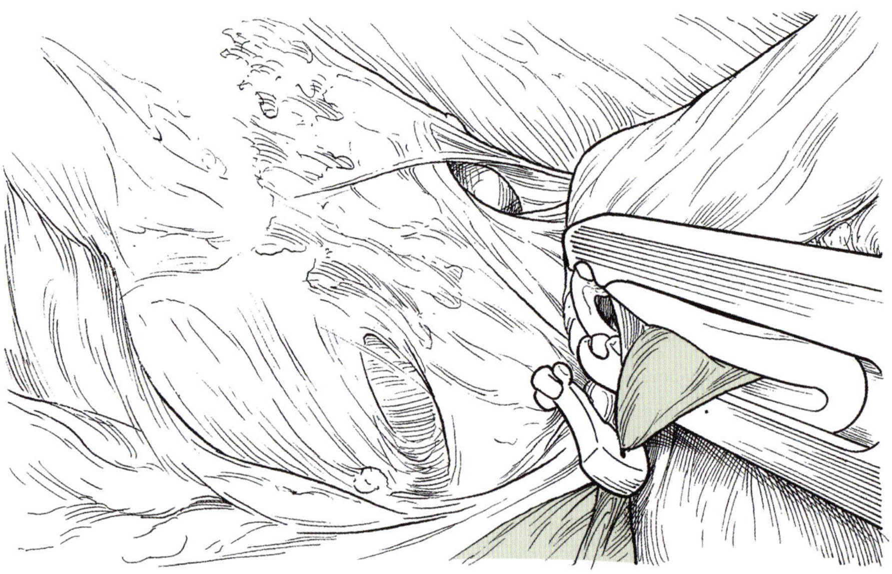

图 2-6-17　肝右静脉的绕带处理

提前将肝右静脉绕带，作为切离的标识，并可据此控制出血

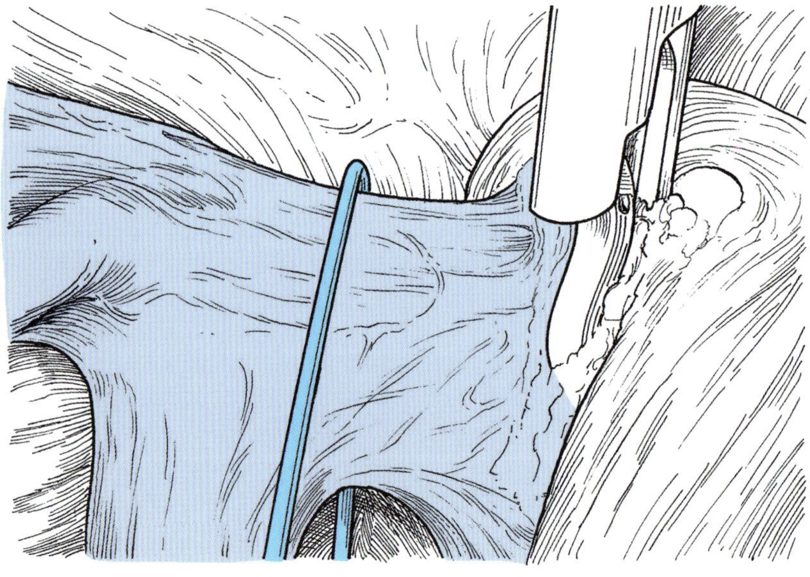

进行剥离，严格沿着肝被膜行韧带切离，肝肾韧带的切离在右肾上腺皮质与肝被膜之间进行，保存两侧皮质，肾上腺便不容易损伤出血。沿着肝被膜剥离，使剥离面能正确导入 IVC 与肝背侧面之间。

Tips ②

肝右静脉是要剥离的第一支重要血管。充分剥离到肝右静脉根部，进行绕带处理后，出现意想不到的出血时也能控制。

（场景 3）

肝实质切离（图 2-6-18~ 图 2-6-20）

肝右静脉周围及右后叶 Glisson 鞘周围肝实质切除后，提前将已经绕带的右后叶 Glisson 鞘用 Endo note™ 结扎后，再用血管钳双重夹闭切离（图 2-6-18）。原则上区域切除（右后叶或右前叶）时，血管及肝实质离断不使用闭合器。

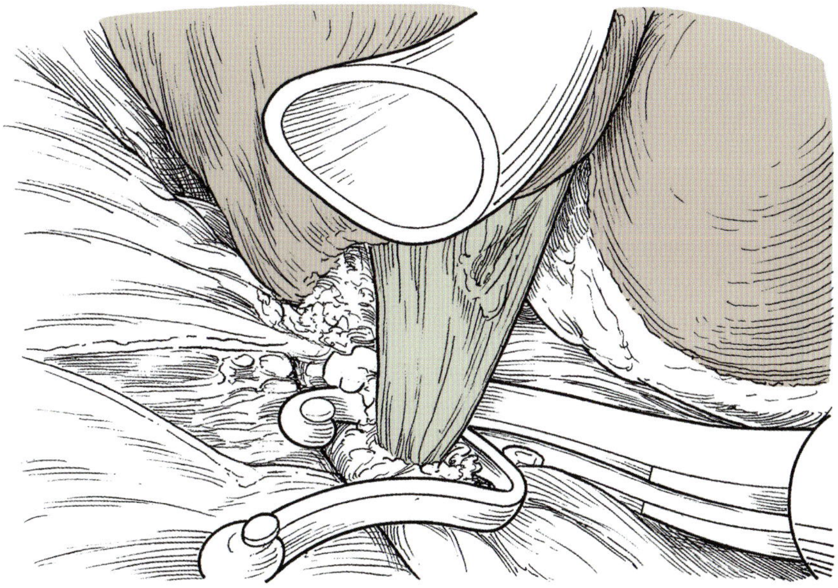

图 2-6-18 右后叶 Glisson 鞘的切离

对先前结扎的右后叶 Glisson 鞘追加使用 Hem-o-lok®，并切离

切离肝实质不能仅从一个方向开始，应该以肝右静脉主干为中心，从肝右静脉根部、腹侧、背侧及肝下缘的 4 个方向分别进行切离。主要用自动滴水双极（Autoirrigation Bipolar）进行切离，细的血管用自动滴水双极（Autoirrigation Bipolar）凝固切离，中等粗细的血管用 Biclamp™ 凝固切离。比较粗的脉管结扎之后再加用血管夹（Hem-o-lok®），切离的断端两侧都不要过长，防止血管夹向两侧滑脱（图 2-6-19）。肝的离断面上显露肝右静脉（图 2-6-20）。肝实质内剥离肝右静脉时，绝对不要做出牵拉静脉的动作。肝静脉壁在肝实质内和肝被膜粘在一起，肝内肝静脉部分开部分闭合的肝被膜，是因为肝静脉剥离时静脉壁撕裂。剥离肝静脉时要将肝被膜保留在静脉壁上，像推开肝实质那样操作。另外一方面，门静脉系统（门静脉、肝动脉、胆管、淋巴管、神经）包裹在结缔组织鞘内进入肝内，不管何处切开肝实质断面都是被膜覆盖的 Glisson 鞘包裹

图 2-6-19　肝实质的切离、右肝静脉的剥离

细的血管用滴水双极切离，直径 3mm 以上的血管用 Biclamp™ 凝固后切离，比较粗的血管加用 Hem-o-lok®，肝右静脉周围要小心应用血管夹

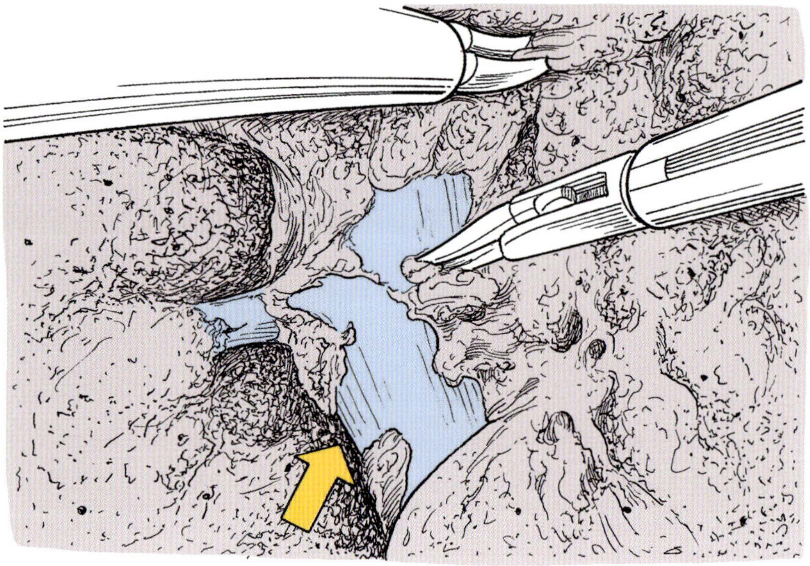

图 2-6-20　肝的离断面

肝切除结束的离断面。离断面上显露肝右静脉

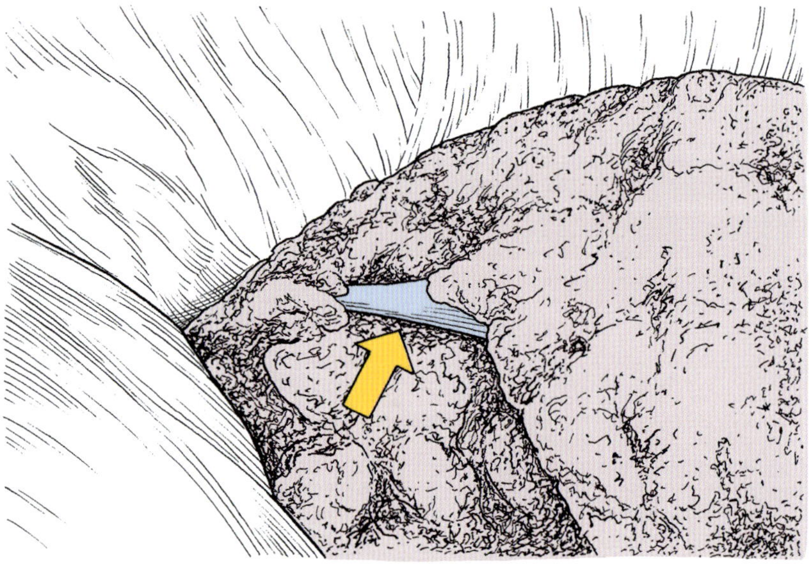

的三位一体的门静脉、胆管和动脉。Glisson 鞘的血管、胆管、神经在浅层存在，与肝静脉一样进行 Glisson 剥离时也要附带被膜，以此预防出血和胆汁漏。

右腹部的戳卡孔扩大为 4cm，将放入取物袋的肝脏取出至体外。充分止血，肝的离断面用喷雾止血胶和纤维蛋白糊止血，放置闭式引流管，结束手术。拔戳卡时也要通过腹腔镜观察确认止血。

术后

◆ 术后管理

对于合并肝炎、肝硬化的肝细胞癌，注意凝固功能。观察 PT 值，必要时补充新鲜冷冻血浆。术后胸腹水的发生率比开腹手术小，适当使用利尿药。无出

血、无胆汁漏的话，于次日拔除引流管，术后 5 天行 CT 检查，术后 1 周出院。

◈ 应注意的并发症及其处理

出血

气腹时腹腔压力上升，由于解除气腹后可能会出血，适当减轻气腹压力以确认是否止血。

胆汁漏

很幸运，至今腹腔镜下肝切除术中未遇到必须处理的胆汁漏，但通常要做好中转开腹肝切除术的准备。

气胸及肺损伤

上方插入戳卡进行肝切除术时是经胸的。准备此类操作的病例要在插入戳卡时行单肺换气，胸腔粘连时可能有肺损伤的可能。故拔去戳卡时，用 5mm 的腔镜观察胸腔。至今没有出现肺损伤的病例。另外，由于插入戳卡容易出现开放的膈肌洞，即使闭锁缝合，也会出现拔出时气腹气体从腹腔进入胸腔的情况，从胸腔戳卡插入口留置 8~12 规格的细径胸腔引流管至次日清晨，确认没有气漏后拔去。

结语

以上叙述的是笔者进行的右后叶切除方法，也可将肝右叶后区域替换成肝左叶外叶区域或者肝左叶的 S2 段。考虑肝脏的立体构造，肝右叶正面在身体的侧面甚至背侧，这个部位的肝切除采取左半俯卧位是比较好的体位。

◉ 参考文献

[1] Hashizume M, Takenaka K, Yanaga K, et al：Laparoscopic hepatic resection for hepatocellular carcinoma. Surg Endosc. 1995；9：1289-1291.

[2] Ikeda T, Yonemura Y, Ueda N,et al：Pure laparoscopic right hepatectomy in the semi-prone position using the intrahepatic Glissonian approach and a modified hanging maneuver to minimize intraoperative bleeding. Surg Today. 2011；41（12）：1592-1598.

[3] Ikeda T, Mano Y, Morita K, et al：Pure laparoscopic hepatectomy in semiprone position for right hepatic major resection.J Hepatobiliary Pancreat Sci. 2013；20（2）：145-150.

[4] 池田哲夫，播本憲史，山下洋市ほか：半腹臥位での完全腹腔鏡下肝切術一肋間ポートを用いた双方向アプローチ一手術 2013；67：463-468.

[5] Ikeda T，Toshima T，Harimoto N，et al：Laparoscopic liver resection in the semiprone position for tumors in the anterosuperior and posterior segments, using a novel dual-handling technique and bipolar irrigation system. Surg Endosc. 2014；28：2484-2492.

[6] Shimada M, Takenaka K, Fujiwara Y, et al：Risk factors linked to postoperative morbidity in patients with hepatocellular carcinoma. Br J Surg 1998；85：195-198.

[7] C.Couinaud Surgical Anatomy of the Liver Revisited.Paris. France.1989.

第 7 节　腹腔镜下右半肝切除术

长谷川康、新田浩幸　岩手医科大学医学部外科　　若林　刚　上尾中央综合医院外科

术前

适应证

关于适应证，在各个医院都应该谨慎判断。具体适应证是需要进行右半肝切除，肝储备功能足够的患者。另外，应该由具有丰富的腹腔镜下肝切除术的医师参与手术。笔者所在科室的排除标准是肿瘤直径在 10cm 以上、肿瘤浸润多脏器、需要切除胆管等。

手术操作概述

和开腹右半肝切除术几乎相同。切离肝右动脉、门脉右支，游离右半肝。沿着切离线和肝中静脉进行肝脏离断。肝脏离断进行到一定程度后，切离右肝管。最后切离肝右静脉，取出病灶。

腹腔内操作前的准备

体位和手术器械的准备（图 2-7-1）

左半侧卧位，采用可调节的手术床进行固定。因为右半肝游离时采取左侧卧位能利用重力作用，更加容易进行游离。而在肝门操作时采取近仰卧位，不容易迷失方向，考虑到手术时间长，确认各关节和压迫部的负担，固定后一定要进行调节测试。

戳卡的位置（图 2-7-2）

腹腔镜戳卡从脐或脐上插入。术者操作采用右季肋部和右腹部的戳卡，助手操作采用剑突下和左侧腹部的戳卡。

图 2-7-1　体位和手术器械的准备

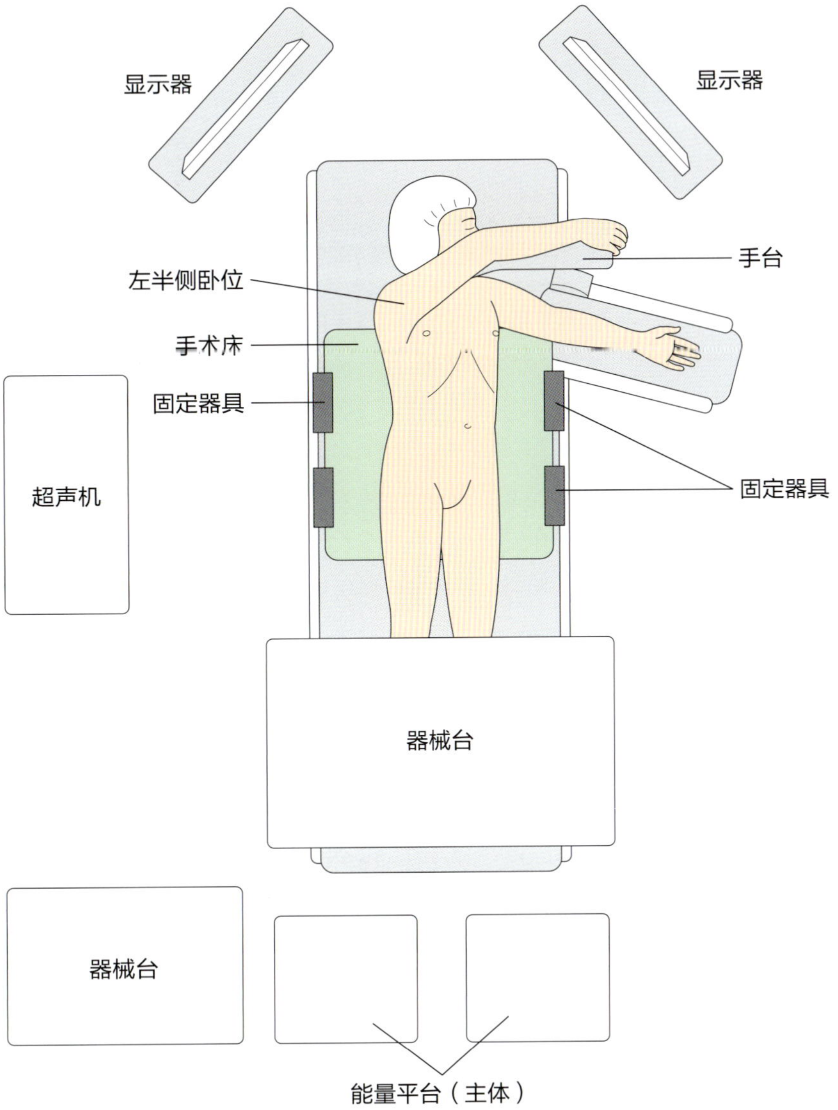

图 2-7-2　戳卡的位置

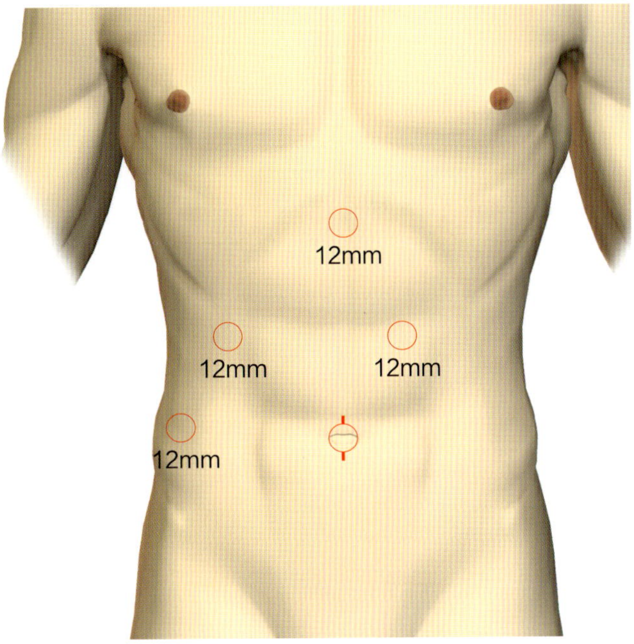

腹腔内操作的流程和实际场景（Shot）

1 术中通过超声确认肿瘤和血管的位置关系，必要时用超声造影剂示卓安®（Sonazoid）进行造影超声检查，然后切除胆囊。

2 切除胆囊后，在肝总管的右背侧显露肝右动脉，将其阻断夹闭。通过超声检查确认肝左动脉血流后将肝右动脉切离。接下来显露门静脉主干及右支，确认门静脉左支的走行，门静脉右支用 Hem-o-lok® 进行夹闭。通过超声检查确认门静脉左支血流后将门静脉右支切离 ▶（场景 1）。

3 一并处理 Glisson 鞘时，首先在左、右 Glisson 鞘的分叉部与肝之间小心进行剥离，再剥离右 Glisson 鞘背面与肝之间，将右 Glisson 鞘进行绕带处理。在此时间点上，仅进行结扎，肝脏离断后再进行切离。结扎后一定要确认左肝的血流。

4 进行右半肝的游离，游离时离断肝肾韧带及右三角韧带，剥离右肾上腺 ▶（场景 2）。离断冠状韧带 ▶（场景 3）。显露裸区及 IVC 右缘 ▶（场景 4）。按以上顺序进行操作，一般只离断肝镰状韧带的上缘。

5 沿肝中静脉进行肝脏离断 ▶（场景 5）。肝脏离断顺序是从肝背侧显露肝中静脉，结合切离线决定离断面。腹腔镜下肝切除术时的气腹压力维持在 1.60kPa（12mmHg），可以减轻肝静脉出血。并且通过 Pringle 法减轻肝动脉及门静脉出血，精细的手术操作在减少出血方面也非常有用。离断方法根据术者偏好，可以选择 CUSA、钳夹法（Clamp crush）等。

6 右肝管离断是在肝脏离断到一定程度时进行，能够安全插入自动闭合器之后再进行 ▶（场景 6）。

7 完成肝脏离断后，用自动闭合器离断肝右静脉 ▶（场景 7）。

8 标本装入标本袋中，从耻骨上横切口取出。标本取出后，气腹压力降低到 0.53kPa（4mmHg），仔细确认止血。引流管从戳卡插入口经由肝切离面，留置在右膈下。

不同场景的手术操作

▶（场景 1）切离肝右动脉，切离门静脉右支

此场景下需要追求术野清晰（目标）（图 2-7-3）

在肝总管的右侧，切离肝右动脉及门静脉右支。

应了解的腹腔镜下外科解剖学知识

通常腹腔镜下手术比开腹手术的术野狭窄，容易出现方向错误。为了避免发生此类错误，要通过术前影像（主要指 CT 造影）正确把握肝动脉、门静脉分支形态和走行位置。

术野的展开（图 2-7-4）

第一助手右手将肝脏抬起，展开肝门部，左手把持胆囊管断端向左上方牵引。这样展开以后，肝总管右侧术野良好，操作部位可以施加反向张力。

图 2-7-3 切离肝右动脉、门静脉右支后

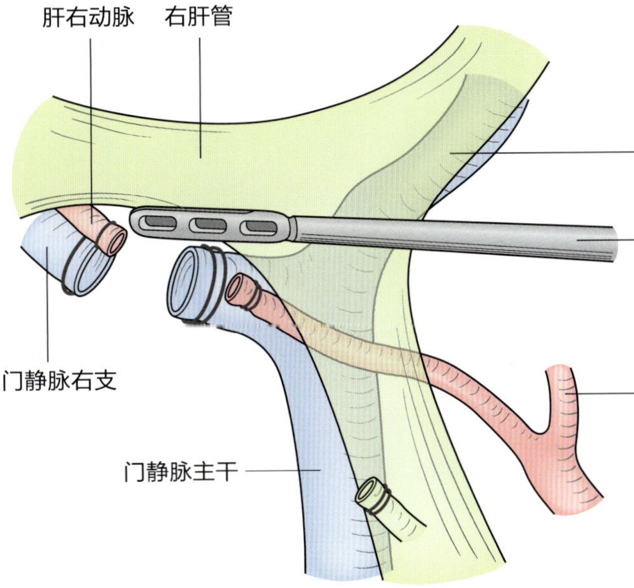

图 2-7-4 显露肝右动脉、门静脉（远景）

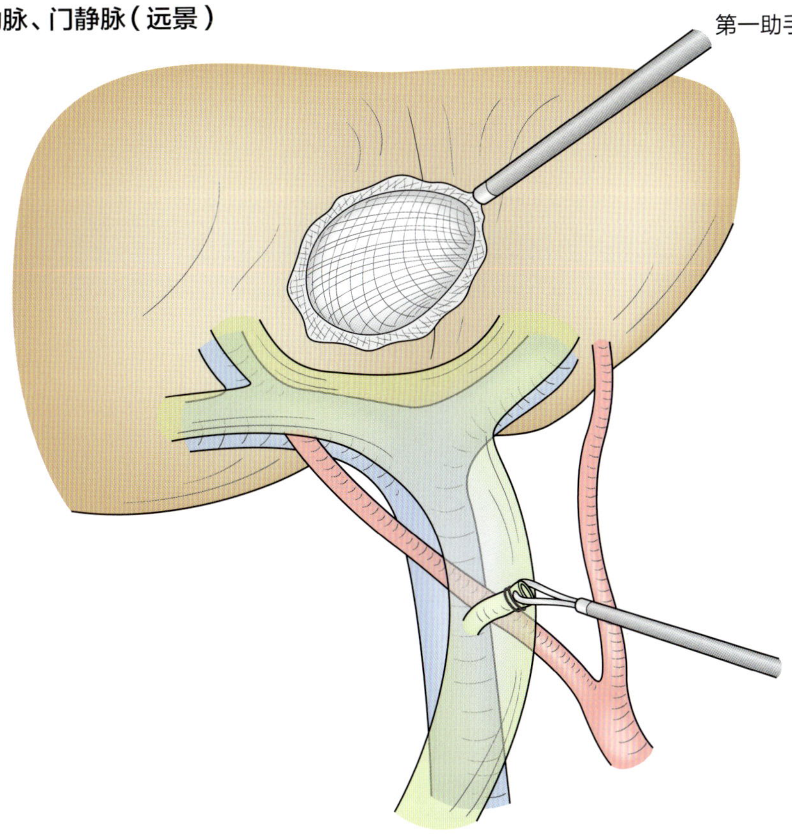

Approach site 和手术技巧的关键以及标识（图 2-7-5）

术者使用双手，剥离肝总管右后方，显露肝右动脉、门静脉主干及门静脉右支。夹闭肝右动脉后确认肝左动脉的血流。离断肝右动脉。离断肝右动脉后，显露门静脉右支。剥离门静脉主干前方，确认门静脉左支走行。小心剥离从门静脉右支分出的尾状叶分支，用血管闭合系统将其离断。将门静脉右支进行绕带处理，用 Hem-o-lok 夹闭后，确认门静脉左支血流，将门静脉右支离断。

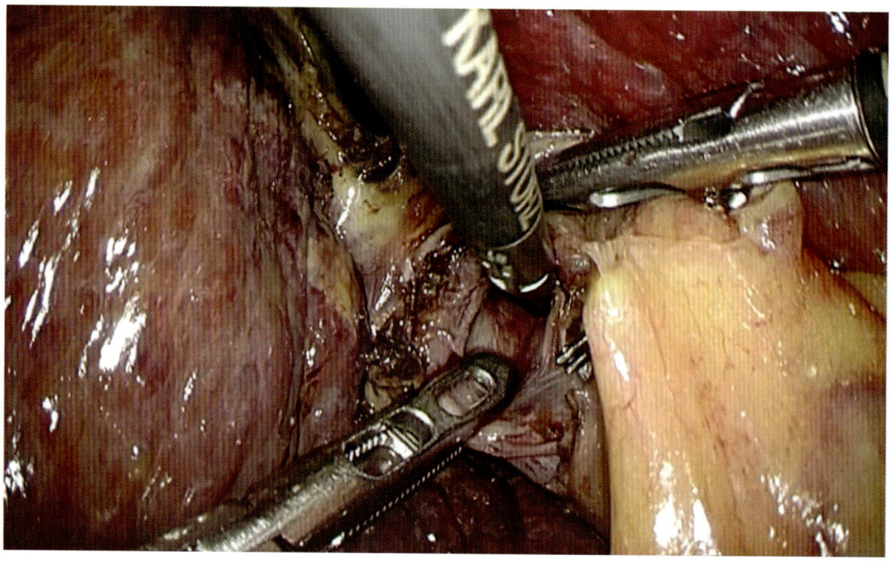

图 2-7-5　门静脉右支的显露（近景）

> **Tips ①**
>
> 如之前说的，一定要确认残肝侧血流。另外，为了能够通过 Pringle 法阻断入肝血流，需要将肝十二指肠韧带进行绕带处理，以应对出血的发生。

（场景 2）肝脏的游离①（背侧）

此场景下需要追求术野清晰（目标）（图 2-7-6）

离断肝肾韧带及右三角韧带，剥离右肾上腺。

应了解的腹腔镜下外科解剖学知识

扩大视觉效果，与开腹手术相比，更容易识别剥离层。另外助手也能看到术野是此术式的很大优点。

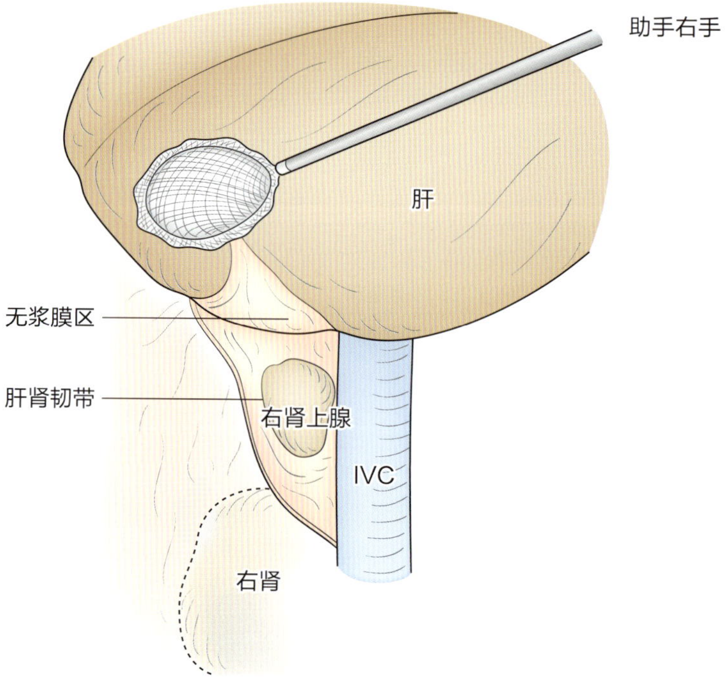

图 2-7-6　肝脏的游离（背侧）

术野的展开（图 2-7-7）

助手抬起肝脏，术者用左手向尾侧、背侧压排 Gerota 筋膜，切离部会保持一定张力。

图 2-7-7　肝脏背侧的游离（远景）

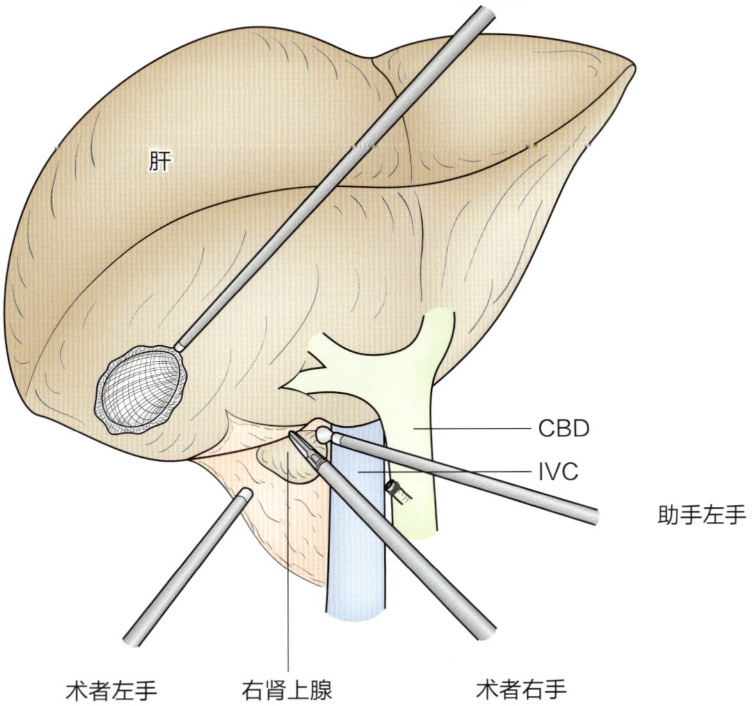

Approach site 和手术技巧的关键以及标识（图 2-7-8）

首先显露肝下部下腔静脉（Inferior vena cava，IVC）的右缘。用血管闭合系统或超声刀从 IVC 右缘向外侧切离肝肾韧带。切开韧带后再次从 IVC 右缘向外侧切离结缔组织。这样反复操作，进入到裸区的剥离，看到冠状韧带之后，则转为下一步操作。

图 2-7-8　肝脏背侧的游离（近景）

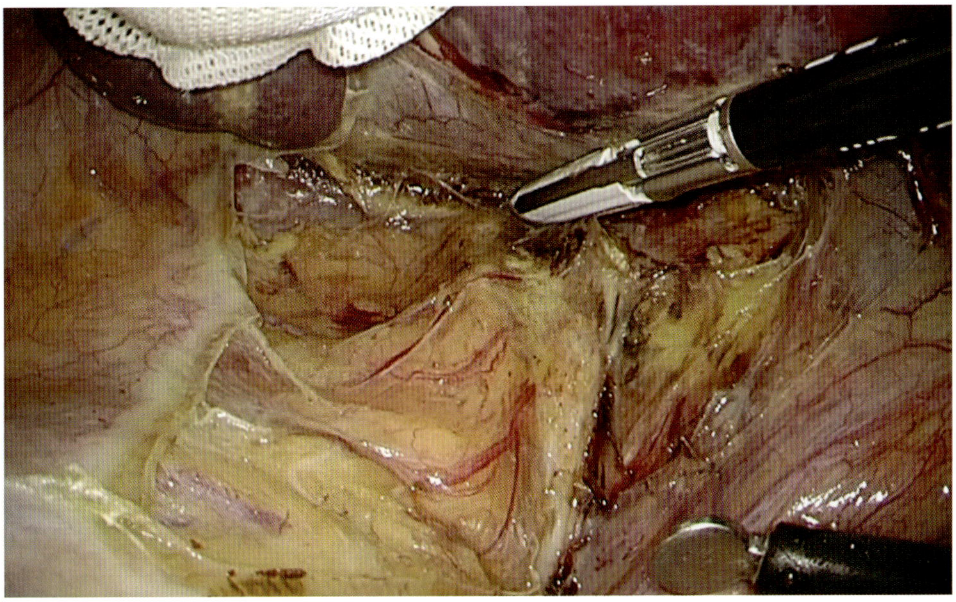

Tips ②

右肾上腺黏附较重时，首先剥离其与 IVC 之间的空隙，再剥离肾上腺外侧。然后从 IVC 侧用血管闭合系统将肝脏与肾上腺之间切开，能够保证出血最少。

（场景 3）肝脏的游离②（头侧）

此场景下需要追求术野清晰（目标）（图 2-7-9）

显露肝右静脉前方，离断冠状韧带，此处操作结束。

图 2-7-9　肝脏的游离（冠状韧带离断后）

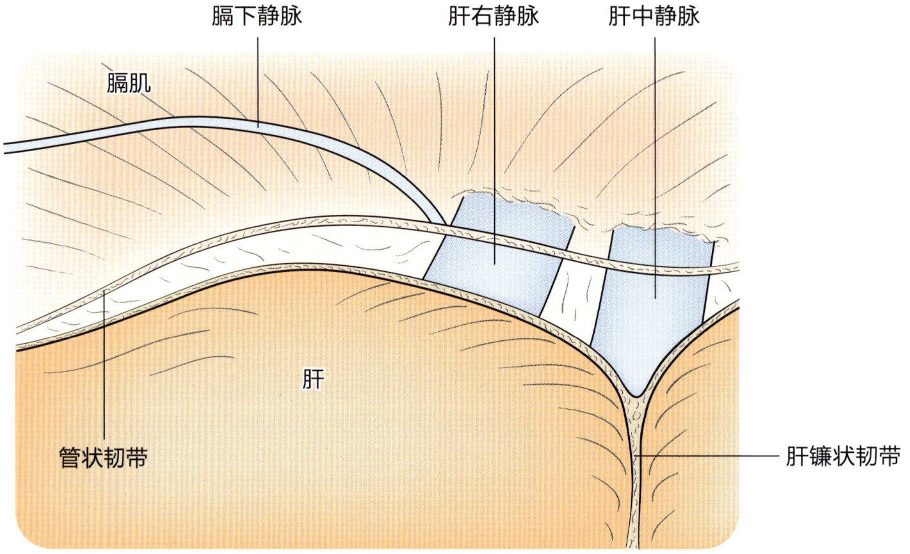

术野的展开（图 2-7-10）

术者左手钳子和助手左手钳子向尾侧压迫肝。注意钳子之间容易互相干扰。

图 2-7-10　肝脏头侧的游离（远景）

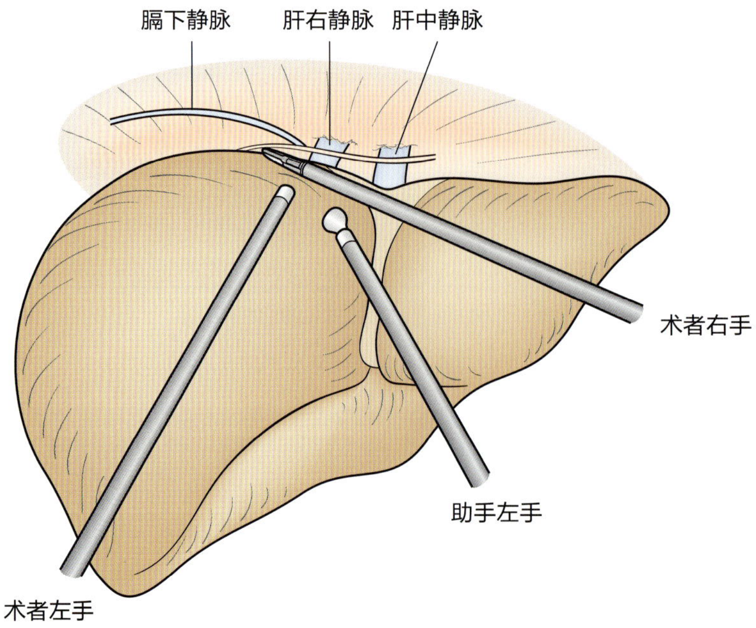

Approach site 和手术技巧的关键以及标识（图 2-7-11）

只切开肝镰状韧带最上部。经剑突下的戳卡使用血管闭合系统或超声刀离断冠状韧带。不要损伤到后方的组织，小心地薄层切开韧带或者结缔组织。从正中侧到外侧反复操作显露肝右静脉前方，与之前的场景中切离的层次汇合。

Tips ③

离断冠状韧带时，由于肝右静脉受到牵拉而存在一定的张力，会像帐篷一样贴在冠状韧带上，如果损伤会招致大出血，一定要小心处理此处。

图 2-7-11　肝脏头侧的游离（近景）

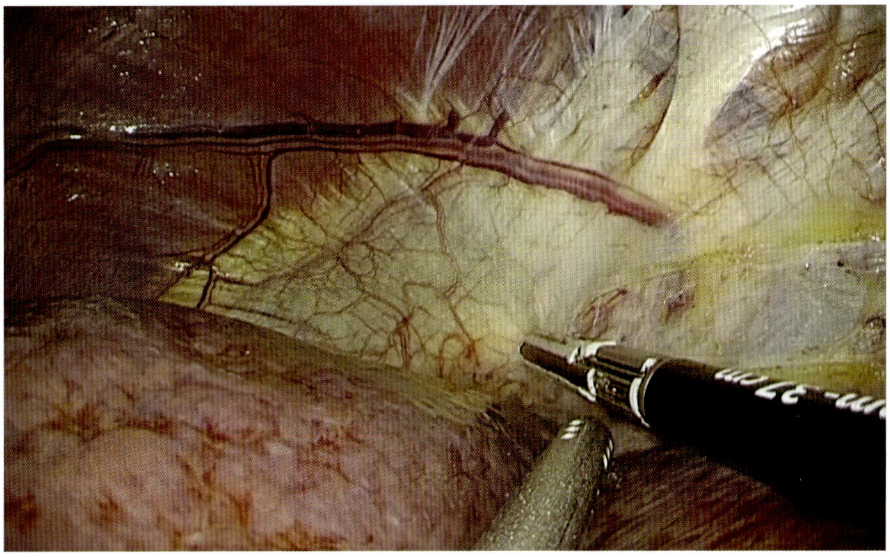

（场景 4）肝脏的游离③（肝短静脉的离断）

此场景下需要追求术野清晰（目标）（图 2-7-12）

全部处理肝短静脉，显露 IVC、肝右静脉根部。

图 2-7-12　肝脏游离结束图

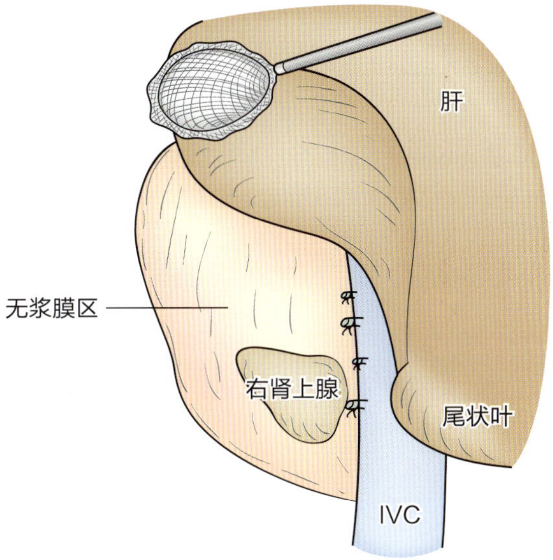

术野的展开（图 2-7-13）

与 ▶（场景 2）相同，助手将肝脏抬起，展开术野。

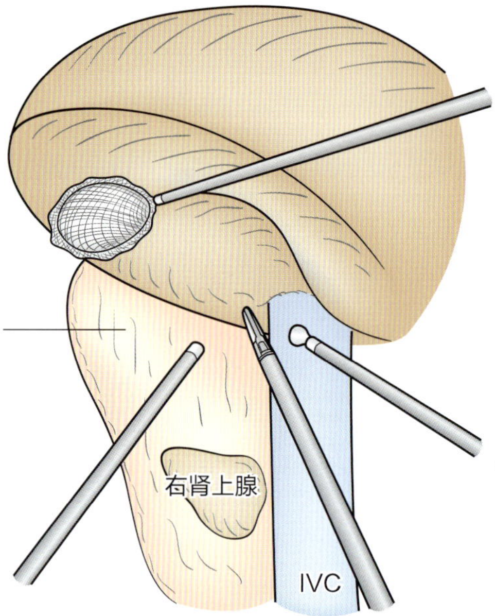

图 2-7-13 肝脏的游离（离断肝短静脉，远景）

Approach site 和手术技巧的关键以及标识（图 2-7-14）

沿 IVC 从尾侧到头侧进行肝短静脉的离断。仔细显露每一根肝短静脉，夹闭后离断。用血管闭合系统离断下腔静脉韧带或夹闭后切断，注意不要损伤肝右静脉。

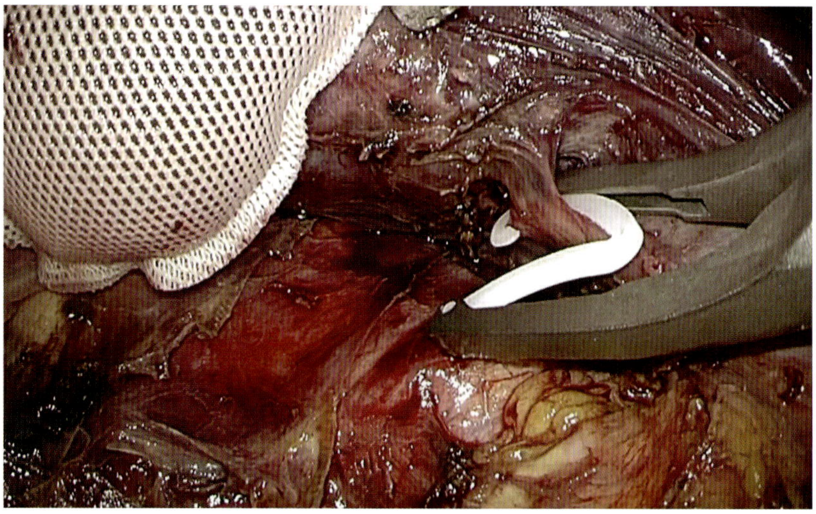

图 2-7-14 肝脏的游离（离断肝短静脉，近景）

Tips ④

肝短静脉损伤可能引起大出血。如果出血，一定仔细看清出血点，确切止血。根据情况选择止血方法，如用钳子把持、夹闭、缝合和用能量平台进行凝固等。最应注意的是不要造成 IVC 的撕裂。

（场景 5）肝脏的离断

此场景下需要追求术野清晰（目标）（图 2-7-15）

保留尾状叶（下腔静脉旁部，Paracaval portion）的一部分，结束肝脏离断。肝断面上显露肝中静脉。

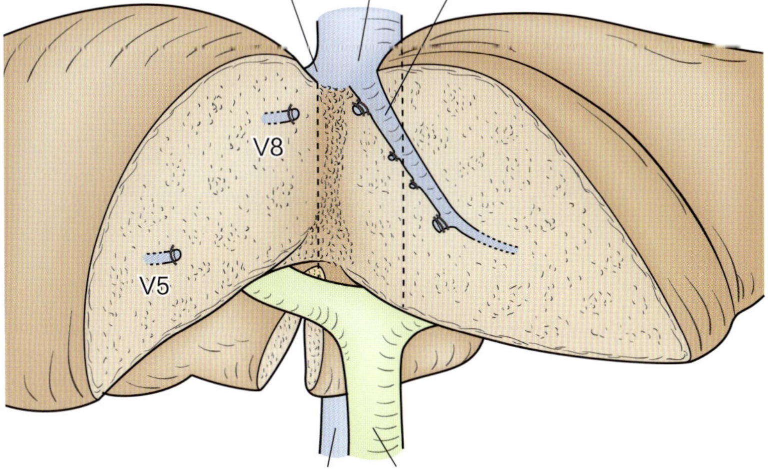

图 2-7-15　肝脏离断结束图

应了解的腹腔镜下外科解剖学知识

在腹腔镜手术中，从肝脏背侧进行肝实质离断，寻找确认肝中静脉更加容易，在左、右 Glisson 鞘分叉部腹侧 1cm 附近可以显露出肝中静脉。

术野的展开（图 2-7-16）

术者左手钳子和助手右手钳子将肝脏离断面展开。在想要离断的地方保持一定的张力是非常重要的。出血时吸引、洗净、凝固的组合是止血的关键。

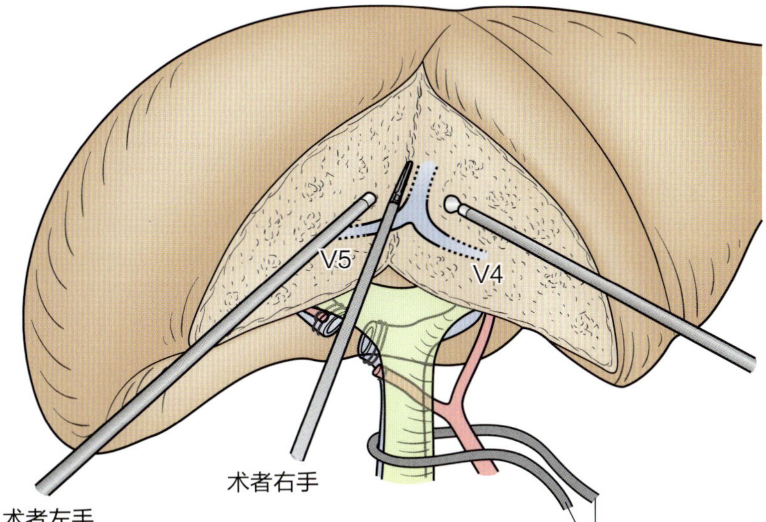

图 2-7-16　肝脏离断中的术野展开（远景）

Approach site 和手术技巧的关键以及标识（图 2-7-17）

肝脏离断时，气腹压力维持在 1.6kPa（12mmHg），采用 Pringle 法间歇阻断入肝血流，肝脏离断前标记缺血线，通过超声检查确认肝中静脉的走行。

从尾侧到头侧进行肝切离，与腹侧离断相比较，背侧离断更易显露肝中静脉。显露肝中静脉后，从尾侧向头侧离断。以肝中静脉和缺血线为标识进行肝脏离断，离断面会比较平整。

图 2-7-17 肝脏的离断（处理 V8，近景）

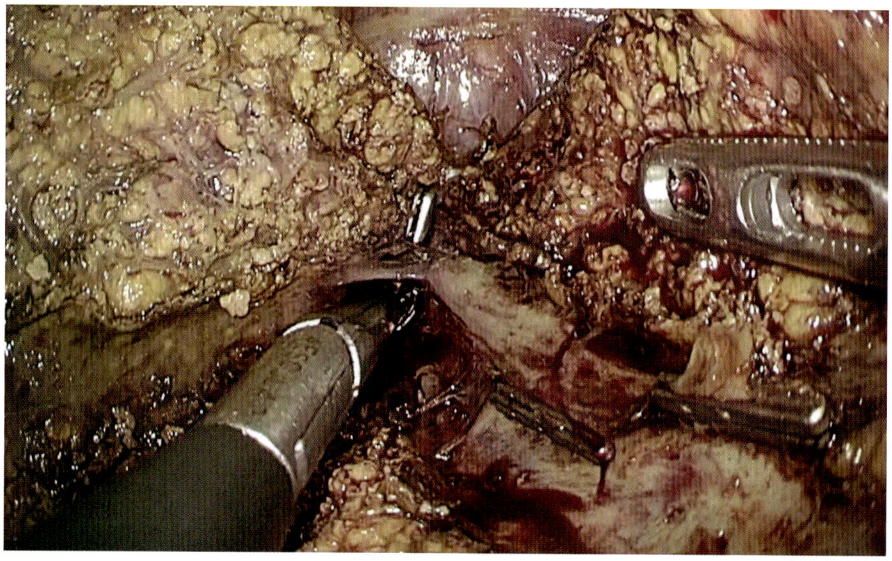

（场景 6）右肝管的切离

此场景下需要追求术野清晰（目标）（图 2-7-18）

右肝管用自动闭合器离断。

图 2-7-18 右肝管切离后

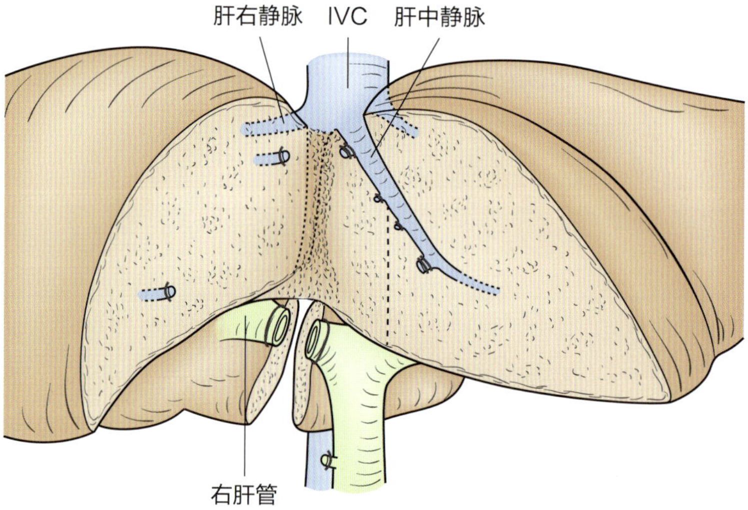

术野的展开（图 2-7-19）

将右半肝充分展开，右肝管的切离就会有很大的操作空间。提前将尾状叶离断到一定程度后，右肝管的绕带游离就会相对容易很多。

图 2-7-19　右肝管的切离（远景）

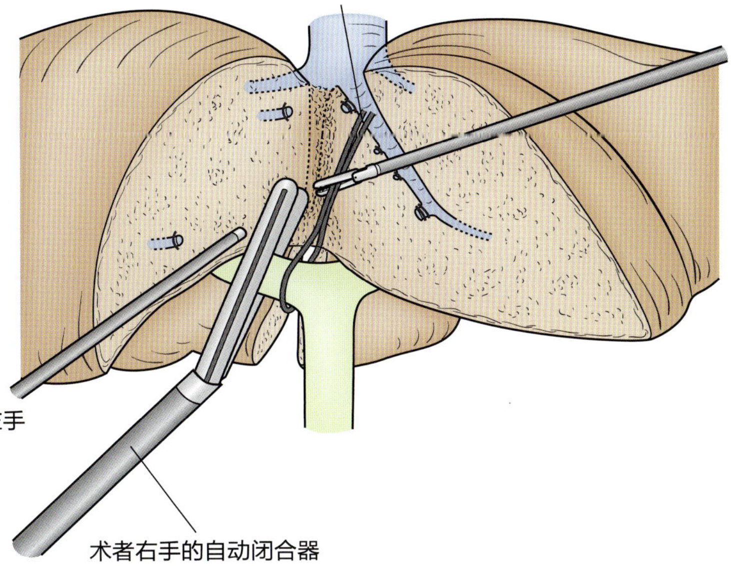

Approach site 和手术技巧的关键以及标识（图 2-7-20）

将右肝管进行绕带处理，插入自动闭合器。绝对不能暴力强行插入自动闭合器。切离时注意不要造成左肝管狭窄。

图 2-7-20　右肝管的切离（近景）

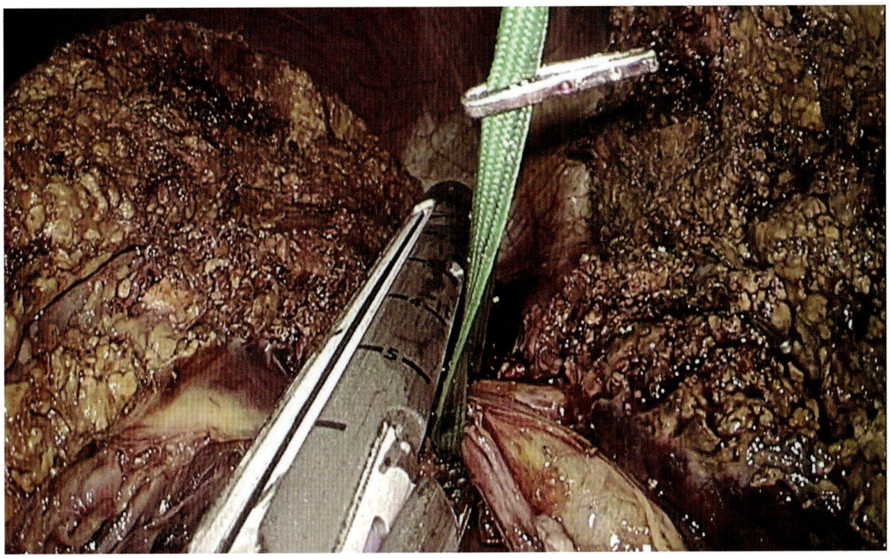

Tips ⑤

自动闭合器不要碰到切除侧的门静脉及动脉的血管夹，有时候血管夹脱落后，会卡入闭合器中。

（场景 7）切离肝右静脉

此场景下需要追求术野清晰（目标）（图 2-7-21）

离断肝右静脉后，结束右半肝的切除。

图 2-7-21 右半肝切除结束图

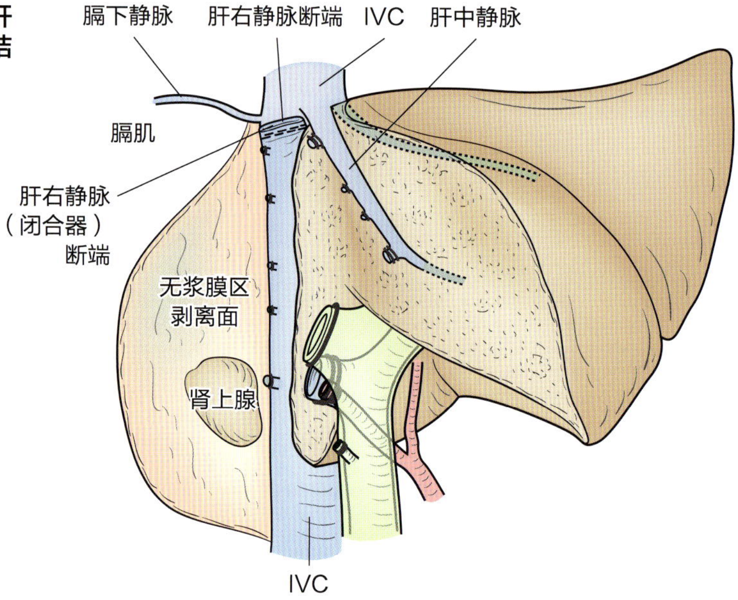

术野的展开（图 2-7-22）

因为完成了右半肝的游离，可动性比较好。术者和助手合作很容易将术野展开并插入自动闭合器。

图 2-7-22 肝右静脉的切离（远景）

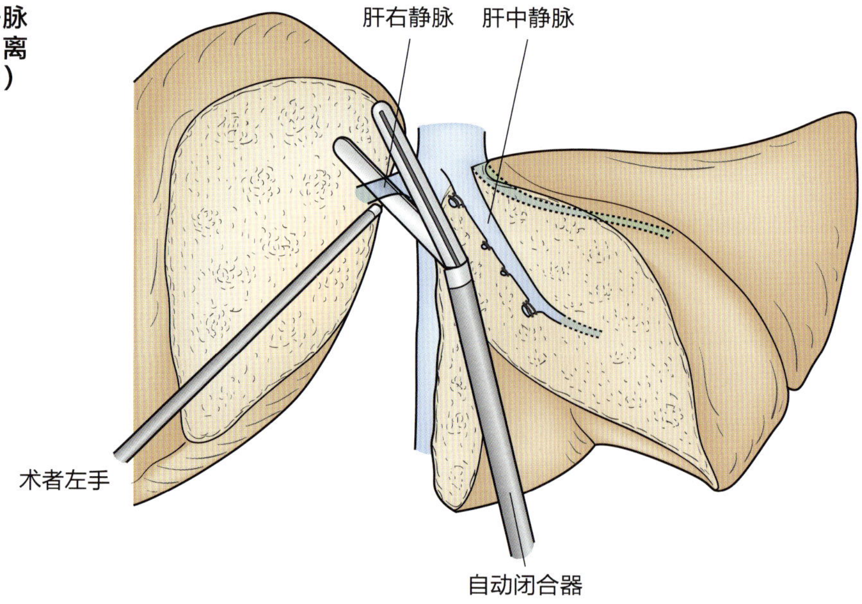

Approach site 和手术技巧的关键以及标识（图 2-7-23）

自动闭合器的插入戳卡要根据每个病例的具体情况来定。左、右半肝充分展开后，寻找能平稳插入的部位。从腹侧和背侧两个方向观察自动闭合器与肝右静脉、IVC 的关系。

图 2-7-23　肝右静脉的切离（近景）

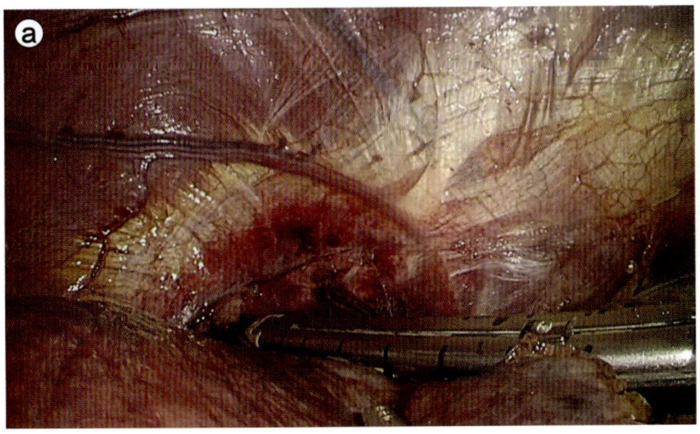

a：腹侧术野

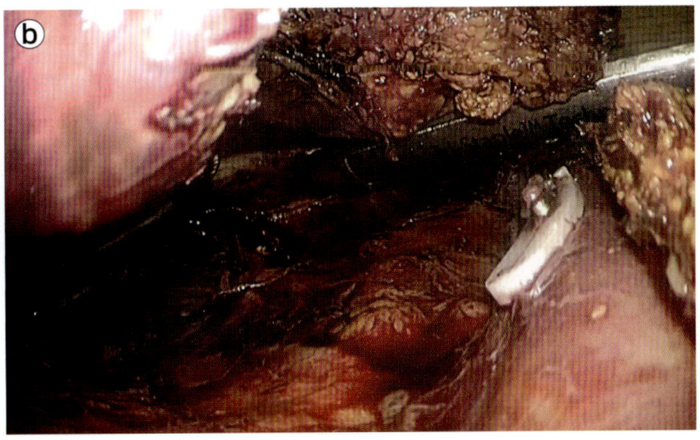

b：背侧术野

> **Tips ⑥**
>
> 自动闭合器误击发后，会出现大出血的危急情况。为防止以上状况的发生，要提前夹持一部分肝右静脉。

术后

◈ 术后管理

与开腹右半肝切除术相同。要有必要且充分的补液、白蛋白制剂和新鲜冷冻血浆（Fresh freeze plasma，FFP）、出入液量平衡（In-Out balance）管理，早期离床活动和经口进食。注意各种血液检查、引流液生化学检查及引流量的术后管理。

◈ 应注意的并发症及其处理

腹腔镜下肝切除术特有的并发症是戳卡插入部的出血。特别要注意肝硬化侧支循环丰富的患者。必要时不要犹豫，果断再次进行手术止血。

第 8 节 腹腔镜下左半肝切除术（Laparoscopic left hemi-hepatectomy）

金泽景繁 大阪市立综合医疗中心肝胆胰外科 塚本忠司 大阪市立第十三市民医院外科

前言

腹腔镜下左半肝切除术有完全腹腔镜及腹腔镜辅助两种入路，腹腔镜辅助肝切除术分为腹腔镜下肝脏游离和小开腹肝脏离断操作 2 个阶段，对肝脏外科医师来说是简单的术式。另外，施行完全腹腔镜左半肝切除术的医师需要精通腹腔镜外科和肝脏外科知识，为了安全完成手术，还需要丰富的腹腔镜下肝切除术经验。本节将叙述完全腹腔镜下左半肝切除术的手术技巧。

术前

适应证

腹腔镜下左半肝切除术的适应证和开腹肝切除术一样，包括肝细胞癌、转移性肝癌等恶性疾病以及肝血管瘤、肝内结石病等良性疾病，同开腹手术没有区别，但是在是否伴有淋巴结清扫、胆道重建方面仍然存在争议。肝功能、呼吸循环功能方面与开腹肝切除术相同，由于该手术的低侵其袭性，更高龄患者也有手术的可能。

在肿瘤因素方面，如果侵犯肝门部血管、肝静脉根部、下腔静脉、周围脏器以及膈肌等情况，需要慎重决定手术适应证。左半肝切除术与右半肝切除术相比，病灶周围的空间更充足，即使是比较大的肿瘤，在离断左冠状韧带及三角韧带时，也能利用手术台的旋转、肿瘤的重量展开肝门部和左肝静脉根部附近的术野，能够在腹腔镜下进行手术。

> 名词解释
>
> *左半肝切除
> 日本肝左叶（Left lobe）主要指 S2+S3+S4 分区，Couinaud 分类肝左叶指 S2+S3 分区，S2+S3+S4 分区为左肝（Left liver）。本节所谓的肝左叶切除实际为左半肝切除。

手术操作概述

基本上按照以下顺序施行手术：

1 体位和戳卡的插入。

2 术中行超声检查。

3 胆囊摘除术及肝门部操作。

4 肝脏的游离操作。

5 肝实质的切离操作。

6 处理肝静脉。

7 切除标本并回收。

◆ 术前管理

深静脉血栓的风险

笔者所在医院针对深静脉血栓的对策是计算风险评分（图 2-8-1），并根据评分进行围术期管理，包含腹腔镜下左半肝切除术病例在内的所有腹腔镜下肝切除术，只要具备“3h 以上全身麻醉”“腹腔镜手术”等因素，深静脉血栓就归为“中风险”范畴，需要进行围术期处理。

图 2-8-1　笔者所在医院围术期血栓风险评分

大阪市立综合医疗中心（030032260030040120-ZZZ）

围术期肺栓塞风险评分表

患者ID：　　　　　　　　　患者姓名：

	术前风险因素		分数	
1	年龄	>60	2	☑
		40~59	1	☐
2	肥胖、BMI	>30	2	☐
		25~30	1	☐
3	直系亲属中存在静脉血栓、肺梗死的患者	有	3	☐
4	本人既往有静脉血栓史	有	5	☐
5	妊娠中、目前口服避孕药	有	4	☐
6	既往有动脉血栓栓塞史	有	3	☐
7	血栓性静脉炎	有	2	☐
8	下肢静脉曲张、下肢肿胀、色素沉着、溃疡	有	2	☐
9	长期卧床	>8天	3	☐
10	缺血性心功能不全、呼吸衰竭、房颤	有	3	☐
11	骨盆肿瘤或腹部肿瘤	有	2	☐
12	高脂血症	TC>240	2	☐
13	恶性肿瘤	有	2	☐
14	恶性肿瘤（姑息手术）	有	5	☐
15	克罗恩病、溃疡性结肠炎	有	2	☐
16	使用类固醇或激素类制剂	有	2	☐
17	重症感染	有	2	☐
18	脱水	有	2	☐
19	下肢麻痹、四肢麻痹	有	2	☐
20	股静脉中心静脉置管	有	2	☐
21	下肢末梢静脉置管	有	1	☐
22	下肢骨折、既往下肢手术、既往下肢石膏固定	有	1	☐
23	既往长时间手术（3h以上）	有	1	☐
24	既往3次以上自然流产	有	1	☐
		小计	2	

	手术因素		分数	
1	全身麻醉、硬膜外麻醉	1~3h	2	☐
		>3h	4	☑
2	腹腔镜下手术	有	1	☑
3	骨盆内手术	有	2	☐
4	下肢手术	有	4	☐
5	下肢使用止血带	有	2	☐
6	下肢石膏固定	有	3	☐
7	人工全膝关节置换术	有	3	☐
8	人工髋关节置换术	有	2	☐
9	剖宫产	有	2	☐
10	体位	侧卧位	1	☐
		截石位	2	☐
		骨盆低位	2	☐
		脊椎后方	2	☐
11	足关节不能运动，术后卧床（>1天）	有	2	☐
12	术后3h以上的下肢不活动（包括椎管麻醉后）	有	2	☐
		小计	5	

	风险评价	
	无风险	0
	低风险	1~5
✓	中风险	6~10
	高风险	11~15
	极高风险	>15

合计　7　点

预防方法：☐ 1.早期离床活动　☐ 2.床上活动　☐ 3.使用弹力袜
☐ 4.间歇空气加压法　☐ 5.肝素（静脉输入）
☐ 6.皮下注射低分子肝素钠　☐ 7.华法林（口服）

影像辅助模拟

影像辅助模拟对于腹腔镜下规则性肝切除术非常有用，特别是在很难俯视肝脏整体的腹腔镜下手术中。不只可用于术前切除区域的体积计算，还能用来把握切离线的立体关系，特别是术前把握肿瘤和 Glisson 鞘与肝静脉的位置关系，以及肝脏切除的模拟。术中切除肝时可以参照模拟图像，将其用作手术导航（图 2-8-2）。

图 2-8-2　**术前影像辅助模拟**

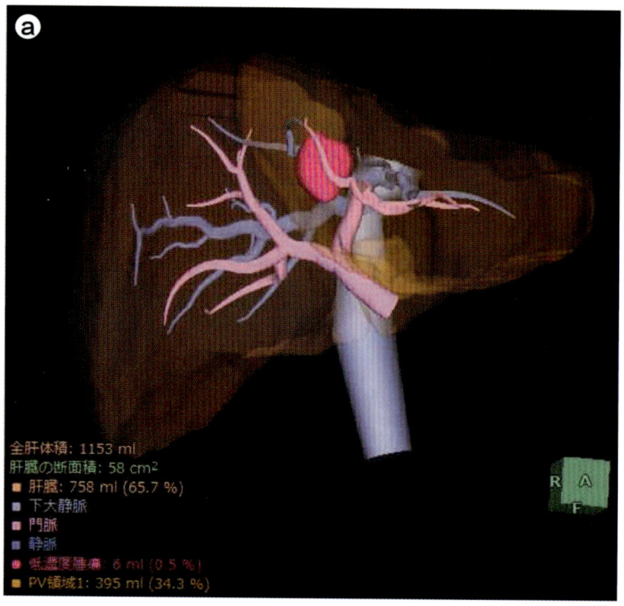

a：术前模拟图像和左半肝体积

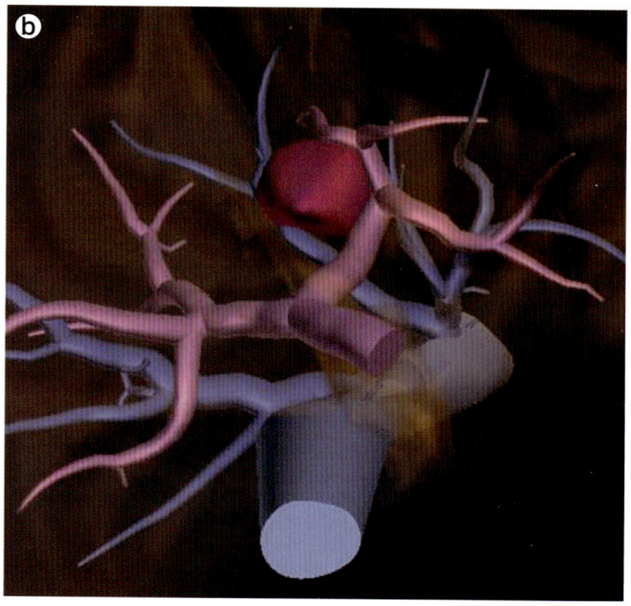

b: 腔镜下预测术野角度的术前模拟图像

腹腔镜操作前的准备

◆ 手术器械的准备

腹腔镜下肝切除术除了需要普通的肝实质离断器械，还需要很多其他的器械，这些器械的准备与手术效率息息相关。我们的腹腔镜下肝切除器械准备如图 2-8-3 所示。

患者头部左、右侧有显示器、镜头装置、光源、气腹装置和图像存储装置。患者左侧为术中超声机、电刀和超声凝固切开装置等肝脏切离器械及吸引装置。

图 2-8-3　**腹腔镜下左半肝切除术时器械的准备**

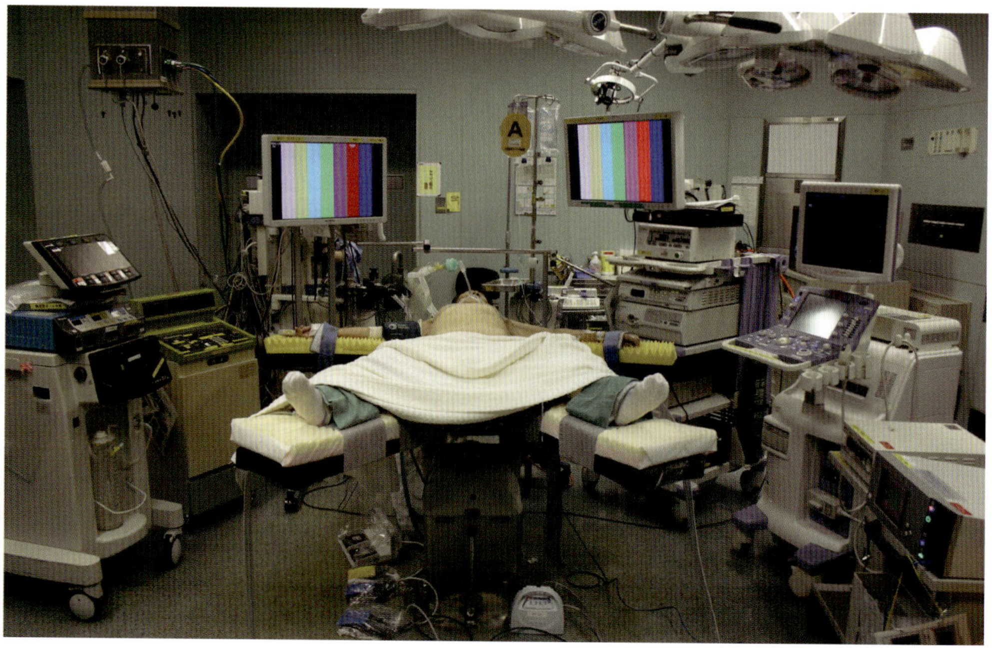

（金沢景繁，塚本忠司：体位とトロッカー挿入位置．腹腔鏡下肝切除術，肝臓内視鏡外科研究会，金子弘真，若林剛 編著，南山堂，東京，2010，18-24．より引用）

右侧是 CUSA 和微波凝固装置。摆好患者体位后，脚踏开关放在术者容易操作的位置，确认显示器位于合适的位置。

另外，如果出现术中出血或者术野显露困难等情况，要能随时做到腔镜联合开腹手术或者直接中转开腹手术，提前设定好框架拉钩的摆放，事先将框架拉钩的支柱摆放好，便于随时使用。

◆ 体位

体位选择开腿位，左、右上肢 90° 外展，用手术床固定身体，术中取 30° 头高位，肝左外叶游离时向右半侧卧位转动，肝脏的重力使左三角韧带附近的术野展开良好。术者位于患者右侧，第一助手位于左侧，扶镜助手位于患者双脚之间，把大部分器械放于术者和器械护士之间，使得这些器械能够顺利传递（图 2-8-4）。

图 2-8-4　腹腔镜下左半肝切除术时术者的位置

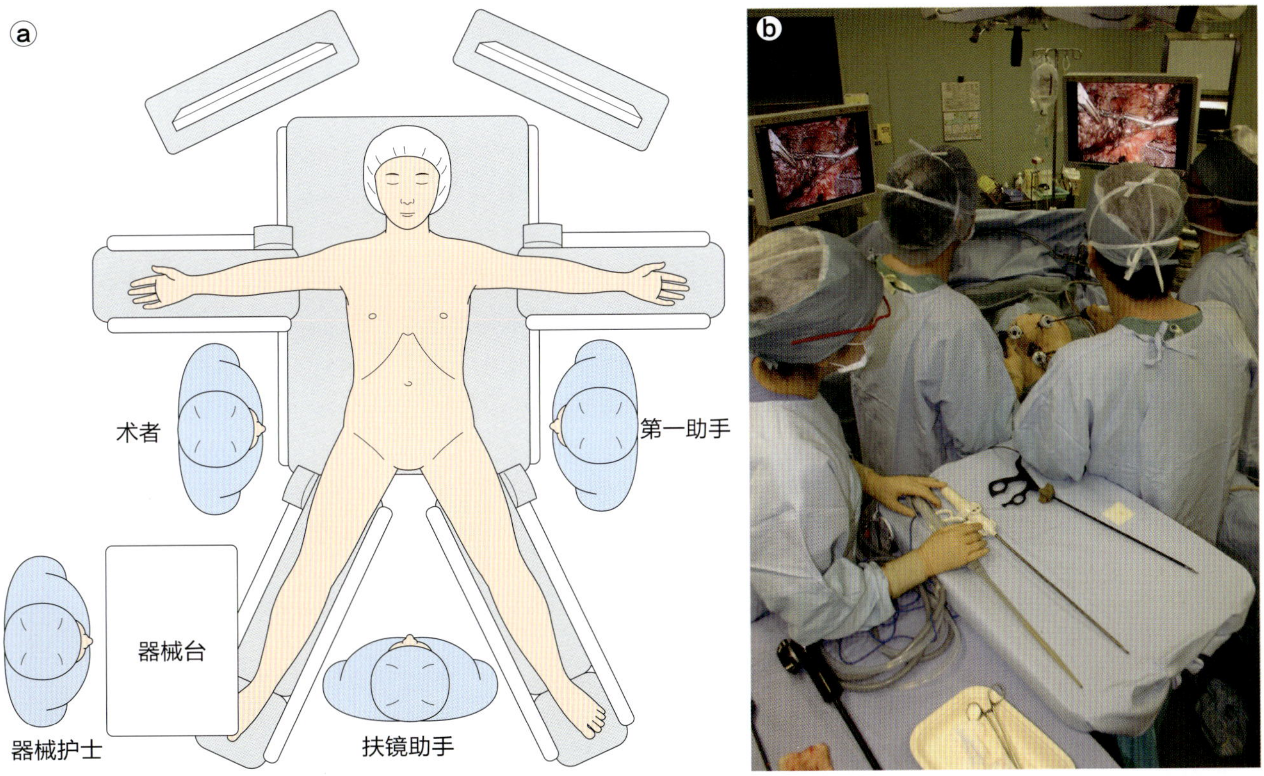

a: 模式图　　b: 实际照片

（金沢景繁，塚本忠司：体位とトロッカー挿入位置．腹腔鏡下肝切除術，肝臓内視鏡外科研究会，金子弘真，若林剛編著，南山堂，東京，2010, 18-24. より引用）

◆ 戳卡的位置

镜头戳卡放置在脐或其周边，笔者的左半肝切除术中基本上选择 5 个戳卡，戳卡的放置如图 2-8-5 所示。为了应用 Pringle 法阻断，要将肝十二指肠韧带进行绕带处理，此处操作时要从右侧腹部戳卡将钳子插入，所以要将该戳卡放置于与肝十二指肠韧带相同的水平面。右肋缘下选择 12mm 戳卡，应用自动闭合器处理左侧 Glisson 鞘时，要通过该戳卡插入自动闭合器。

图 2-8-5　施行腹腔镜下左肝切除术时的戳卡位置

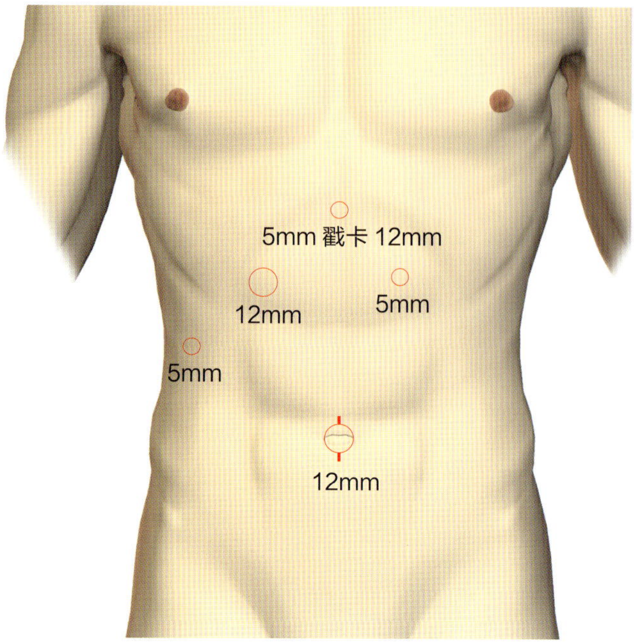

另外，在用自动闭合器处理肝左静脉的时候，大多从镜头戳卡插入，此时将镜头从右肋缘下戳卡进入。在 5 个戳卡中，术者主要使用右肋缘下戳卡和右腹部戳卡，利用超声波凝固切开装置（LCS）、超声波外科吸引装置（CUSA®）及肝脏展开用钳子进行肝脏离断操作，第一助手通过剑突下戳卡及左腹部戳卡使用滴水式 VIO 单极电凝球等止血器械和吸引用钳子进行止血操作（图 2-8-6a）。术者和助手进行与开腹肝切除术同样的分工，使用毫无违和感的手术技巧，能够顺利施行腹腔镜下肝切除（图 2-8-6b）。

图 2-8-6　笔者所在医院腹腔镜下左半肝切除时术者和助手的分工

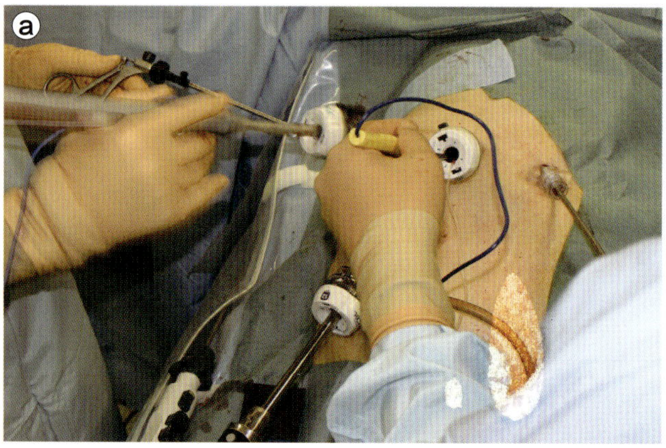

a: 腹腔镜下左半肝切除

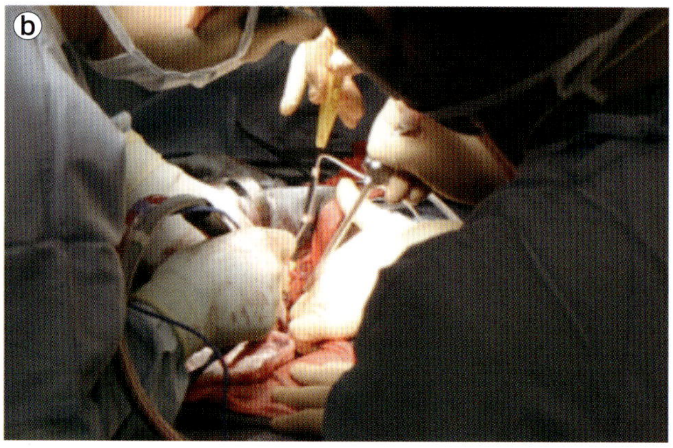

b: 开腹左半肝切除

不同场景的手术操作

（场景 1） 腹腔镜下左半肝切除术的腹腔镜操作流程（图 2-8-7）

观察腹腔后，术中用超声检查确认肿瘤和血管位置，决定最终的术式。①摘除胆囊；②进行肝门部操作；③游离左半肝；④进行肝实质切离；⑤处理肝静脉，回收摘除标本。

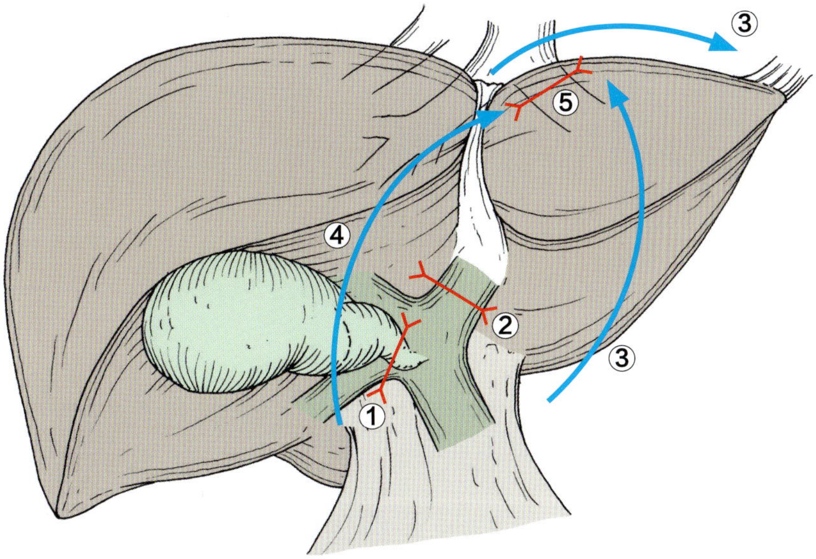

图 2-8-7 腹腔镜下左半肝切除术的腹腔镜操作流程

观察腹腔后，术中用超声检查肿瘤和脉管位置，决定最终的术式。①摘除胆囊；②进行肝门部操作；③游离左半肝；④进行肝实质切离；⑤处理肝静脉摘除标本，回收摘除标本

（场景 2） Pringle 法准备（图 2-8-8）

胆囊摘除术后，肝门部操作前进行 Pringle 法准备。Pringle 法阻断入肝血流，和开腹肝切除术一样，能够减少肝脏离断面的出血。我们是通过右侧腹部戳卡将钳子插入肝十二指肠韧带后方，将 8mm 的引流管穿过进行绕带处理。利用软性腹腔镜能够同时进行 IVC 和尾状叶的操作。肝十二指肠韧带进行绕带后，

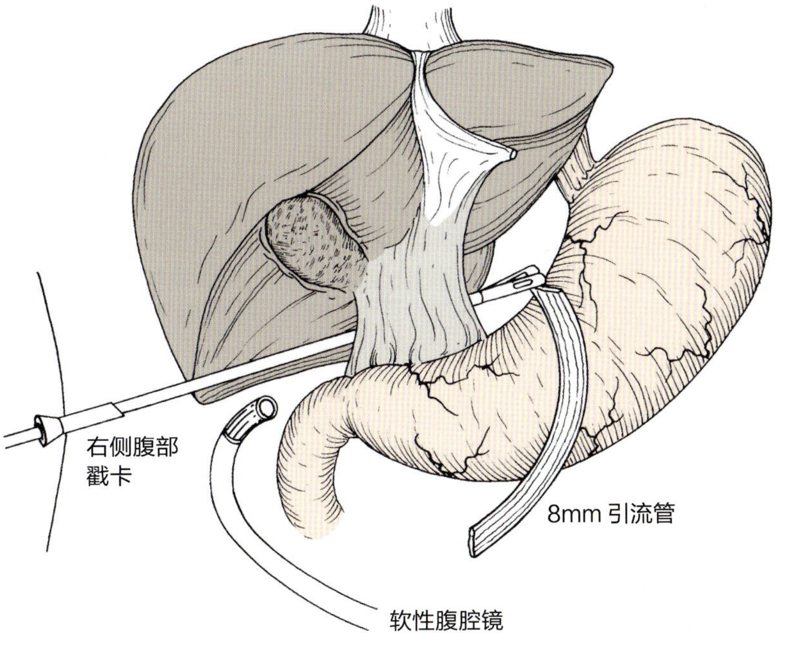

图 2-8-8 Pringle 法准备

通过右侧腹部戳卡将钳子插入肝十二指肠韧带背侧。用软性腹腔镜能够同时进行 IVC 和尾状叶的操作

利用肠管夹进行 Pringle 法处理（图 2-8-8）。除此之外，也有用套管法进行腹腔镜下 Pringle 法处理的报道，但是笔者的这个方法中不追加新的戳卡也能简便施行 Pringle 法。

肝门部处理分为一并处理和分别处理 Glisson 鞘。

（场景 3）肝门操作 —— 一并处理 Glisson 鞘（图 2-8-9）

将保留尾状叶的左 Glisson 鞘用自动闭合器一并处理时，需要将入口和出口充分剥离出足够的空间。自动闭合器的入口是肝门板左侧，出口是 Arantius 板的腹侧，将左侧 Glisson 鞘环周游离时，要提前充分剥离 Arantius 板。剥离 Plate system 时，既不能进入肝实质内也不能进入 Glisson 鞘内，只要注意到保留肝固有被膜就很容易做到。肝门板在肝脏左、右肝动脉之间的侧支循环中起重要作用，剥离时常会出现肝门板出血，此时用电外科等能量平台进行止血的话，可能会导致肝门部胆管迟发性胆汁漏和胆道狭窄等术后难治性胆道并发症；所以绝对不能使用能量平台进行止血，可以在 Pringle 法阻断的基础上，尽量使用止血剂止血。另外，左 Glisson 鞘正背侧有粗大的肝中静脉走行，注意剥离时不要朝向肝实质方向。

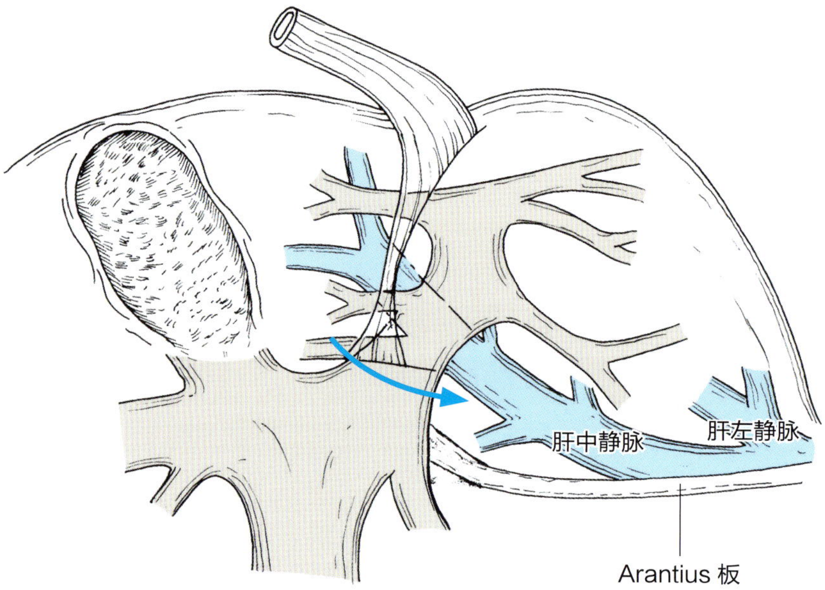

图 2-8-9 肝门操作——一并处理 Glisson 鞘

将肝门部的左侧 Glisson 鞘环周游离时，Arantius 板的剥离非常必要。剥离 Plate system 时注意不要进入肝实质和 Glisson 鞘，在显露出的 Laennec 被膜层进行钝性剥离。将保留尾状叶的左 Glisson 鞘用自动闭合器一并处理时，需要将入口和出口充分剥离出足够的空间，入口是肝门板左侧，出口是 Arantius 板的腹侧。注意剥离时不要损伤进入尾状叶 Spiegel lobe 部的 Glisson 鞘

并发肝硬化等情况下，肝门部 Glisson 鞘剥离困难时，剥离操作如果比较困难，不要勉强操作，可以先进行左 Glisson 鞘周围肝实质的离断，Glisson 鞘周围术野良好后，再进行环周游离会比较安全。Arantius 管是从门静脉左支矢状部的起始部末梢侧向肝左静脉根部走行，在其腹侧进行剥离，基本不会损伤到尾状叶 Glisson 鞘，即使存在右后叶胆管汇入到左肝管的情况，将右后叶胆管损伤的概率也很低，但是使用自动闭合器处理时，将右后叶胆管卷入的危险性还是存在的，因此要提前进行充分剥离，将离断部位游离出足够的长度。我们使用 Penrose 引流管将自动闭合器安全导入（图 2-8-10）。

图 2-8-10　腹腔镜下一并处理左 Glisson 鞘

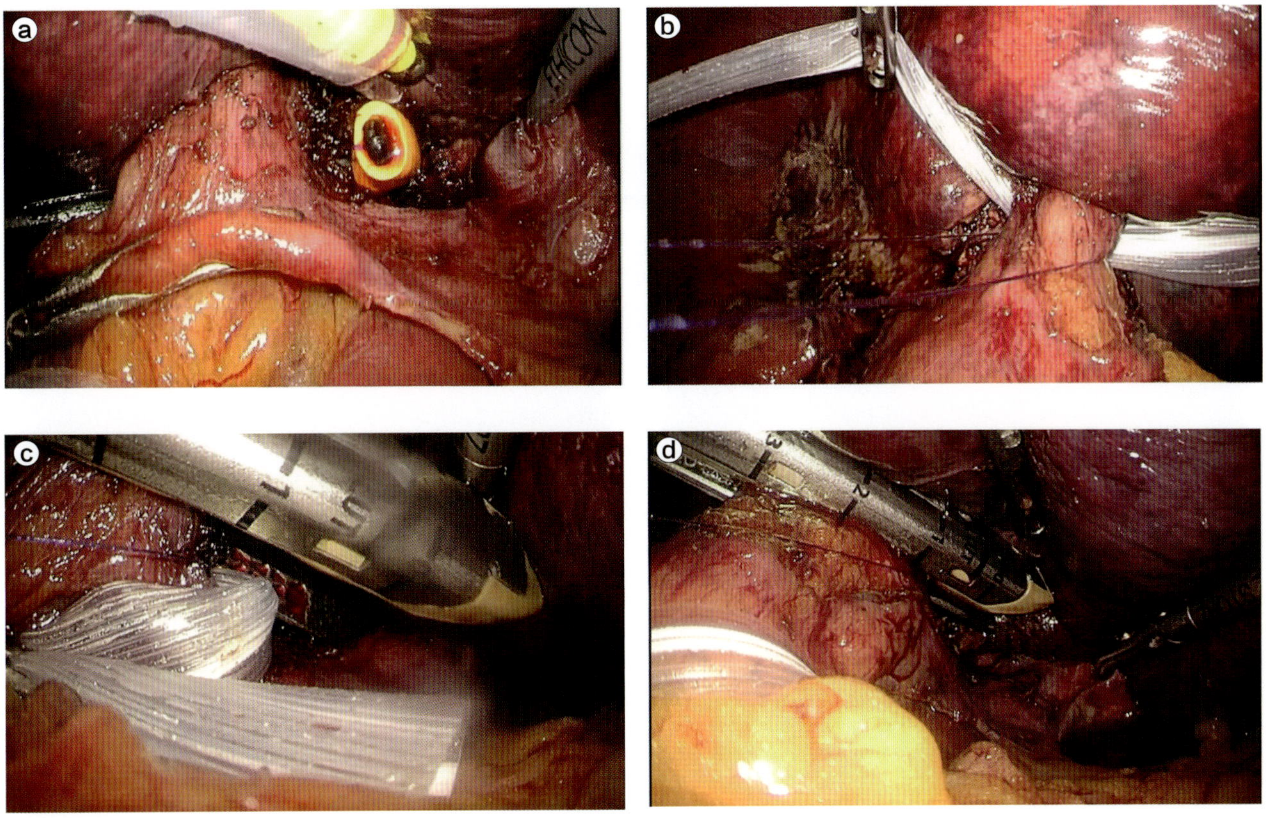

a: 用 Endo Mini-Retract™ 剥离左 Glisson 鞘
b、c: 利用 Penrose 引流管的悬吊技术将自动闭合器导入
d: 用自动闭合器处理左 Glisson 鞘

（场景 4）肝门部操作——分别处理（图 2-8-11）

肿瘤靠近肝门部，或者肝内胆管癌等需要同时施行淋巴结清扫时，要进行血管的分别处理。肝门部血管走行变异较多，能够逐个确认，相对比较安全，

图 2-8-11　肝门部操作——分别处理

胆囊摘除术后，纵向切开肝十二指肠韧带，找到肝固有动脉。确认左、右肝动脉分叉部的位置后，处理肝左动脉。在已经处理好的肝左动脉的背侧找到门静脉左支。确认门静脉左、右支分叉部后，处理门静脉左支。肝左动脉及门静脉左支的处理基本上都是使用 Hem-o-lok® 进行双重夹闭，当门静脉比较粗而导致夹闭困难时，可以用线结扎后再行夹闭，或者使用自动闭合器进行处理。左胆管能在门静脉左支的头侧看到，在分叉部的末梢侧，用可吸收线结扎后用 Hem-o-lok® 双重夹闭后离断

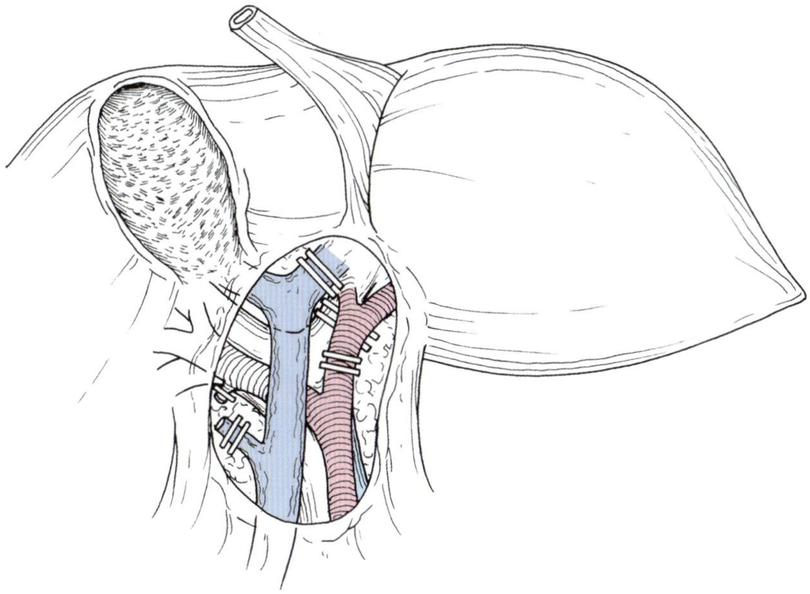

但也需要花费一些时间，相对比较麻烦。胆囊摘除后，纵向切开肝十二指肠韧带，找到肝固有动脉。确认左、右肝动脉分叉部的位置后，处理肝左动脉。在已经处理好的肝左动脉的背侧找到门静脉左支。确认门静脉左支有足够的长度（也就是足够的"颈"），将其进行处理，处理之前一定要确认左、右门静脉的分叉部，确保对侧门静脉无狭窄。处理肝左动脉和门静脉左支通常使用 Hem-o-lok® 进行双重夹闭，当门静脉比较粗而导致夹闭困难时，可以用线结扎后再行夹闭，或者使用自动闭合器进行处理。左胆管能在门静脉左支的头侧看到，在分叉部的末梢侧，用可吸收线结扎后用 Hem-o-lok® 双重夹闭后离断。此时，剥离周围 Glisson 鞘（图 2-8-12）。另外，如果在肝门部胆管的走行不明确，可以先施行肝切除，当肝门部展开后再用自动闭合器处理更为安全。但是，在之后的肝实质离断过程中，钳子会接触到肝门部的血管夹，要注意血管夹有滑脱的可能。

图 2-8-12　腹腔镜下分别处理左 Glisson 鞘

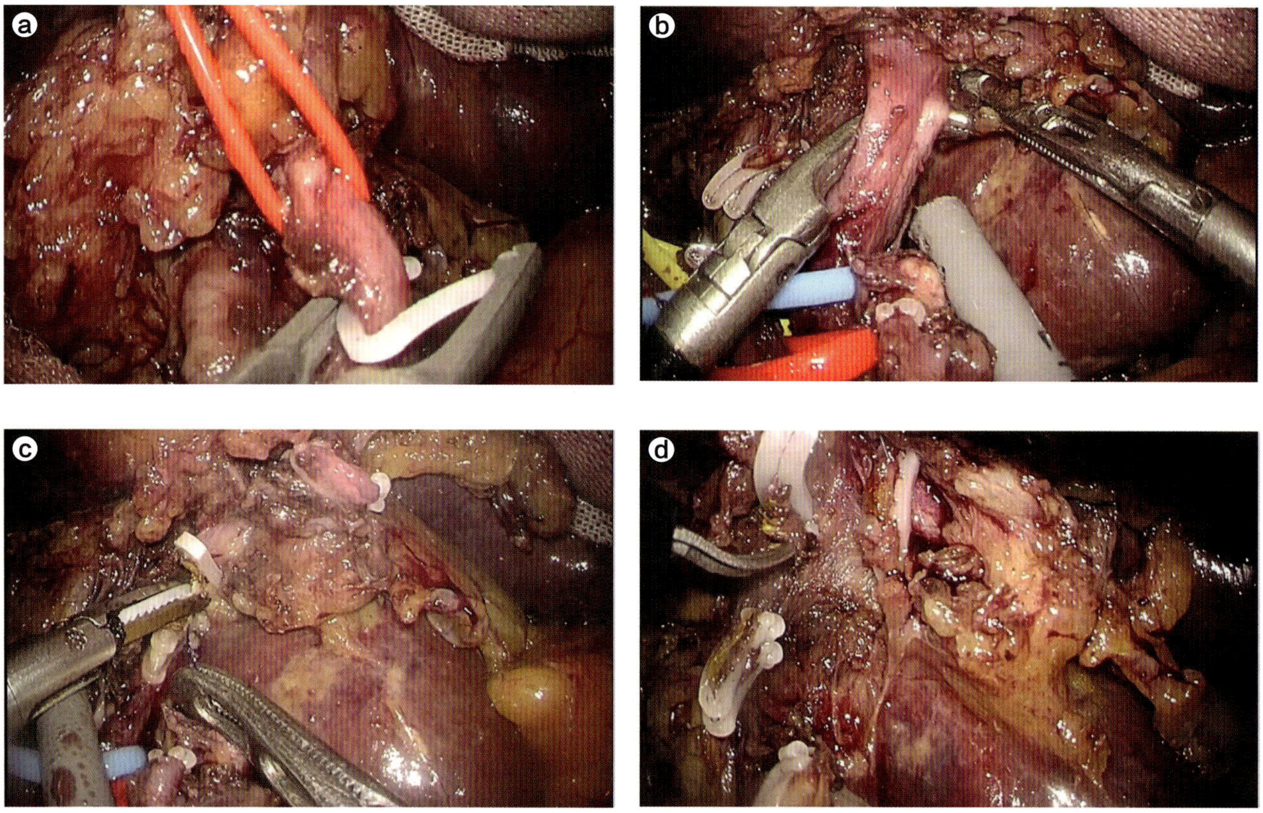

a：肝左动脉绕带后用 Hem-o-lok® 双重夹闭，离断
b、c：门静脉左支绕带后，用 Hem-o-lok® 双重夹闭，离断
d：处理左肝管

▶（场景 5）游离肝脏的操作（图 2-8-13）

用 LCS 离断肝圆韧带，此时，要靠近腹壁侧离断肝镰状韧带，便于良好的手术视野展开。接下来在肝左静脉根部从左侧肝冠状韧带至左三角韧带，用 LCS 进行切开。此处以膈下静脉为标识，提前把握肝左静脉根部的外缘，防止游离肝脏时对肝左静脉造成损伤，这一点非常重要。然后将肝左外叶向右腹侧轻轻展开，沿 Arantius 板向肝左静脉根部的方向切开肝胃韧带前叶，充分显露肝左静脉根部的左侧壁以及背侧面（图 2-8-14）。在此之后，一旦切断

图 2-8-13　肝脏游离操作

用超声波凝固切开装置（LCS）离断肝圆韧带。然后在肝左静脉根部用 LCS 从左侧肝冠状韧带至左三角韧带切开。此处以膈下静脉为标识，提前把握肝左静脉根部的外缘，防止游离肝脏时造成对肝左静脉的损伤，这一点非常重要。接下来，将肝左外叶向右腹侧轻轻展开，沿 Arantius 板向肝左静脉根部的方向切开肝胃韧带前叶，充分显露肝左静脉根部的侧壁。此外，合并切除尾状叶时，将 Spiegel叶与下腔静脉剥离开。从尾侧左侧开始剥离 Spiegel 叶与下腔静脉，处理肝短静脉，向头侧方向显露下腔静脉前面

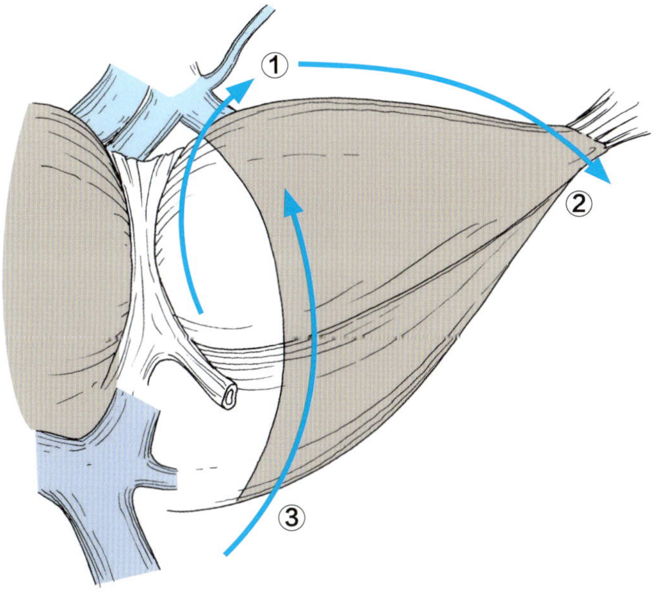

图 2-8-14　肝左静脉周围的剥离操作

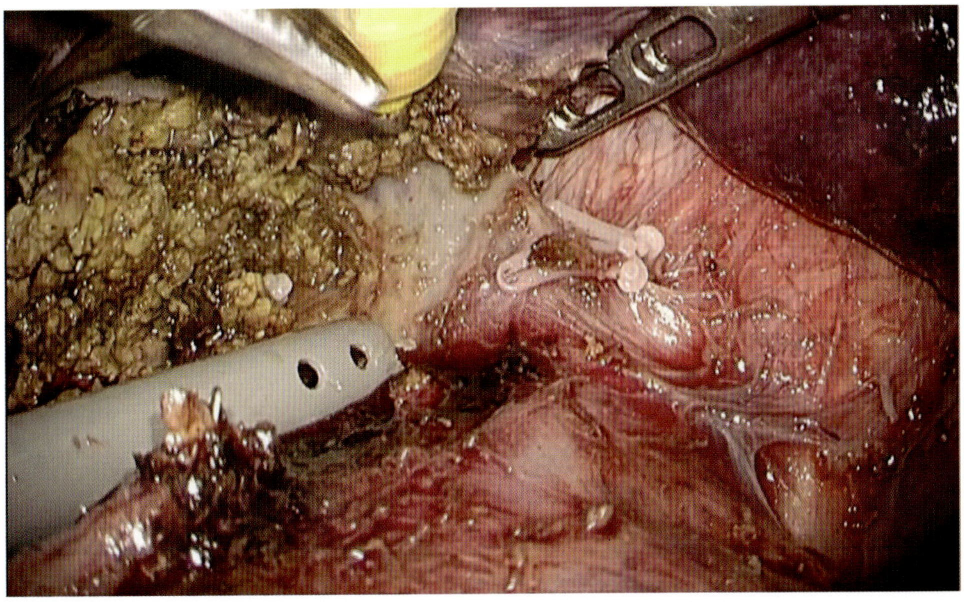

Arantius 管，可以延长肝左静脉的“颈”，能够确认其与肝中静脉的汇合部。在这个时间点上，可以使用 Endo Mini-Retract® 将肝左静脉提前进行绕带处理，但是由于肝中静脉和肝左静脉汇合部多数存在于肝内，此时没有必要强行进行绕带处理。

合并切除尾状叶时，要将 Spiegel 叶从下腔静脉上剥离开。如果没有合并肝硬化，通过游离左外叶，由于有足够的操作空间，多数在腹腔镜良好的手术视野下可以从尾侧背侧进行游离。从尾侧左侧在 Spiegel 叶与下腔静脉之间进行剥离，处理肝短静脉，向头侧显露下腔静脉前面。通过离断下腔静脉韧带，可以使得这些操作在良好的手术视野下进行，但由于最粗的尾状叶静脉常常存在于下腔静脉左侧，需要特殊注意。

左半肝游离的重点是肝左静脉根部以及肝短静脉的处理。处理这些部位时，要在开阔的手术视野下谨慎操作，注意不要出血。一旦引起出血很难处理。细

小的肝短静脉出血，使用能量平台大多可以止血，而粗大的肝短静脉出血时常常很难止血，确认包括气道压在内的静脉压以及调节静脉压非常重要。一旦出血停止后，使用止血能力更高的小型生物学黏着闭锁剂，如止血纱布进行贴敷，多数情况下不需要缝合也能够确切止血（图 2-8-15）。

对于粗的肝静脉和下腔静脉出血仍然需要缝合止血，静脉壁很脆弱，容易撕裂，一旦切破，会导致无法控制的大出血，因此需要依据丰富的经验来进行处理。

然而，腹腔镜下止血困难的时候，应该考虑 HALS 或中转开腹手术，解除气腹压后，要考虑到肝静脉和下腔静脉出血的可能性增加，必须谨慎判断并提前准备开腹用的框架拉钩。

图 2-8-15　针对下腔静脉出血时使用闭锁剂应对

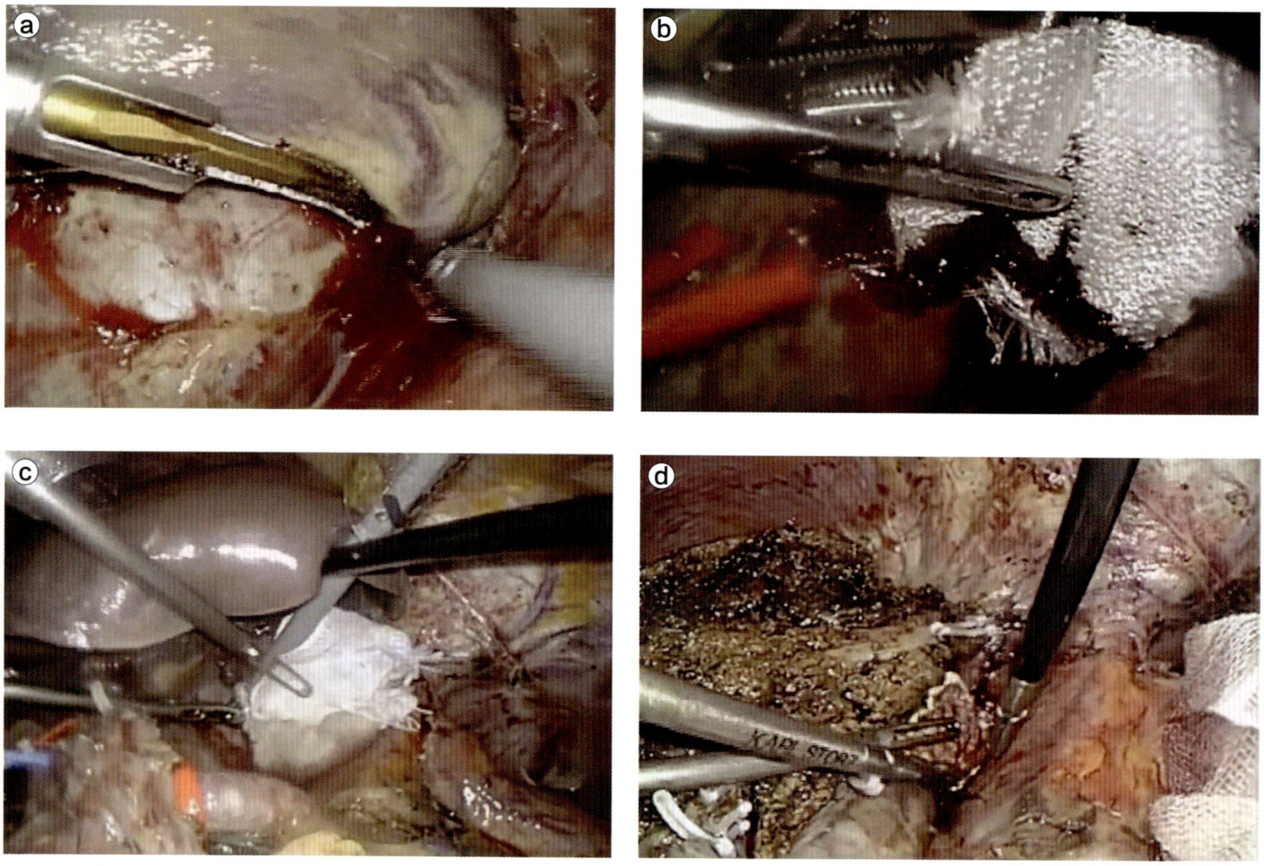

a：游离尾状叶 Spiegel lobe 部时，下腔静脉出血
b、c：通过小型止血纱布及纱布压迫止血
d：使用止血纱布止血

（场景 6）肝离断的操作（图 2-8-16）

处理完肝门部 Glisson 鞘后，进行肝实质离断操作。在笔者所在医院，肝脏表层主要用 LCS 进行离断，深层处理时，在 Pringle 法间歇阻断入肝血流的情况下，用 CUSA® 联合 LCS 和 VIO 球形电极进行肝脏离断。

沿着肝门部 Glisson 鞘处理后出现的缺血线，使用与开腹肝切除术相同的手术技巧从肝脏表面开始离断。但是，左半肝切除时，在左背侧的术野下，从已经剥离的肝左静脉根部开始沿 Arantius 板进行剥离，能够显露肝中静脉主干的

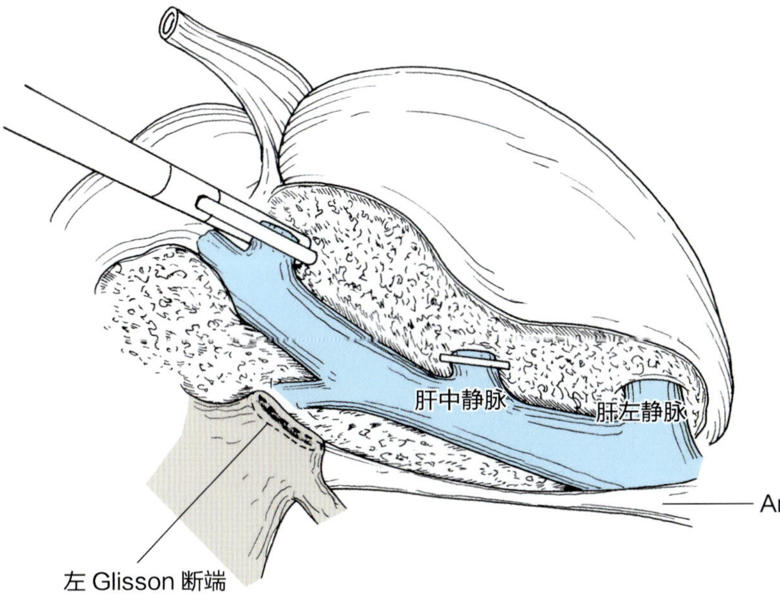

图 2-8-16　肝脏离断操作

左半肝切除时，从左侧展开术野，从已经剥离的肝左静脉根部开始沿 Arantius 板进行剥离，能够显露肝中静脉主干背面。然后，从肝中静脉中枢侧向末梢侧游离，处理 V4 的肝静脉分支，能够在腹腔镜特有的术野下进行肝切除

图 2-8-17　从中枢侧向末梢侧显露肝中静脉的肝脏离断操作

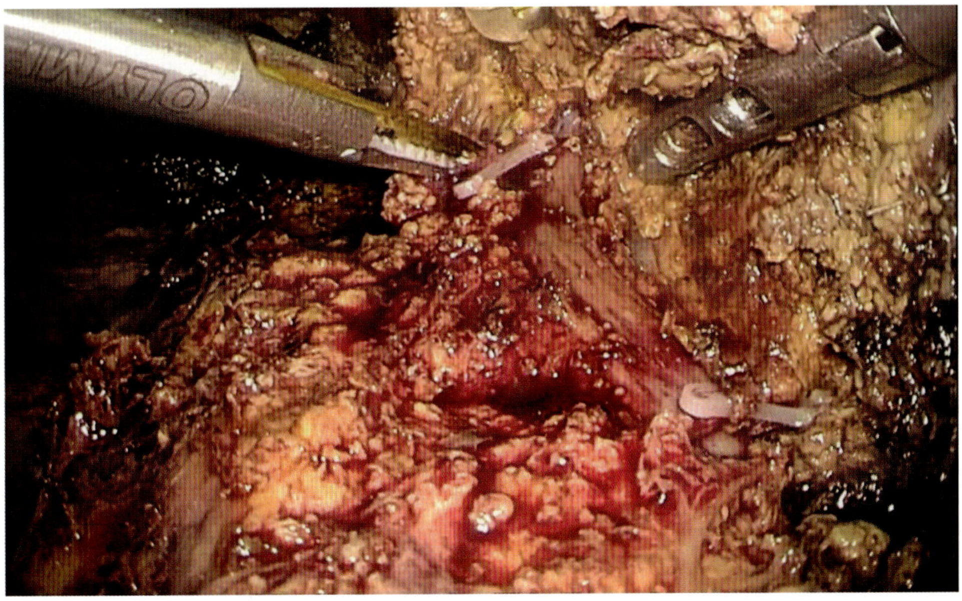

背面。在腹腔镜特有的术野下，从显露的肝中静脉中枢侧向末梢侧游离，处理 V4 的肝静脉分支，继续进行肝脏离断（图 2-8-17）。从中枢侧向末梢侧方向剥离肝中静脉时，能够避免 V4 等流入静脉的撕裂损伤。没有完成左肝管离断时，首先向肝门部进行离断，充分剥离胆管周围的 Glisson 鞘组织。用自动闭合器或吸收线联合 Hem-o-lok® 处理。在肝脏离断的方向上，联合切除尾状叶时，离断方向是缺血线、肝中静脉和 IVC 表面所构成的一条近乎直线的方向，保留尾状叶时，上半部分是缺血线和肝中静脉所构成的面，但从肝中静脉的背侧开始，转变为向 Arantius 板方向延伸的线，需要注意不要进入尾状叶。肝脏离断进入到一定程度时，如果能处理肝左静脉，则先行处理，不能处理时，在断面的背侧放置 Penrose 引流管，头侧端置于肝左静脉根部，尾侧端绕过肝门部。

术者用左手牵引引流管的同时进行肝切除，能够在完全腹腔镜下进行悬吊提拉技术（Hanging technique）（图 2-8-18）

通过悬吊提拉技术可以在背侧肝实质离断的时候，起到展开肝断面、控制出血、保护背侧 IVC 的作用，而且在用腹腔镜下的二维影像难以把握离断方向的情况下，指引肝切除方向。沿着肝切离过程中看到的肝中静脉向背侧的引流管方向，用 CUSA® 等进行肝实质离断，途中遇到的粗大血管，用 Hem-o-lok® 等进行处理。

图 2-8-18 利用悬吊提拉技术（Hanging technique）进行肝脏离断操作

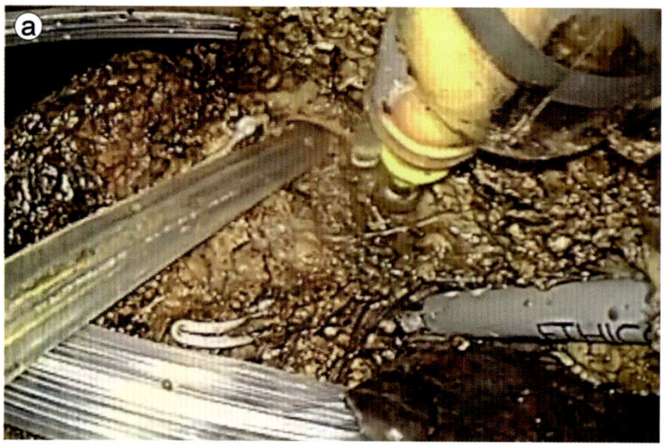

a：从正面进行的肝脏离断

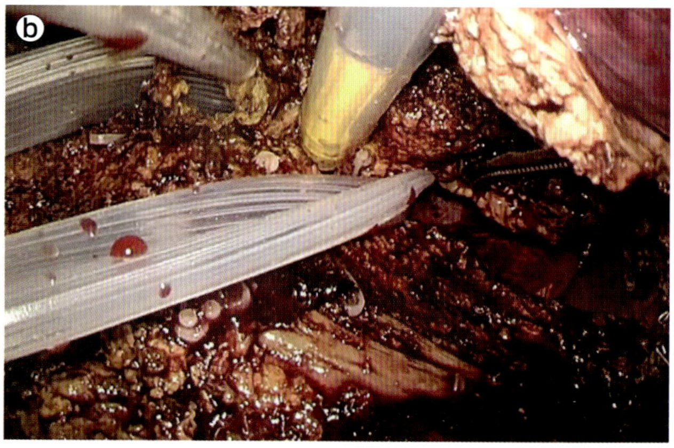

b: 从左侧进行的肝脏离断

（场景 7）肝左静脉的离断（图 2-8-19）

沿肝中静脉进行肝脏离断，处理 V4 分支后，用自动闭合器离断肝左静脉。自动闭合器通过脐部戳卡更容易插入，此时镜头可以从右肋缘下戳卡插入。用 Penrose 引流管环绕肝左静脉全周，沿着 Penrose 引流管从左尾侧将闭合器前端朝着右膈下的方向插入自动闭合器。用自动闭合器小心夹闭肝左静脉，确认

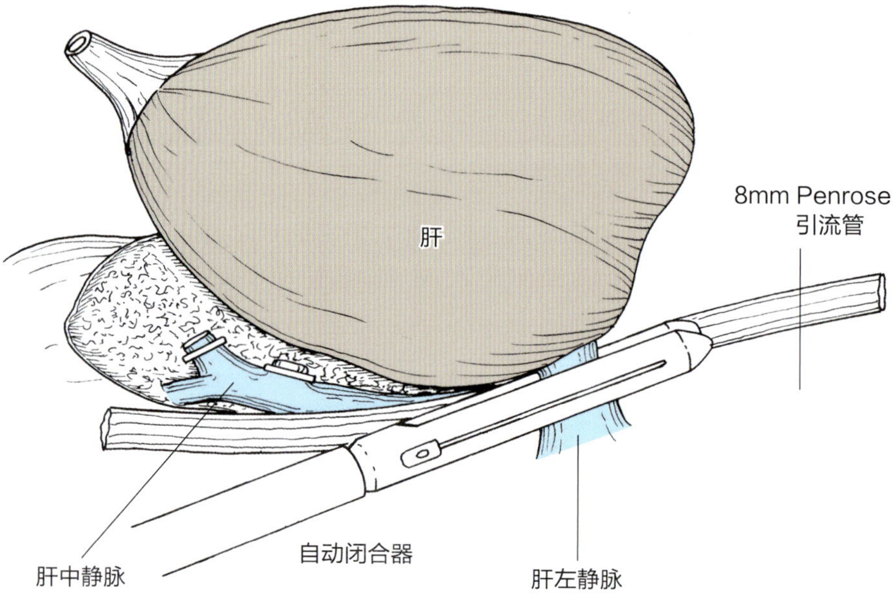

图 2-8-19 肝左静脉的离断

用 Penrose 引流管环绕肝左静脉周围全周，沿着 Penrose 引流管从左尾侧将闭合器前端朝着右膈下的方向插入自动闭合器。用自动闭合器小心夹闭肝左静脉，确认自动闭合器前端的位置后，进行离断

图 2-8-20　肝左静脉的离断

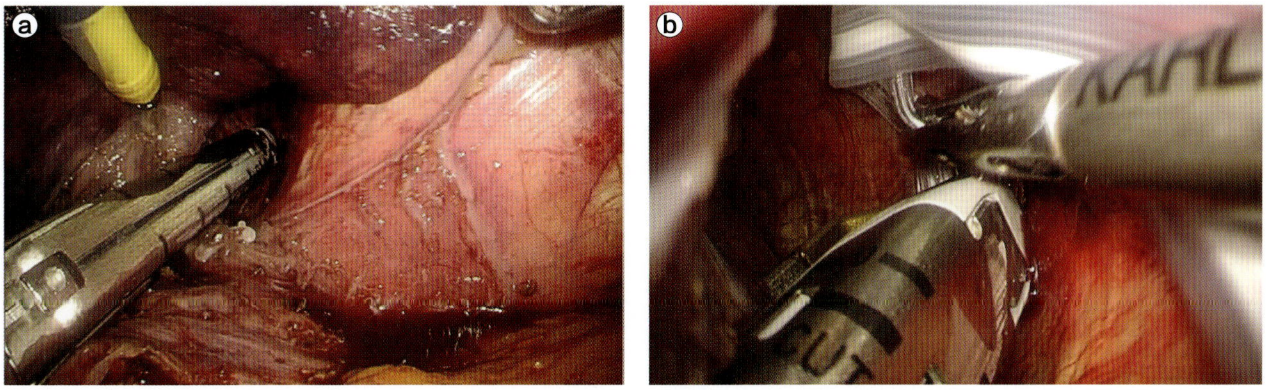

a: 用自动闭合器离断肝左静脉　　b: 确定自动闭合器前端

自动闭合器前端的位置以及闭合线上没有血管夹后，缓慢轻柔击发（图 2-8-20）。在此处，如果自动闭合器出现问题，会陷入极其危险的状态，所以要小心操作，通常头脑中要反复确认再进行操作十分重要。

（场景 8）回收切除标本（图 2-8-21）

肝切除结束后，确认充分止血后，从脐部戳卡或耻骨上戳卡插入取物袋，回收切除标本。如果没有肝硬化，左肝不会太厚，将切口扩大至 5cm，大多能将标本取出。标本摘除后再次气腹，确认没有出血和胆汁漏，并清点纱布及器械。标本取出后创口下面放置防粘连纱布。最后，阶梯样逐渐降低气腹压，进行最终的止血确认，依次拔除戳卡。

图 2-8-21　切除标本的回收

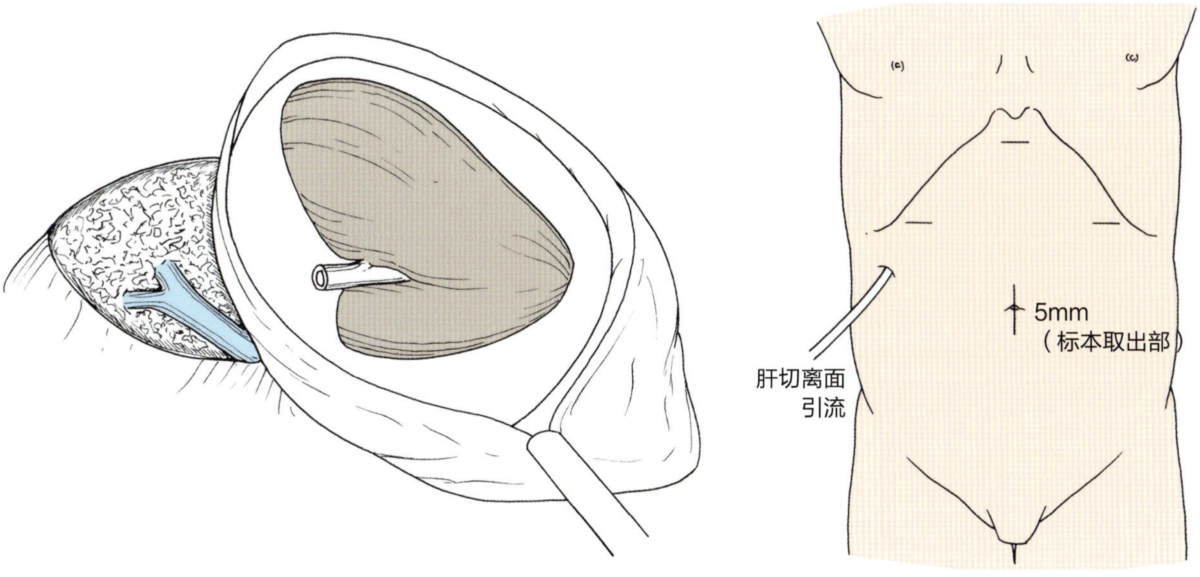

肝切除结束后，确认充分止血后，从脐部戳卡或耻骨上戳卡插入取物袋，回收切除标本。如果没有肝硬化，左肝不会太厚，将切口扩大至 5cm，大多能将标本取出

术后

术后管理

用临床路径进行术后管理，在笔者所在科室，分为完全腔镜下路径（设定为部分切除和左外叶切除）和低侵袭路径（设定为切除范围大的肝切除）两种，分别设定为术后10天、14天出院（现在DPC Ⅱ期住院时间是16天以内）。在左半肝切除时，采用低侵袭路径，术后第1天开始饮水，手术2天后开始进食，引流管在术后3天内拔除。

应注意的并发症及其处理

在左半肝切除的病例中，联合尾状叶切除病例以及淋巴结清扫病例中，左半肝切除部与胃粘连，会导致胃轴扭转，引起术后难治性胃排空延迟。为了预防这一并发症，在此部位放置防粘连纱布。

结语

腹腔镜下左半肝切除术可以通过开腹手术无法得到的独特术野，将肝中静脉从中枢侧向末梢侧显露，同时进行肝切除。和左外叶切除术一样，会成为今后腹腔镜下规则性肝切除术的试金石，可以变为模式化、规范化的术式。但是，为了安全施行手术，要预想到各个场景的隐患，脑海中事先将各个场景都牢记于心，追求比开腹左半肝切除术更慎重、更正确的手术操作。

参考文献

[1] Couinaud C：Liver lobes and segments：notes on the anatomical architecture and surgery of the liver. Presse Med 1954；62：709-712.

[2] 金沢景繁，塚本忠司：体位とトロッカー挿入位置. 腹腔鏡下肝切除術，肝臓内視鏡外科研究会，金子弘真，若林剛編著，南山堂，東京，2010, 18-24.

[3] 塚本忠司，金沢景繁，清水貞利，ほか：腹腔鏡（補助）下肝切除術の進歩 . 消化器外科 2011；34：1087-1098.

[4] Okuda Y，Honda G，Kurata M，Kobayashi S：Useful and convenient procedure for intermittent vascular occlusion in laparoscopic hepatectomy. Asian J Endosc Surg. 2013；6（2）：1-3.

[5] 金沢景繁，塚本忠司，清水貞利，ほか：肝の手術におけるピットフォールとリカバリーショット—開腹および腹腔鏡下系統的肝切除術—. 消化器外科 2013；36：1727-1740.

[6] Takemura N，Hasegawa K，Sugawara Y，et al：Morphometric analysis of caudate veins for advanced liver surgery. HPB（Oxford）2010；12（9）：619-624.

[7] 本田五郎，倉田昌直，奥田雄紀浩，ほか：大腸癌肝転移に対する腹腔鏡下肝切除術 . 消化器外科 2012；35：1393-1400.

[8] 金沢景繁，塚本忠司，清水貞利，ほか：Hanging technique を用いた完全腹腔鏡下系統的肝切除術 . 消化器外科 2013；36：143-154.

第 9 节　腹腔镜下射频消融治疗

石河隆敏　熊本大学医学部附属医院综合临床研修中心
别府　透　熊本大学大学部消化系癌症治疗学
马场秀夫　熊本大学大学部生命科学研究部消化外科

术前

◆ 腹腔镜下射频消融治疗（Laparoscopic radiofrequency ablation，LRFA）的适应证

对于肝细胞癌消融治疗的选择，日本正在寻求临床证据，正在等待多中心随机对照研究［Surgery 与 RFA trial（SURF）］的结果。SURF 的适应证是肿瘤直径 3cm 以下，满足以下 3 个条件者为研究对象。腹腔镜治疗使得通常的经皮消融困难病例治疗成为可能，也扩大了消融治疗的适应证。

笔者所在科室腹腔镜下消融治疗的适应证是：①肿瘤直径 4cm 以下；②肿瘤数量 3 个以下；③肝功能 B 级以上（总胆红素 3mg/dL 以下，凝血酶原活性 40% 以上，腹水可控），特别对于肝表面肿瘤是非常有效的办法，应该积极应用。另外，对于存在血管侵袭的病例，靠近主要 Glisson 鞘附近，即使肿瘤大小有治疗的可能，也有肝内播撒的风险，从肿瘤学观点来看，是在适应证之外的，对于有明显出血倾向的病例，也要慎重考虑外科治疗的适应证。

图 2-9-1　腹腔镜下消融治疗的优点

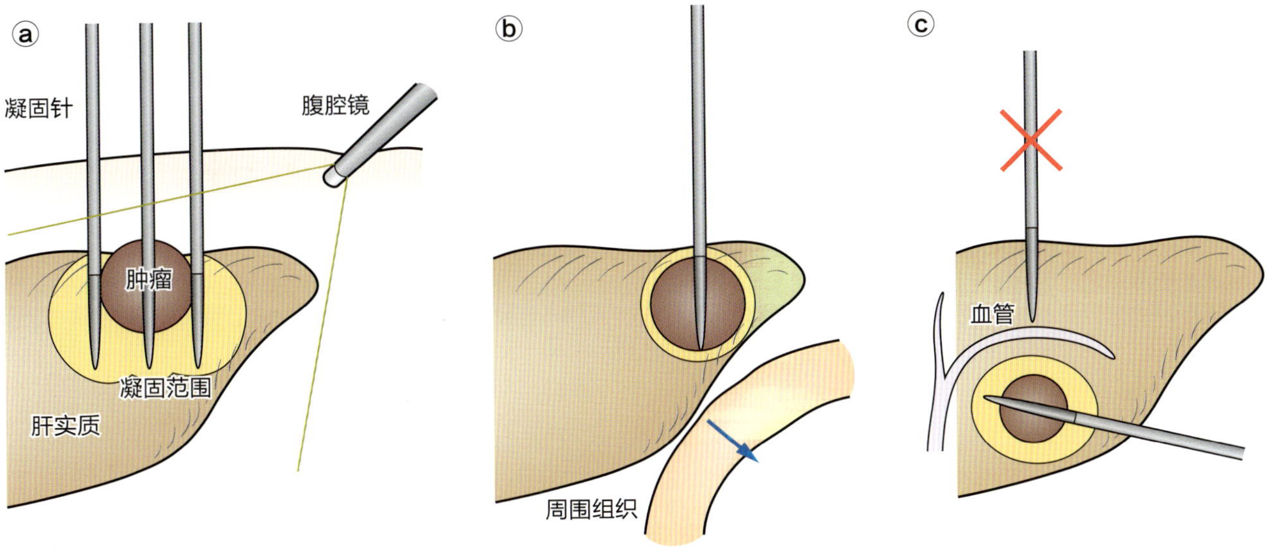

a：肝表面肿瘤：能在镜头直视下穿刺，可以应对出血、肿瘤喷出

b：剥离其他脏器，能够保护周围脏器

c：即使在经皮穿刺困难的情况下，也能找到安全的方向，进行穿刺、消融

经皮消融治疗的优点如图 2-9-1 所示：①对于肝表面肿瘤，能在直视下穿刺，可以应对出血和肿瘤喷出；②对于其他邻近肿瘤的脏器（胆囊、消化道、膈肌、心脏、肺等），能够做到避免损伤；③在经皮穿刺困难的情况下，也能找到安全的方向，进行穿刺、消融。

◈ 手术操作概述：D、P、C

根据肿瘤位置不同，操作的细节也有所不同，共同顺序是肿瘤确认（Detect，D）→穿刺操作（Puncture，P）→热凝固消融（Coagulation，C）3 个阶段，D、P、C 是基本手术操作。最初插入的戳卡目的首先是进行探查，通过视诊和超声检查诊断肿瘤部位、性状及大小，最终判断是否为射频消融治疗的适应证。接下来，确认穿刺方向、距离、安全性与周围脏器的关联，在游离、剥离周围脏器及保护的前期准备后，完成穿刺操作。D → P 的两个阶段为了提高质量，所以一般需要较长时间。关于热凝固消融，要理解器械的凝固消融特性，进行凝固消融状态的有关评估，再决定消融部位和次数。

◈ 术前管理

肝功能较差的病例，要进行常规保肝治疗。

需要管理营养状态及控制并存疾病，如果糖耐量异常，要进行充分管理。在出血倾向方面，血小板计数减少（低于 5 万 /μL）时要做好输血小板的准备，输注时机应该在穿刺操作期间，手术开始后根据术野状况决定是否输注。

腹腔内操作前的准备

◈ 体位和手术器械的准备

基本配置如图 2-9-2 所示。采用腹腔镜入路的时候，术者通常站在肿瘤所在半肝的对侧。这样与超声操作和穿刺针的刺入方向杆相一致，前端向末梢侧的移动方向容易把握，更容易确保安全性。但是，为了调整穿刺方向与肿瘤的位置，也可以站在同侧，不必只限定在对侧。第一助手根据需要站在术者对侧，扶镜助手站在术者的同侧或者对侧均可以，从脐周围戳卡插入腹腔镜时，最好选择与术者视角和方向一致的位置。显示器位于头侧的两边，主显示器和超声显示器放置在术者能够同时观察到的位置，最好将超声机的方向杆与显示器的显示术野相对应。术者尽可能不移动术野，而且不要形成反向视觉状态（镜面视觉）。

◈ 戳卡的位置

图 2-9-3a: 左外叶表面肿瘤。图 2-9-3b: 右肝头侧肿瘤的基本戳卡插入部位。实际操作中，戳卡的数量、位置要根据肿瘤所在的位置不同而有所不同，如果肿瘤位于肝表面的前部，则可能只需要 2 个戳卡。由于穿刺针不需要使用戳卡，所以可以变换数个位置。如果考虑脐的正中部附近存在肝硬化导致的丰

富侧支循环，可以在肿瘤侧的脐旁插入腹腔镜用戳卡。右肝及左内叶肿瘤在脐右侧，左外叶肿瘤在脐左侧，以开放法插入最初的腹腔镜戳卡。这时的止血操

图 2-9-2　手术室工作人员、器械配置

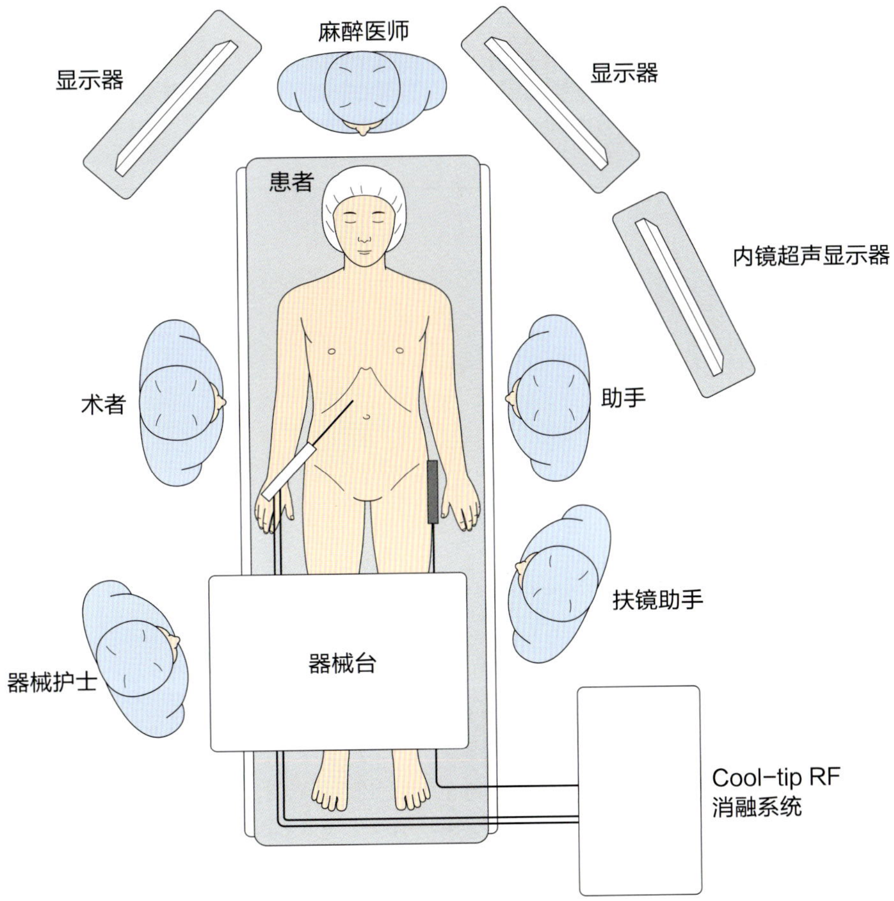

图 2-9-3　戳卡的位置

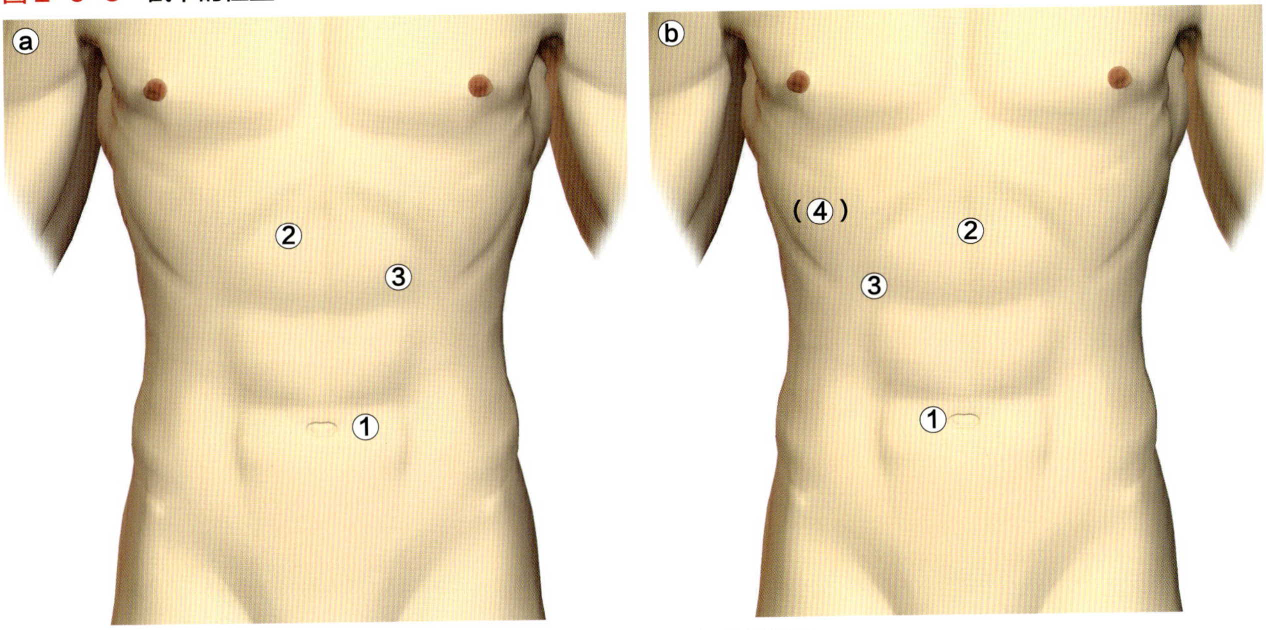

a: 左外叶肿瘤　　b: 右叶头侧肿瘤

①腹腔镜戳卡；②钳子用戳卡（超声用）；③钳子用或凝固消融用戳卡；④肋间戳卡

作更确切。通常从这个戳卡向肿瘤直线方向两侧肝下面插入第 1、第 2 个戳卡，插入的戳卡需要考虑到超声的观察方向和穿刺方向。如前所述，对于戳卡的位置，每个病例需要进行个体化处理。体位基本为仰卧位，根据对肿瘤的观察及操作将手术床左右倾斜。另外，需要将肠管避开时，选择头高位。肿瘤位于右肝背侧时，选择左半侧卧位，肝脏容易翻转。

腹腔内操作的流程及手术操作：D、P、C

局部凝固消融治疗的目标顺序为肿瘤确认（Detect，D）、穿刺操作（Puncture，P）和热凝固消融（Coagulation，C）3 个阶段，D、P、C 的流程是手术的基本操作。

◆[D] 肿瘤确认

镜头进入腹腔后最初的目标是视诊和通过超声进行肿瘤确认（Detect）（图 2-9-4）。如果是肝表面突出型肿瘤，则比较容易通过视诊确认，必要时可以将肝脏抬起以及进行周围的剥离。即使在这个操作阶段动作也要轻柔，注意止血，使用图 2-9-5 所示器械。并且，在 D 阶段中，除了视诊之外，一定要用腹腔镜超声判断肿瘤性状，确认肿瘤底部，标记凝固消融范围。如果用腹腔镜下 Sonazoid 超声造影，精确度会进一步提高，但基本上以线性超声探头为中心，靠近肝表面的肿瘤利用潴留的生理盐水或从里面开始进行超声扫查。观察有无卫星病灶以及

图 2-9-4 [D] 肿瘤确认的操作（D、P、C 基本技巧 -1）

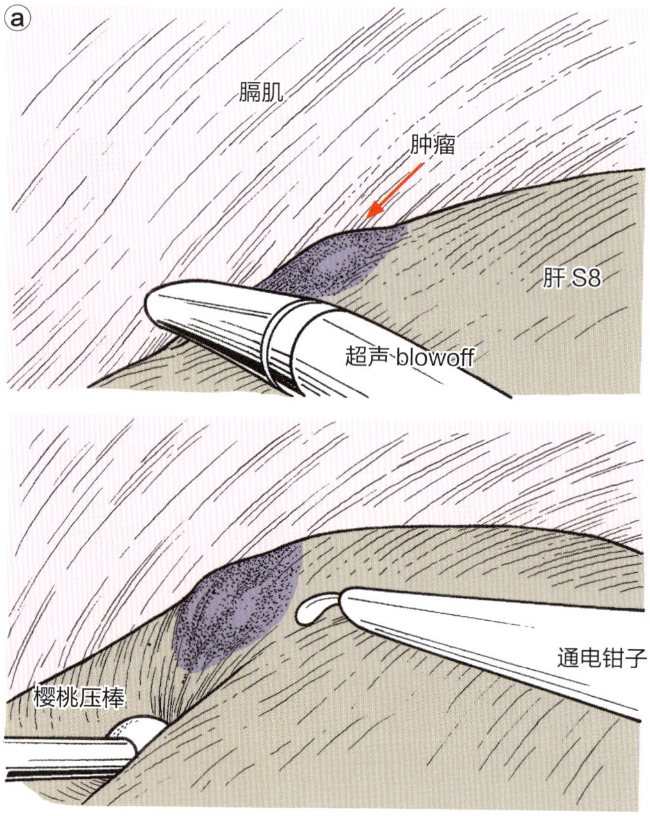

a：视诊和内镜超声辨别，超声下做标记

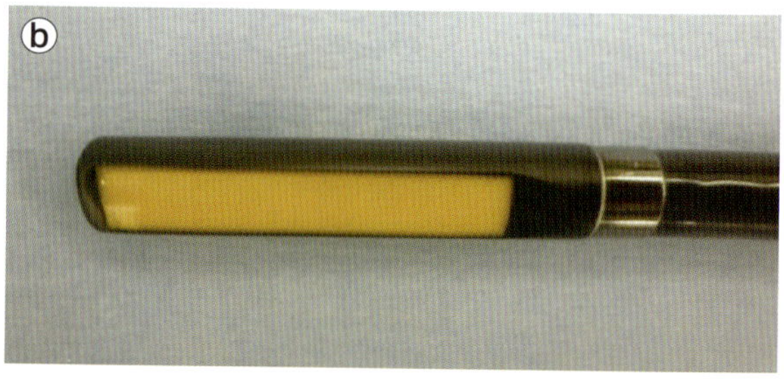

b: 腹腔镜线性超声探头

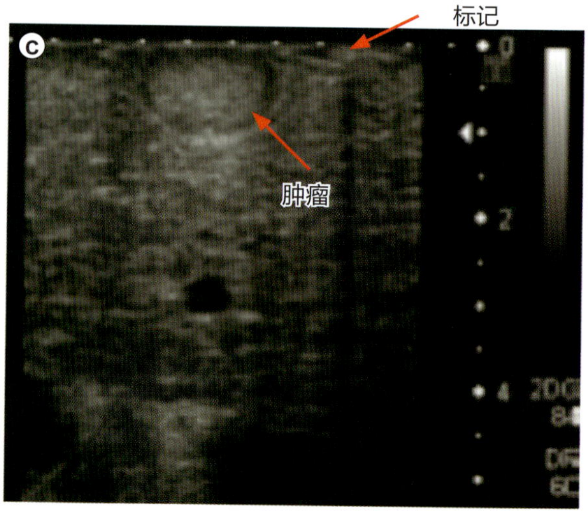

c: 确认肿瘤性状、周围血管和标记位置

图 2-9-5　腹腔镜下操作使用的器械

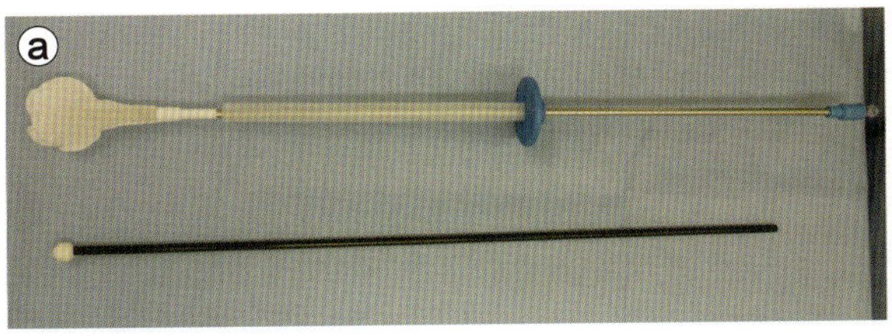

a: 确保术野良好使用的压排器械
上面：软棒；下面：樱桃压棒

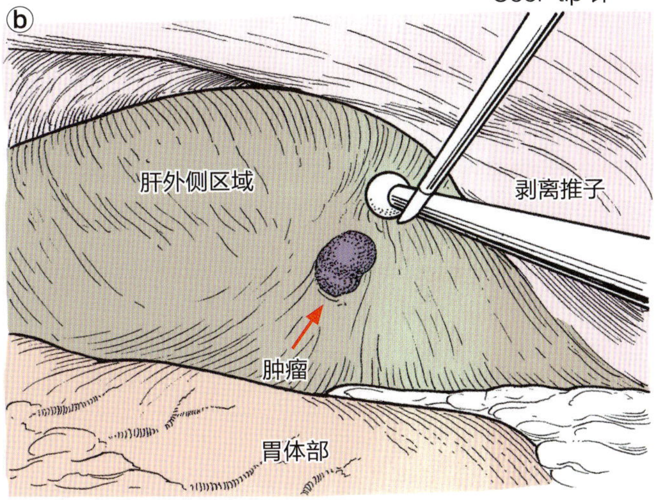

b: 通过钝性压排以确保术野良好

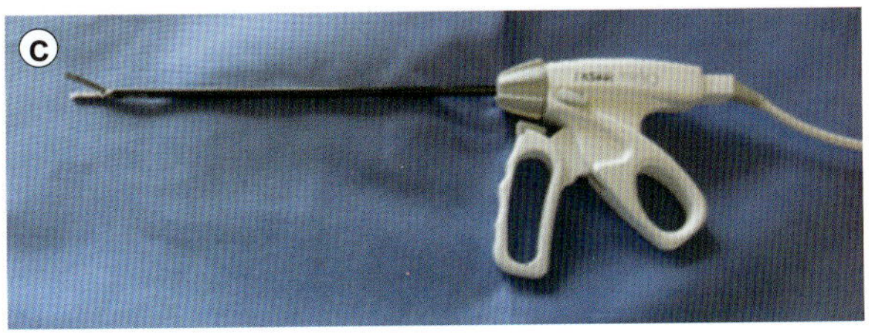

c：EnSeal®：通过组织的压缩、加热进行可靠的止血，可切断组织

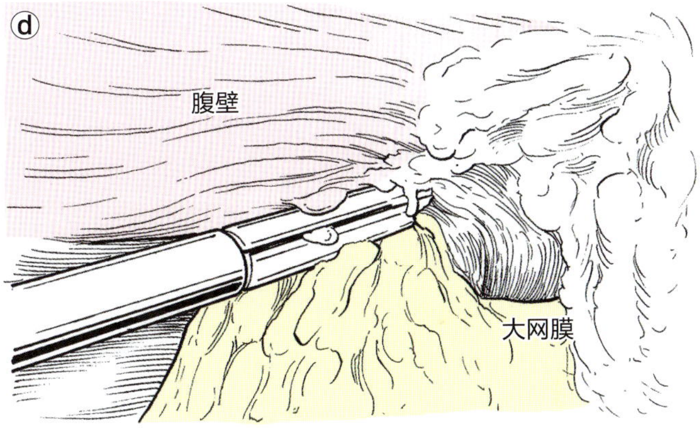

d：剥离 Enseal® 引起的肝周围粘连

Glisson 鞘和血流等情况，判断是否为凝固消融治疗适应证的最终步骤。肿瘤确认虽然简单，但却是最为重要的阶段，可以说此处的精确度决定了整个治疗的成败。

◈［P］穿刺操作

接下来准备穿刺，确认穿刺方向、角度、距离，必要时进行肝脏游离、剥离黏着脏器和保护周围等。因此，根据操作需要而追加操作用的戳卡。

考虑到笔者所在科室射频消融用穿刺针的直进性和消融范围的确实性，图 2-9-6 中主要使用单针型的 Cool-tip 型电极（RFA-cool tip® 针，电极 2cm，17G）进行穿刺。关于肿瘤穿刺，将套管（14G）经皮入路插入，电极针不要直接接触皮肤组织和腹膜等。另外，穿刺时为了防止经门静脉内播散复发：①排除靠近 Glisson 鞘的病例；②先凝固消融肿瘤滋养血管附近；③穿刺路径上避免损伤粗的 Glisson 鞘（超声能够确认）。根据以上原则进行操作。

腹腔镜下穿刺方向的自由度较高，能直视的肿瘤可以多次穿刺，精度也比较高（图 2-9-7）。考虑到穿刺针前端位置和肿瘤底部消融范围而进行了多次穿刺，确保有效的消融范围。

图 2-9-6　[P] 穿刺操作（D、P、C 基本操作 -2）

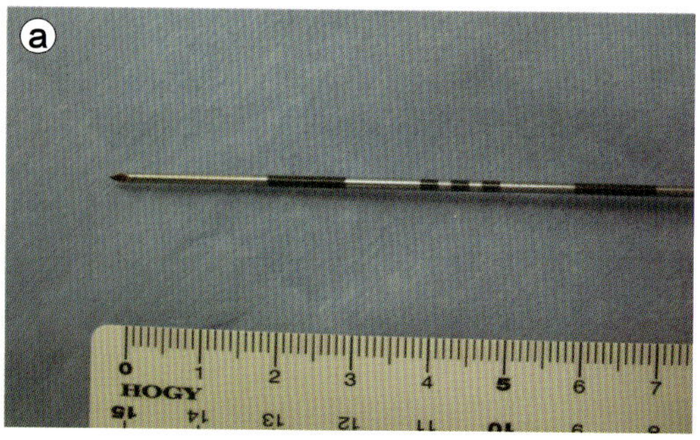

a：2cm 的前端电极（RFA-cool tip® 针）

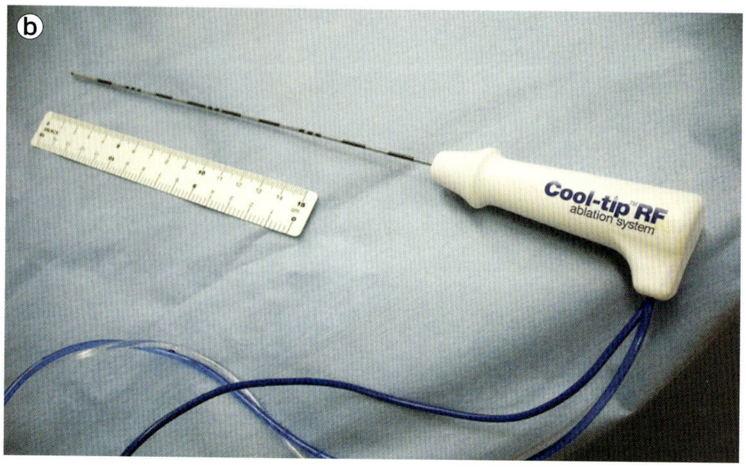

b：穿刺针系统（RFA-cool tip® 针）

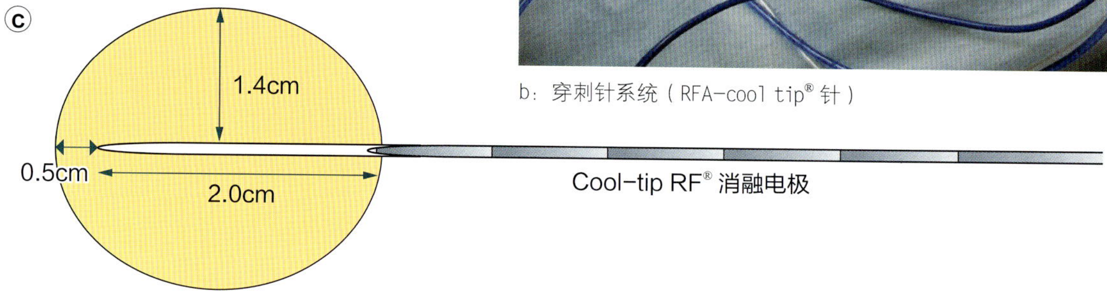

c：用 RFA 预测的凝固范围（2~20cm，17G 针）

图 2-9-7　针对表面肿瘤的穿刺（肿瘤的多方向穿刺）

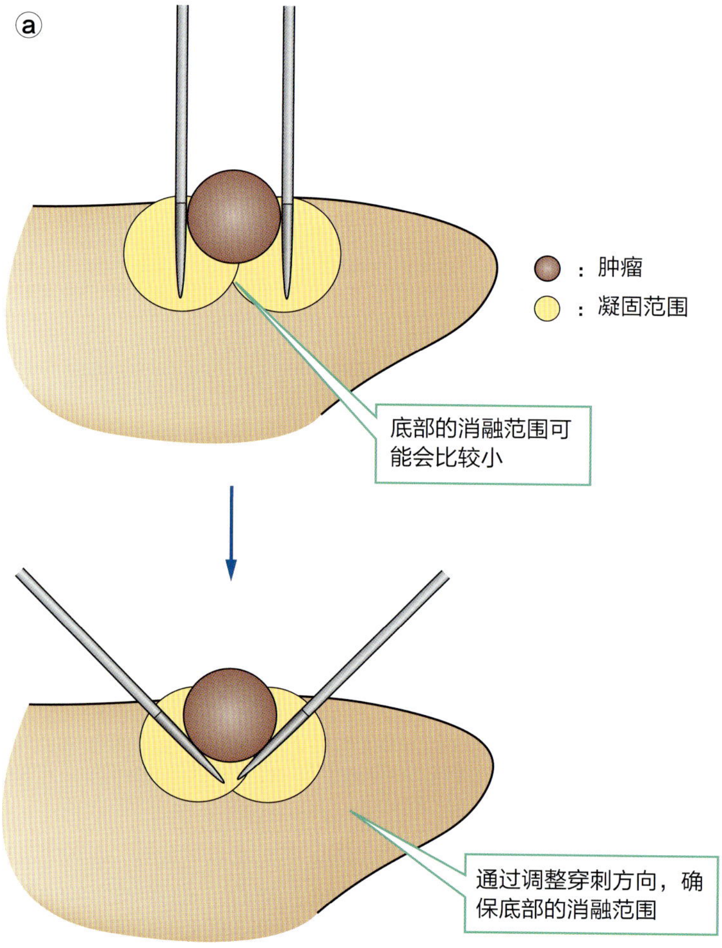

a：多方向穿刺和尖端位置的示意图

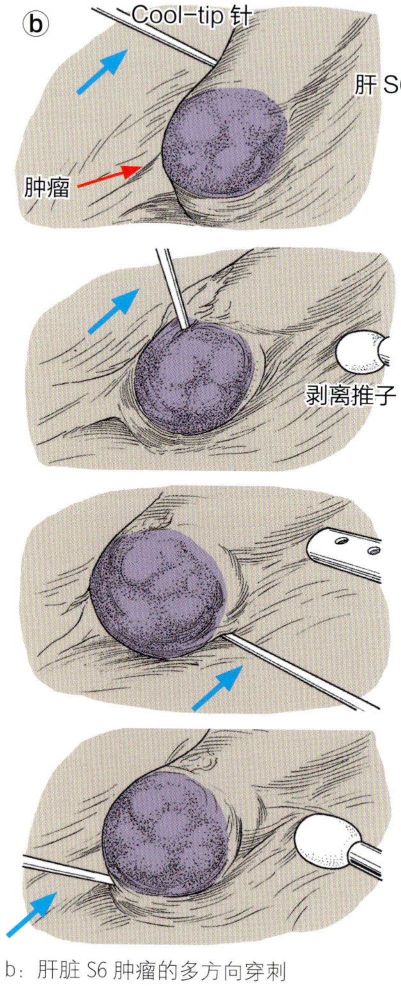

b：肝脏 S6 肿瘤的多方向穿刺

对于右肝头侧和右前叶的表面肿瘤，穿刺针从腹腔侧插入困难时，可考虑肋间穿刺。麻醉后用体表超声提前标记肺下端，呼气时呼吸停止后进行尾侧穿刺。图 2-9-8 中经胸腔穿刺而且不损伤肺实质，对头侧肿瘤非常有效。

另外，对于深部肿瘤在腹腔镜超声引导下进行深部穿刺，使用线阵超声探头有很多复杂的问题，这种情况下，能看到前方的凸阵超声探头以及灵活运用穿刺导航是非常有效的手段（图 2-9-9）。

图 2-9-8　头侧肿瘤的肋间穿刺

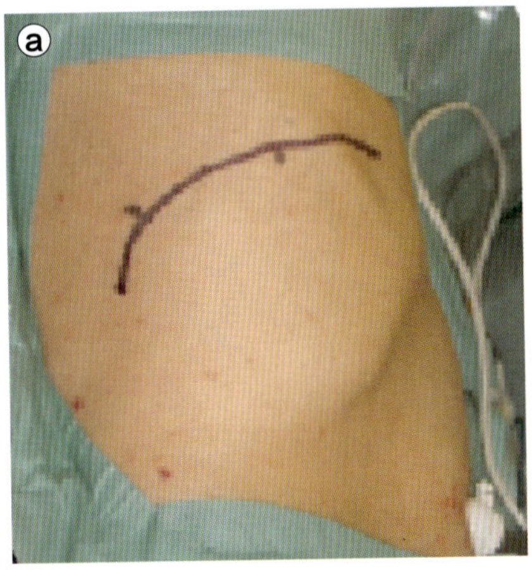

a：麻醉下的体位状态，肺底部的活动范围用线性超声动态监测，并进行标记

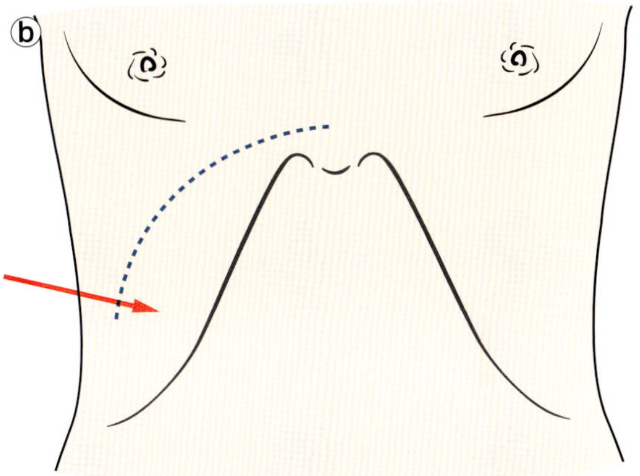

b：在呼气时不会损伤肺的位置，于患者呼气时进针或者插入戳卡

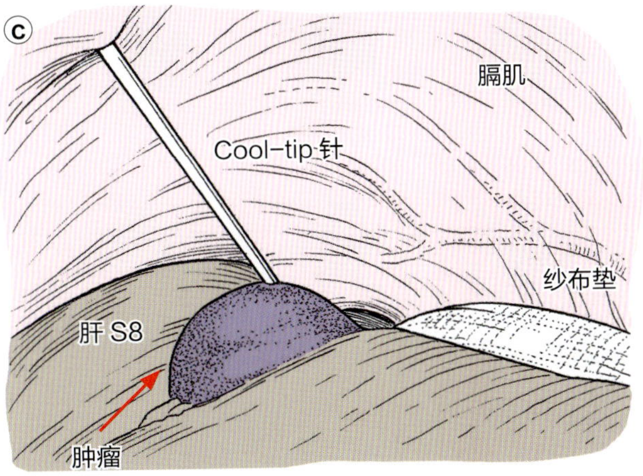

c：头侧的肿瘤，通过肋间穿刺行射频消融治疗

图 2-9-9　腹腔镜用凸阵超声

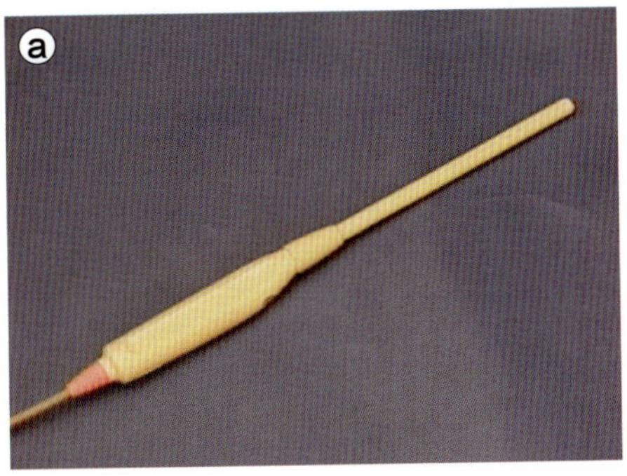

a：能看到前方的凸阵超声探头

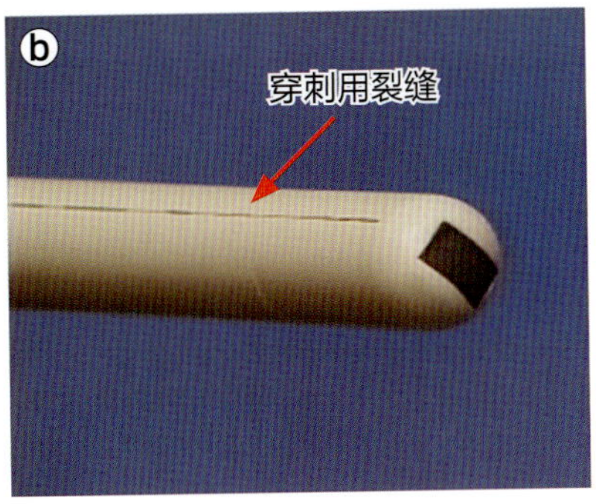

b：前方穿刺引导裂缝

[C] 热凝固消融

D→P 的两个阶段大多需要较长时间，应该提前告知患者以及麻醉医师，即使是消融治疗，也要占据相当多的预定时间。最终 C（热凝固消融）阶段决定了肿瘤治疗效果，除了术者的技术，消融装置的配置也很重要（图 2-9-10）。笔者所在科室使用 RFA 消融系统时为了抑制肿瘤内压力，缓慢提高功率，最终目标为 60W，基本花 3min 来缓缓提高功率。凝固消融治疗开始时推荐在肿瘤周围进行多次消融（图 2-9-11），肿瘤的直接穿刺是最后进行的步骤，最好是在足够的周围温度波及肿瘤后再进行。

通过内压的缓慢提高，防止被膜损伤和肿瘤喷出的同时，能够确保周围凝固边缘。另外，通常不选择提前进行肿瘤活检的治疗策略。

展现治疗效果的 C 热凝固消融阶段根据显示器信息进行术中判定。消融功率的稳定性、前端温度、阻抗等原因使功率低下，此时是主要的调整时机。

当出现与预想相反的情况时，检查消融针的位置、配置异常和机械（特别是穿刺针）故障。前端位置容易偏离，注意目视下的穿刺针深度以及超声下的

图 2-9-10　[C] 射频凝固消融装置（D、P、C 基本操作 -3）

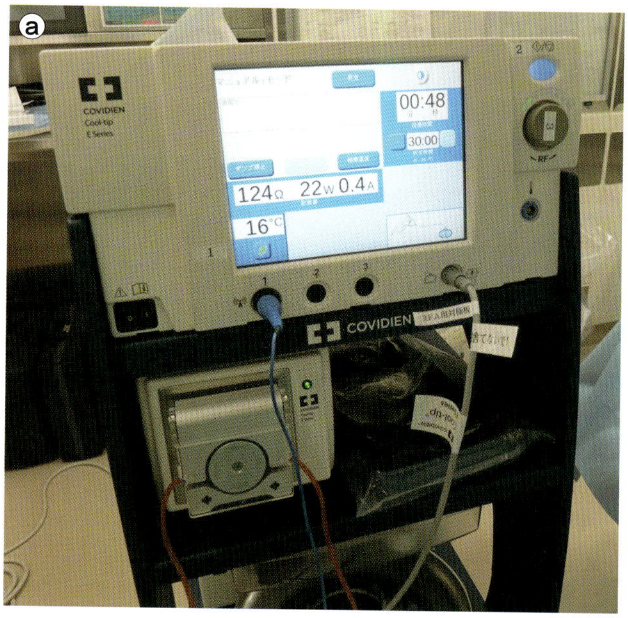

a：Cool-tip RF® 消融系统（covidien 公司）

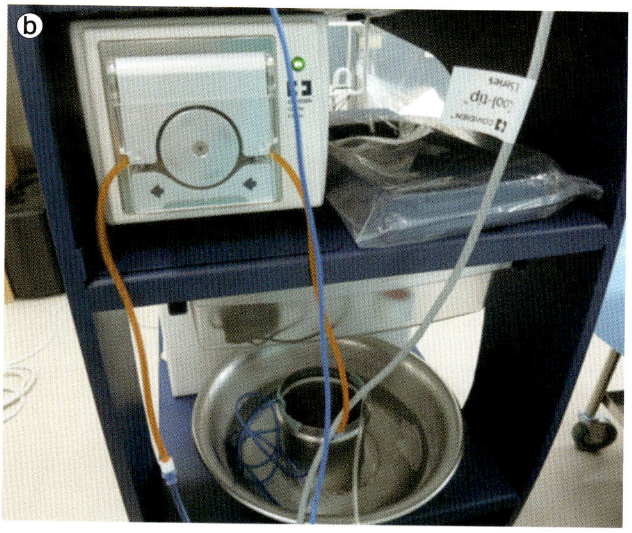

b：使用冷水的冷却回路

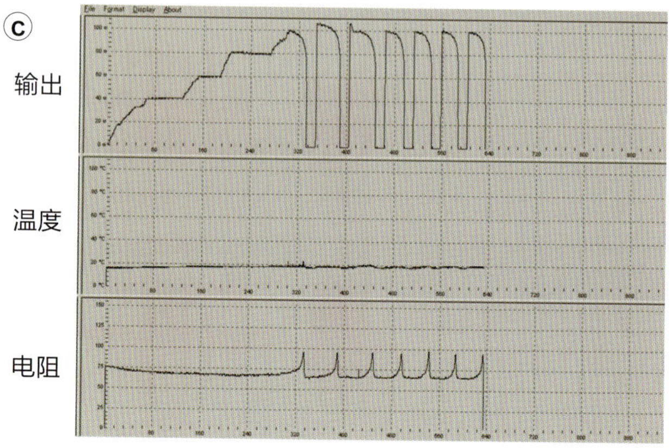

c：电波功率变化，边保持前端低温边根据电阻情况调节功率

图 2-9-11　热凝固消融中周围先行凝固消融法

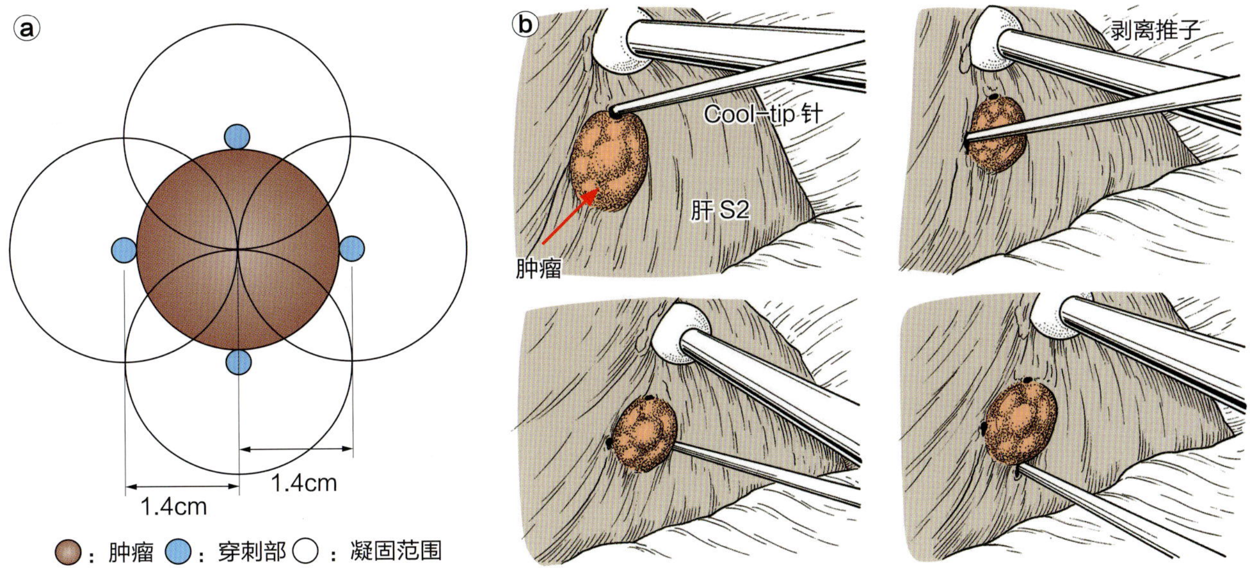

a：周围先行凝固（2~20cm Cool-tip 针）的凝固范围示意图　b：不要损伤 S2 的肝表面肿瘤被膜，无凝固消融周围

前端确认。偶尔需要更换消融针。要认识到存在着依靠设备性能的部分。由于先行治疗（TACE）或周围血管的影响等，即使使用一定技巧，也可能得不到预想结果。通过 Sonazoid 超声造影的治疗后确认血流，对于判断消融后的凝固范围有一定帮助，但需要使用腹腔镜专用仪器。

不同场景的预想画面

（场景 1）肝表面治疗

突出表面的肿瘤经皮穿刺有出血或肿瘤被膜损伤等危险，是腹腔镜下凝固消融治疗非常好的适应证。图 2-9-12 所示的是 S2 肝表面肿瘤的入路，穿刺针插入自由度高，本穿刺先从腹壁插入穿刺针，由于针本身能确认方向和距离，可以用 2 个戳卡进行治疗。轻柔地抬起肝脏，很容易看到肿瘤。同时能防止周围脏器热损伤，可以充分地进行周围消融，也能确保安全性。肝表面突出部热消融后，消融部不要立即接触其他脏器，暂时用生理盐水冷却，要注意常被忽视的治疗后热损伤。

（场景 2）其他脏器附近的病变

即使有经皮穿刺的可能，如果病变接近其他脏器，通过腹腔镜操作进行游离以及保护脏器，可以进行安全的穿刺和热凝固消融治疗。此处的其他脏器一般指的是心脏（膈肌对侧）、胃体部、胆囊、粘连肠管等。剑突部位的 S3 肿瘤是位于心脏正下方的病变，因为经皮穿刺时穿刺针靠近心脏，需要十分小心。而采用腹腔镜入路时，通过游离肝左外叶并向尾侧压排，肿瘤能远离膈肌（图 2-9-13）。另外，为了使穿刺路线的前端不朝向心脏方向，可以从肿瘤左侧进针，实施更安全的治疗。

图 2-9-12　左外叶表面肿瘤的消融方法

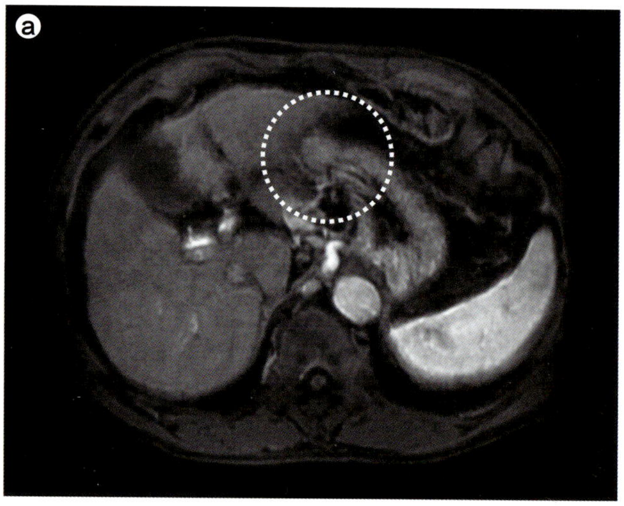

a：EOB-MRI 显示的肿瘤突出于 S2 背侧，紧邻周围脏器

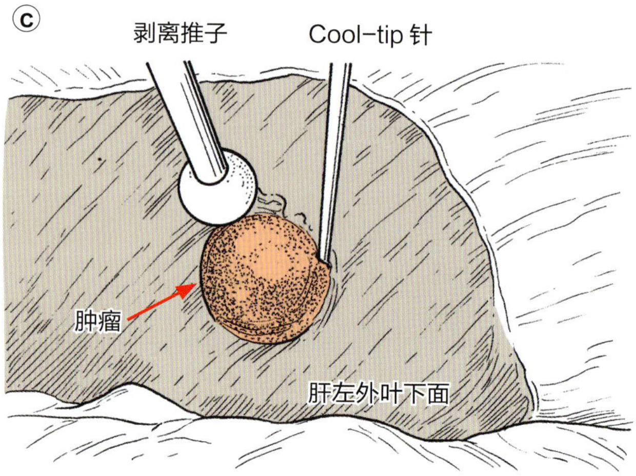

c：腹腔镜下 RFA

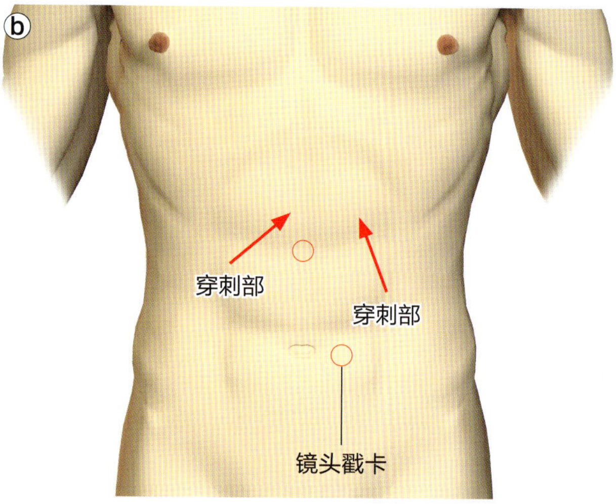

b：戳卡孔及穿刺部

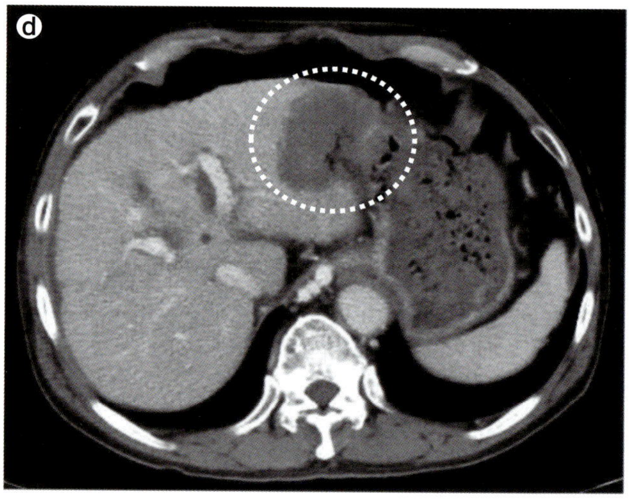

d：术后 CT：确认足够的消融范围

（场景 3）经皮穿刺困难的病变：尾状叶病变

尾状叶被左、右 Glisson 鞘分叉部和肝静脉根部包围，与下腔静脉并行位于腹腔深部。通常对尾状叶肿瘤的经皮穿刺消融治疗是困难且危险的。对于这样的病例，采用腔镜入路非常有用（图 2-9-14）。从下面将肝脏抬起，可以看到右尾状叶和 Spiegel 叶的表面肿瘤。

在生理盐水潴留下进行超声确认，穿刺方向与下腔静脉平行时能相对安全地进行消融。如果在腹腔镜下肿瘤识别和穿刺仍然困难，手辅助腹腔镜下手术（HALS）的凝固消融治疗也能够确保安全性和根治性。其他部位的肿瘤也一样，腹腔镜下操作困难时，可以选择用手辅助，例如肝背侧、膈下的肿瘤消融治疗中都可以采用 HALS。

图 2-9-13　剑突部肿瘤的手术入路

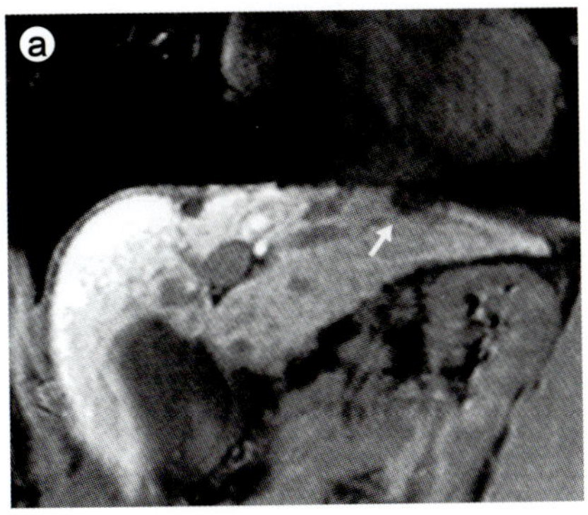

a：与心脏相邻的左外叶肿瘤

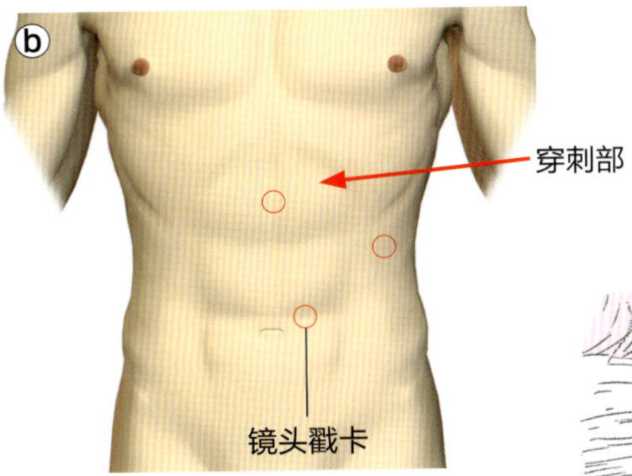

b：戳卡的位置与穿刺方向

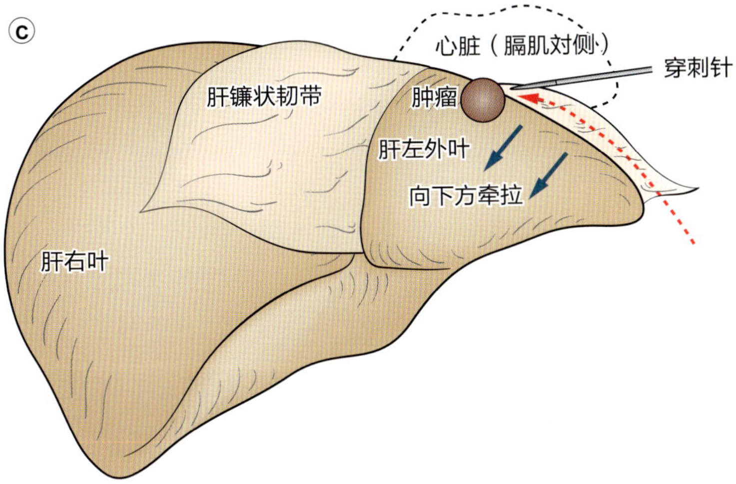

c：冠状韧带的切除和牵引穿刺示意图

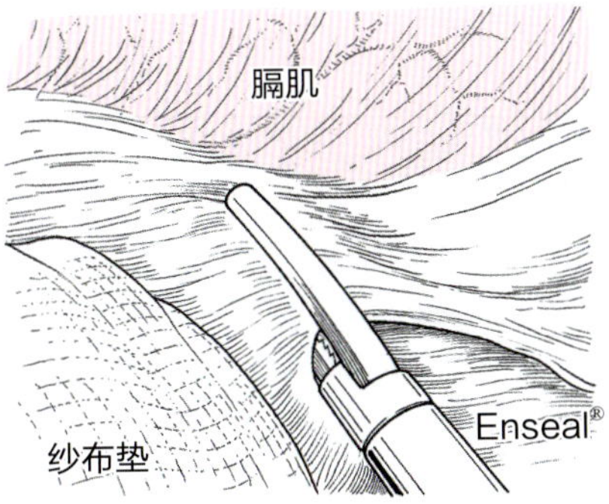

冠状韧带的离断

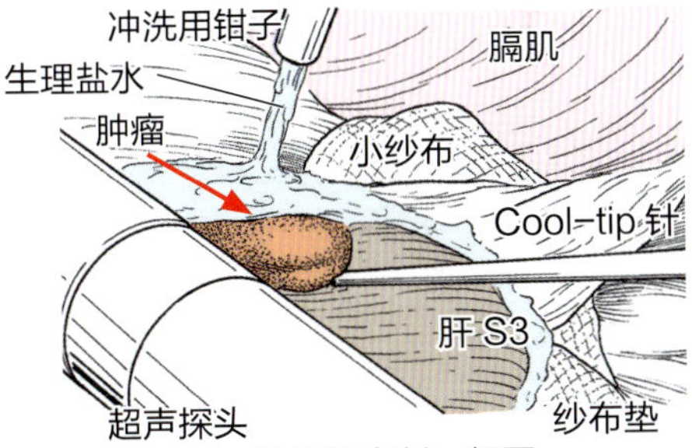

肿瘤的穿刺、凝固

图 2-9-14　尾状叶肿瘤的手术入路

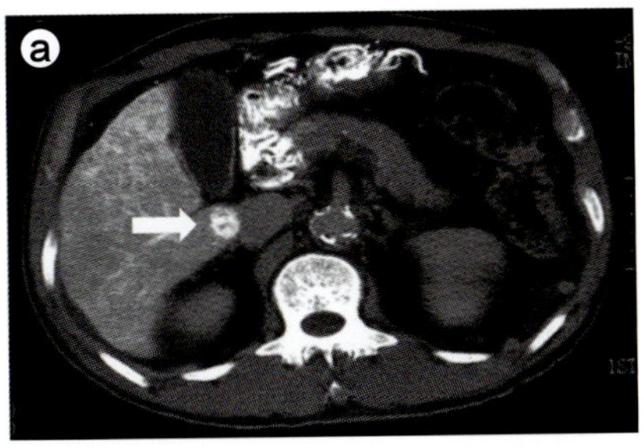

a：右尾状叶（S1）的肿瘤

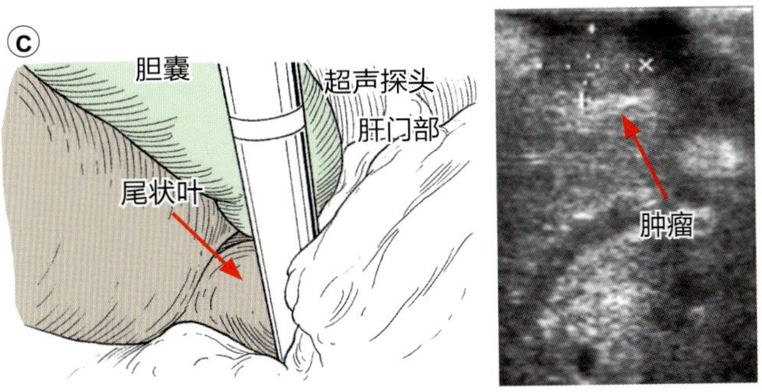

c：在生理盐水潴留下进行超声确认

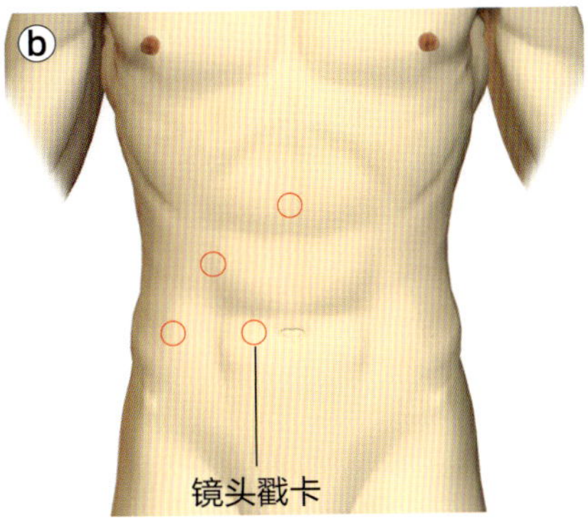

b：戳卡的插入位置

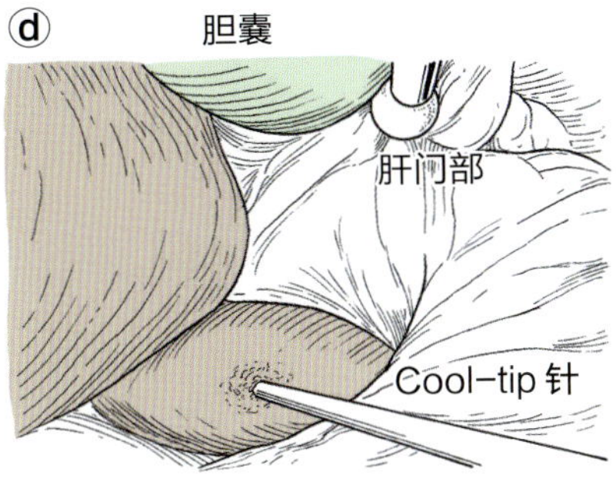

d：与下腔静脉平行的穿刺法

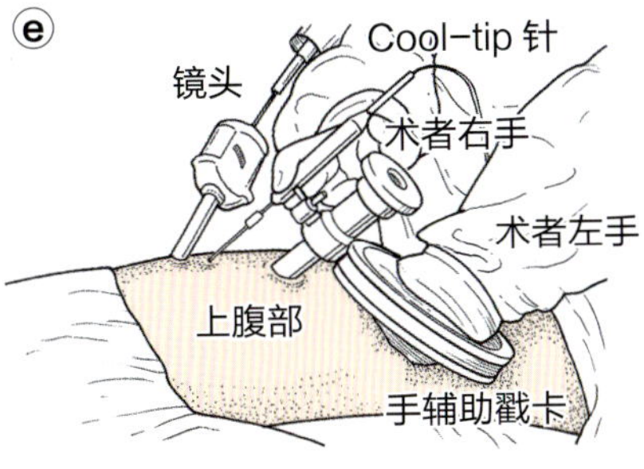

e：手辅助腹腔镜下手术（HALS）的消融治疗

胸腔镜下局部消融法

和本节腹腔镜治疗主题不同，针对右膈下肿瘤的胸腔镜下射频消融治疗（图2-9-15）也是一种有效的手术方法。全身麻醉下进行单侧肺通气，通过右肺的萎缩，能够取得充足的操作空间。显示器位置十分重要，术者是从头侧看向膈肌，所以在视线延长线的左足侧放置显示器，超声机也放置在能观察到的同一视野内。胸腔镜操作要在镜下经膈肌行超声检查确定肿瘤的位置，切开膈肌后能到达腹腔内。对膈顶部的肝表面肿瘤非常有用，比较容易在直视下穿刺和凝固消融。虽然只是在限定的区域，但是却是对其他方法来说最困难的膈下肿瘤消融治疗，是具有有效性和安全性的操作方法。

图2-9-15　胸腔镜下射频消融治疗（LRFA）

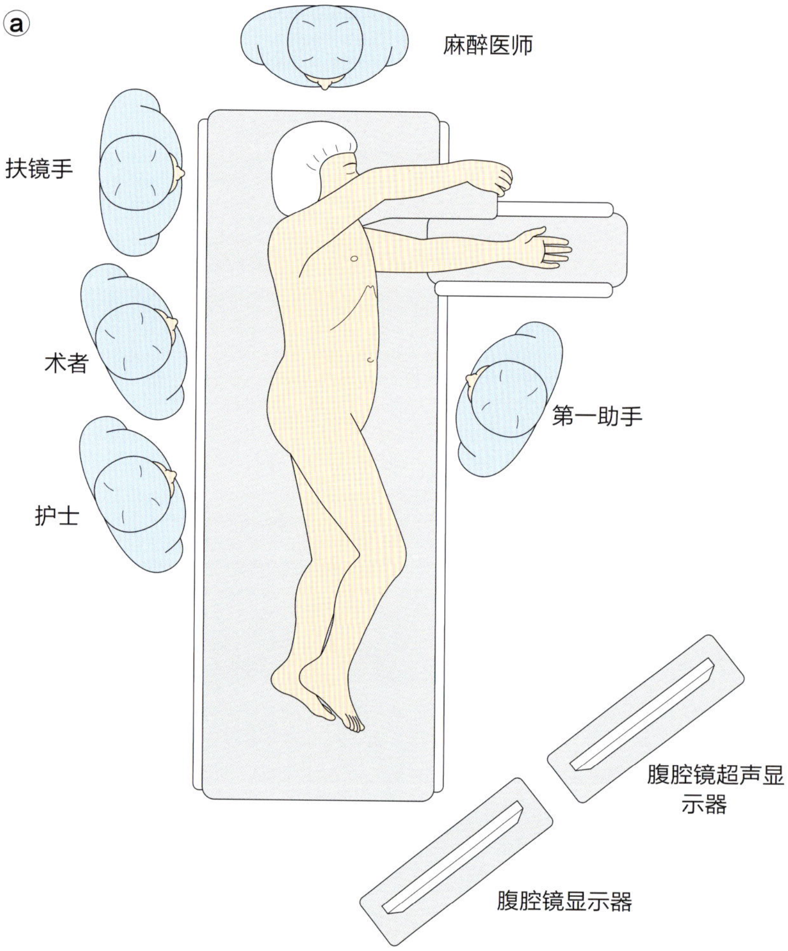

a：胸腔镜下射频消融治疗的手术室配置

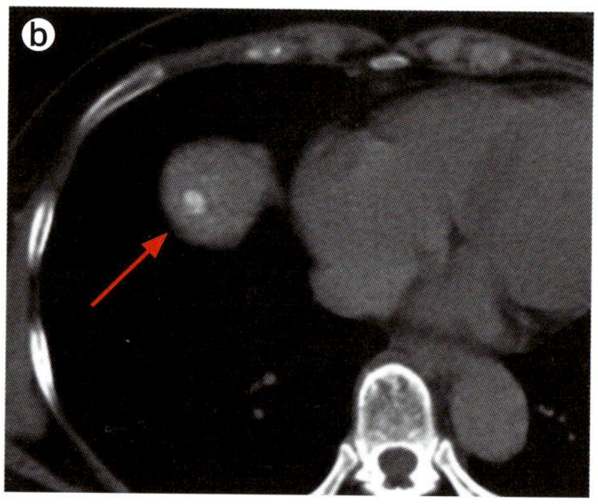

b：右侧膈肌下的肿瘤

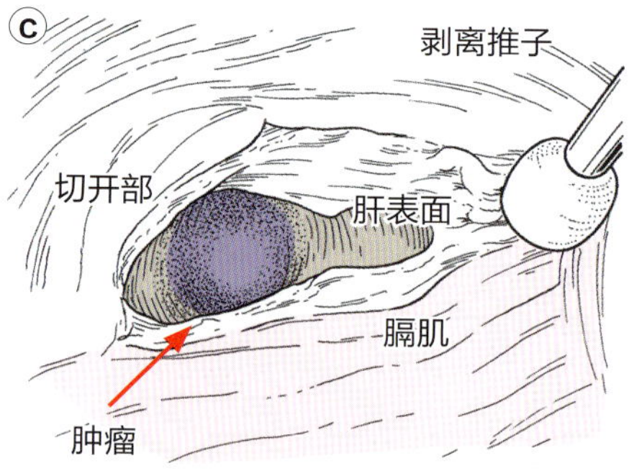

c：通过切开膈肌确认肿瘤

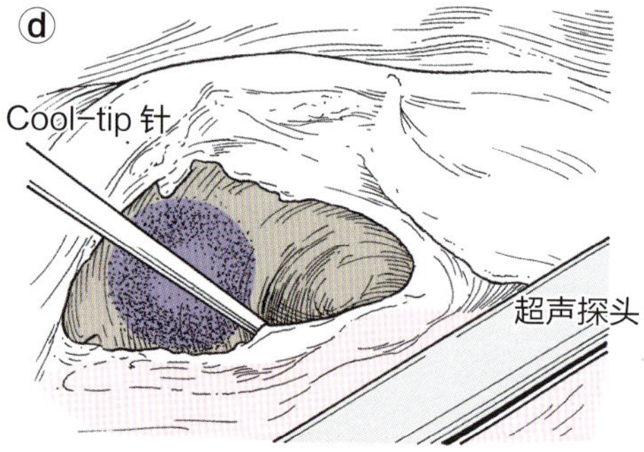

d：凝固肿瘤的周围

腹腔镜、经皮联合射频凝固消融治疗（Hybrid RFA）（图 2-9-16）

我们将在同一个手术病例中，联合了腹腔镜凝固消融治疗和经皮超声射频消融治疗的手术操作方法命名为 Hybrid RFA。此时，可以在肝脏表面确认肿瘤并加以凝固消融，即使是经皮超声确认穿刺困难的肿瘤，也可以利用腹腔镜的优点进行消融治疗。当肿瘤位于右侧膈下，从体外检查困难时，在腹腔镜下暂时向腹腔内注入生理盐水，使其潴留在右膈下，扩大了超声扫查范围，之后在体外再行检查并进一步进行肿瘤确认，这种操作方法使得经皮消融治疗成为可能。

在腹腔镜操作和体外操作的组合之下，必须提前讨论研究在全身麻醉下可能的治疗范围。

图 2-9-16　腹腔镜、经皮联合射频凝固消融治疗（Hybrid RFA）

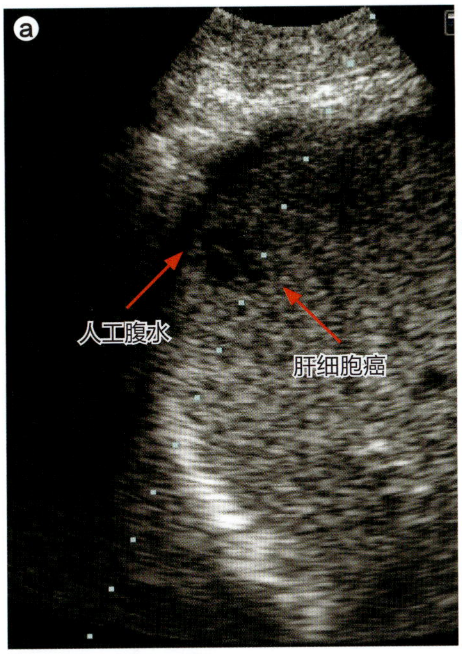

S8 深部肿瘤：人工腹水潴留下经皮 RFA

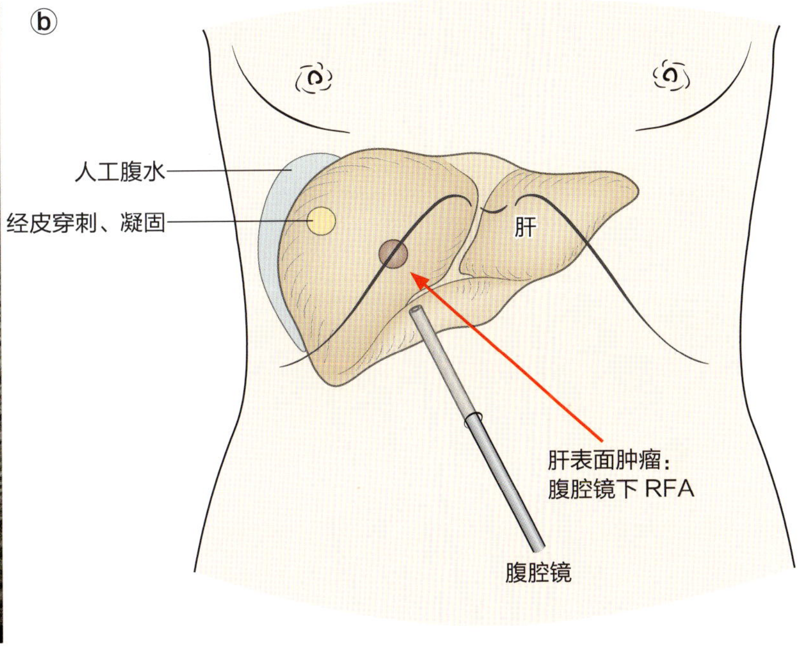

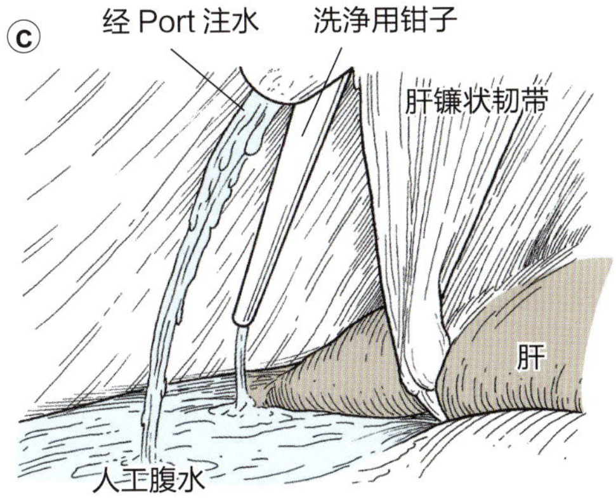

※ 腔镜下向腹腔内注入生理盐水并潴留，解除气腹后行经皮超声检查

隐患和处理

可以说 D、P、C 中最重要的操作是 D（肿瘤确认）。如果不经历这个阶段，就不能进行接下来的手术步骤。绝对不要有“术中就会知道”的想法，对于无法找到或者诊断肿瘤的情况，一定要有术前对策，这些都应该在术前进行讨论研究，也必须告知患者并取得知情同意。

在手术室准备腹腔镜超声造影剂进行超声造影和术中 CT 能够提高精度，此外，靠近肝表面的肿瘤可以注入并潴留生理盐水、解除气腹进行体外超声和术中血管造影（CO_2 造影）等可能的范围进行肿瘤确认，这些都应该在术前进行探讨准备。当由于不确定的诊断导致操作不能进行时，判断是否继续进行的时机也很重要。

即使能够进行肿瘤确认，腔镜下操作和穿刺困难时，考虑中转开腹时，可以选择之前所述的手辅助腹腔镜下手术（HALS），作为备用的手术入路方法应提前准备手辅助戳卡。

P、C 阶段需要麻醉医师的配合，对于呼吸的调整和深度需要进行充分交流。注意患者不要因突然的身体活动而造成意料之外的副损伤。

术后

术后管理

原则上短时间放置闭式引流管用于监测出血，肝功能低下时容易出血，而术后出血的处理延迟更会导致并加重肝功能不全，因此笔者认为肉眼观察是最直接有效的。基本第 2 天拔除引流管，近年来消融技术逐渐成熟起来，根据肝功能、出血倾向、消融部位等不同情况，不放置引流管的病例数也逐渐增加。

术后第一天开始进食，可以离床活动，不需要太多的疼痛管理也是该术式的优点之一。

手术效果一定要通过术后影像诊断来判定，术后 5~7 天必须进行增强 CT 检查。此时，肝表面肿瘤由于手术操作后凝固，其部位很容易变位，在和术前影像对比时，判定消融范围时常常要注意这些变化。

应注意的并发症及其处理

出血：应注意穿刺部位、穿刺通路和腹壁出血，止血操作要切实。对于有出血倾向的病例，最好要准备止血设备（VIO 软凝固设备）。

腹水：侧支循环障碍和门静脉高压会导致腹水增多。在肝硬化病例中肝镰状韧带可能是一个比较重要的侧支循环，术中操作尽可能地避免将其离断。

肝功能不全的病例，即使比较轻度的侵袭也会造成其术后持续的腹水状态，如果没有感染、胆汁漏等异常情况，最好早期拔除引流管，最好将拔除后的引流管口缝合。

胆囊炎：对于 S5 段胆囊床附近的肿瘤，注意不要消融后立即让胆囊和消融部位接触，使用生理盐水冲洗降温后再接触。根据的肿瘤侵袭程度，可以考虑将胆囊切除。

腹腔内感染：尽管射频消融治疗后的胆汁漏和肝脓肿发生率非常低，操作简单，手术容易，但仍然需要术后检查来进行评估。消融治疗后常会出现暂时的发热，如果怀疑感染，加上合并有肝功能差和免疫力低，在使用广谱抗生素的同时寻找病因，不要延误治疗。

结语

应该活用腹腔镜在肝表面肿瘤的消融治疗，其有操作简单、低侵蚀性的优点，即使考虑全身麻醉的风险也是安全有效的。

经皮治疗和其他治疗选择困难时，也可以采取难度高的腹腔镜消融治疗，但必须充分考虑到手术时间和损伤性以及手术技巧。

参考文献

[1] Beppu T, Ishiko T, Sugiyama S, Baba H：Radiofrequency ablation（RFA）and microwave coagulation therapy（MCT）for hepalocellular carcinoma. Low Temp. Med. 2005；31：22-24.

[2] 別府　透，土居浩一，石河隆敏，ほか：肝細胞癌に対する内視鏡下ラジオ法凝固療法の適応と手術手技．日鏡外会誌 2002；7：431-437.

[3] 別府透，山下康行，石河隆敏，馬場秀夫：鏡視下局所凝固療法 消化器外科 2007；30：926-932.

[4] Masuda T, Beppu T, Ishiko T, Horino, et al：Intrahepatic dissemination of hepatocellular carcinoma after local ablation therapy. J Hepatobiliary Pancreat Surg, 2008；15：589-595.

[5] Ishiko T, Beppu T, Sugiyama S, et al：Radiofrequency ablation with hand assisted laparoscopic surgery for the treatment of hepatocellular carcinoma in the caudate lobe. Surg Laparosc Endosc & Percutan Tech , 2008；18：272-276.

[6] Masuda T, Beppu T, Mizumoto T, et al：Hybrid Ablation using Percutaneous and Endoscopic Approach for Multinodular Hepatocellular Carcinoma. Hepatogastroenterology 2012 59：836-839.

[7] Ishiko T, Beppu T, Chikamoto A, et al：Thoracoscopic local ablation with diaphragmatic incision method for liver surface tumor in the hepatic dome. Surg Laparosc Endosc Percutan Tech 2013；23：415-418.

[8] 今井克憲，別府　透，石河隆敏，ほか：「鏡視下局所凝固療法」エキスパートが教える内視鏡外科手術　ポイントとなる解剖の理解　消化器外科 2013；36：804-812.